Ayça Kaya Gazi Üniversitesi Tıp Fakültesi'ni 1998 yılında bitirdikten sonra 1998-2002 arasında Haydarpaşa Numune Hastanesi'nde İç Hastalıkları ihtisası yaptı. Şişmanlık tedavisi üzerine çok sayıda klinik araştırmalarda bulunan Dr. Ayça Kaya'nın, şişmanlık tedavisinde kombine ilaç kullanımının, tekli ilaç kullanımına göre üstün olmadığına dair yaptığı çalışması dünyada bir ilk oldu. Bu araştırmanın sonuçları, başta İtalya'da gerçekleştirilen 5. Avrupa Endokrinoloji Kongresi olmak üzere birçok kongrede, yurtiçinde ve yurtdışında pek çok bilimsel dergide yayımlandı.

Dr. Ayça Kaya, Haydarpaşa Numune Hastanesi'nde Yeditepe Üniversitesi Tıp Fakültesi öğrencilerine "iç hastalıkları, metabolizma ve obezite" konuları üzerine dersler verdi.

2003-2006 arasında İstanbul Cerrahi Hastanesi'nde Sağlıklı Beslenme ve Zayıflama Merkezi'nin kuruculuğunu ve koordinatörlüğünü yaparak çekap merkezinin yeniden yapılandırılmasında görev alan Kaya, "erken teşhis ve tanı"nın öneminin kamuoyuyla paylaşılmasındaki öncü doktorlardan biri olarak anılmaktadır.

Sayarak Zayıfla-5333 ve *Sayarak Zayıfla Mutfakta* isimli kitapları da Doğan Kitap tarafından yayımlanan Dr. Ayça Kaya 2000'den beri kilo problemi olan hastalarını kendi geliştirdiği "Sayarak Zayıfla Yöntemi"yle tedavi etmekte ve toplumumuzun obeziteye karşı bilinçlenmesi amacıyla sağlıklı beslenme, kalıcı zayıflama ve metabolizma üzerine yazılı ve görsel yayın organlarında sık sık yer almaktadır.

Dr. Kaya, Türk İç Hastalıkları Derneği, Türk Diyabet, Obezite ve Beslenme Derneği, Avrupa Obezite Çalışma Grubu, Antiaging Eğitim ve Araştırma Derneği ve Türk Tabipler Birliği Derneği üyesidir.

Kalıcı Zayıfla

Kilo vermenin püf noktaları

DOĞAN KİTAP TARAFINDAN YAYIMLANAN DİĞER KİTAPLARI

Sayarak Zayıfla-5333
Sayarak Zayıfla Mutfakta
Beslenme Saati
Gençlik Reçeteleri

KALICI ZAYIFLA
Kilo Vermenin Püf Noktaları

Yazan: Dr. Ayça Kaya

1. baskı / Mart 2018
7. baskı / Ocak 2020 / ISBN 978-605-09-5061-8
Her 2000 adet bir baskı olarak kabul edilmektedir.
Sertifika no: 11940

Kapak tasarımı: Feyza Filiz
Kitap tasarımı: Hülya Aktaş
Baskı: Yıkılmazlar Basın Yayın Prom. ve Kağıt San. Tic. Ltd. Şti.
15 Temmuz Mah. Gülbahar Cad. No: 62 / B Güneşli - Bağcılar - İSTANBUL
Tel: (212) 515 49 47
Sertifika no: 45464

Doğan Egmont Yayıncılık ve Yapımcılık Tic. A.Ş.
19 Mayıs Cad. Golden Plaza No. 3, Kat 10, 34360 Şişli - İSTANBUL
Tel. (212) 373 77 00 / Faks (212) 355 83 16
www.dogankitap.com.tr / editor@dogankitap.com.tr / satis@dogankitap.com.tr

Kalıcı Zayıfla

Kilo vermenin püf noktaları

Ayça Kaya

Doğan Kitap

İçindekiler

KARDEŞLİK

Bir dağ gibi yürekleri vardı...
Sevgileri Tanrı dağınca yüce,
Umutları yıldızlar kadar parlaktı,
Sevgileri gönüldendi...
Sevgileri içtendi...
Bir dava çağıracak olsa onları,
Anne, baba, yavru, yavuklu hiçtendi...
Bir kardeş üzüntüsünde gözleri
Bulutlar gibi ağlardı...
Onların gönülleri tevazu dağıydı,
Hep enginlere çağlardı.
Bu tevazu korkudan değil,
Asaletin yüceliğindendi...

Musa Doğruer

Benim mert, dürüst, vicdanlı, aslan yürekli kardeşlerim;
Çağrı Cebesoy ve Kıvanç Cebesoy'a...
DÜNYA DURDUKÇA DURASICALARIMA...

Önsöz

Obeziteyle ilgili çalıştığım bunca yıl içinde gördüm ki aslolan, kişinin beslenme konusunda kendi farkındalığını oluşturabilmesi. Kendi kendine kilo kontrol sürecini yönetebilmesi. Herhangi birine, listeye, ilaca, çaya bağlı kalmadan beslenme konusunda özgürlüğünü yaşayabilmesi... Tabii bu özgürlükten kastım sonsuz, sınırsız biçimde yeme değil elbette. Benim bu özgürlükten kastım, beslenme konusunda kişinin seçimlerini değiştirebilmesi, eskiden zevk aldığı yüksek kalorili ve besleyici değeri olmayan yiyeceklerden uzaklaşabilmesidir. İşte bu noktada araya, beslenme davranışını değiştirebilme yetisi giriyor.

Bu kitapta, beslenme davranışınızı değiştirebilmeniz için, yıllarca üzerinde çalıştığım obezite hastalığı ile ilgili on binlerce literatür, kitap taraması ve binlerce hasta takibi ve tedavisi sonunda bir klinisyen olarak vardığım sonuçları sizlerle paylaşmak istedim.

İdeal kiloda olmak, kendimizi sağlıklı ve zinde hissetmek, yaşlanma sürecimizin yavaş olması, bedenimizle ilgili birçoğumuzun en büyük isteğidir. Bununla beraber kendimizi iyi hissetmek, kendimizle barışık olmak, mutlu olabilmek de ruhsal açıdan tamamlayıcılarımızdır. Yani bir insanın sağlıklı olması, ruhsal ve bedensel iyiliğe bağlıdır.

Bir insanın sağlıksız ve mutsuz olmasının birçok nedeni vardır. Çocukluğundan başlayarak yaşadığı travmalar, sahip olduğu kötü şartlar, bedeninde olan hastalıklar, sevmediği bir işte çalışması gibi birçok örnek verilebilir. Ancak ben yıllar içinde gördüm ki, bir insanın ruhsal ve bedensel bakımdan kendini kötü hissetmesinin en büyük belirleyicilerinden biri de kilolu olmasıdır.

Çünkü fazla kilolu insan hem görünüş olarak kendini iyi hissetmezken hem de fiziksel olarak birçok acıya maruz kalır. Mesela diz-ayak eklemleri ağrır, şeker hastasıdır ya da şeker hastalığına yatkınlığı vardır, kalp-damar hastalıkları açısından risk grubundadır, hormonlara bağlı kanserlere karşı bir yatkınlığı vardır... Sosyal hayatında birçok kısıtlamayla karşı karşıya kalır. İstediği gibi giyinemez, istediği gibi hareket edemez; eşiyle, arkadaşlarıyla problemler yaşar, işyerinde istediği gibi terfi alamaz, hatta iş bulma şansı bile normal kilolulara göre daha zordur.

Eğer hayatta mutlu ve başarılı olmak istiyorsak, ilk başarıyı kendi vücudumuzda elde etmemiz gerekiyor. Böyle bir hastam olmuştu. Bana ilk geldiği gün, "Doktor hanım, 45 yaşındayım, Boğaziçi Üniversitesi'nde işletme okudum, üzerine London School of Economics'te master ve Amerika'da iki üniversitede de doktora yaptım. Ayrıca beş dili anadilim gibi konuşuyorum, çok büyük bir uluslararası şirkette çalışıyorum. Şirkette üst düzey yöneticilik için bir pozisyon açıldı. Benim hakkım olduğunu düşündüğüm bu pozisyona benim yarı eğitimimde olan başka birini getirdiler. Nedenini sorduğumda 125 kg bir insanın görsel açıdan şirketlerini temsil edemeyeceğini söylediler. Bana şöyle bir cümle kurdular: 'Kendi vücudunu yönetemeyen biri bizim şirketimizi yönetemez.' İşte bu cümle beni buraya getirdi. Benim önce kendi vücudumu ve yaşam tarzımı yönetmeyi öğrenmem gerekiyor."

Günümüzde fazla kiloluluk ve obezite en büyük sağlık sorunlardan biridir ve çok faktörlü bir hastalıktır. Mesela bir üst solunum yolu enfeksiyonu geçiriyor olsanız, buna neden olan bakteri de, hastalığın ilacı da bellidir. Hastaya deriz ki, al bu ilacı günde iki defa kullan, bir hafta sonra geçer. Ancak obezitede durum böyle değil. Bu hastalıkla mücadele ederken hastalığı her yönden kontrol altına almak çok önemli. Çünkü bu hastalık daha önce de belirttiğim gibi çok faktörlü bir hastalık. Bu hastalığa yol açan yanlış beslenme davranışı, yanlış beslenme içeriği, metabolik ve hormonal düzensizlikler, kişinin maruz kaldığı stres, kullandığı ilaçlar, genetik yatkınlığı, günlük hareket seviyesi, çalıştığı iş ve düşünce şekli bile hastalığın kontrolsüz hale gelmesine neden olabiliyor.

Obezite sorunu yaşayan birçok kişi de sorunun sadece fazla yemekten kaynaklandığını düşünüp, hemen mucize diyetlerin, hapların ve cerrahi yöntemlerin peşine düşebiliyor... Bu çözümlerin birçoğu kısa vadede işe yarıyor ancak uzun vadede sonuç hep hüsran oluyor. Eğer biz kalıcı bir çözüm istiyorsak BU HASTALIĞIN NEDENLERİNİ doğru tanımlamamız gerekiyor. Bu nedenleri ortadan kaldırırken de tıpkı bir dantel işler gibi sabırla, azimle ve incelikle semptomların ve davranışların üzerinde çalışmamız gerekiyor.

Daha önce yazdığım *Sayarak Zayıfla 5333* ve *Sayarak Zayıfla Mutfakta* kitaplarımda kişiye, beslenme tekniğini kendi kendine yönetebilme becerisini kazandırmaya çalıştım. Kişinin beslenme koçunun kendisi olması için reçeteleri hangi yöntemlerle oluşturması gerektiğini anlattım. Ancak her ne kadar beslenme konusunda son derece bilgili de olsak, işin uygulama tarafının da en az o kadar önemli olduğunu düşünüyorum.

Bu kitapta da, kendinizi nasıl doğru değerlendireceğinizi, beslenme konusunda nasıl farkındalığınızı artıracağınızı, sevdiğiniz ve yüksek kalorili yiyeceklerden kendinizi nasıl koruyacağınızı, hangi yiyecekleri günlük yaşamınızda neden daha sık kullanmanız gerektiğini, kilo aldıran metabolik hastalıklarla nasıl baş edeceğinizi, mutfaklarınızda yapmanız gereken reformları, özel günleriniz, bayramlarınız ve tatillerinizde ben diyet yapıyorum demeden günlük beslenme konusunda nasıl davranmanız gerektiğini anlattım. Ayrıca, bu davranışları oluştururken duygusal açıdan kendinizi nasıl yöneteceğinizi anlatmadan da geçemedim. Anlatılarımı örneklerle destekledim ki davranışı içselleştirmeniz daha kolay olsun.

Benim amacım, bu hastalıkta kalıcı ve sağlıklı bir çözüm oluşturabilmek. Kişinin, fazla kilolarını kaybederken vücuduna sağlık ve enerji yükleyebilmesi... Haydi hep birlikte DOĞRU BESLENMEYİ bir ALIŞKANLIĞA dönüştürmek için olaylara bakış açımızı değiştirelim.

Bu kitapta, daha sağlıklı kilo kaybedebilmek için yaşam tarzınız ve beslenme içeriğinizle ilgili kendi kendinizi yönetebileceğiniz püf noktaları bulacaksınız. Dolayısıyla daha önceki kitaplarım gibi yine bu da bir diyet kitabı, bir zayıflama kitabı olmayacak. Önceki kitaplarımda, bu hastalıkla savaşta işinize yarayabilecek, beslenme alışkanlıklarınızla ilgili önerilerim vardı. Bu kitap ise, önceki kitaplarımdaki bilgileri içselleştirebileceğiniz bir beslenme davranışı oluşturma kitabı oldu aslında. Bu kitabı, obeziteyle mücadelede, tıpkı bir şirketi yönetir gibi kendi vücudunuzu yöneteceğiniz bir kitap olarak tasarladım...

Umarım okuyan herkese çok faydalı olur...

Vücut algısını
doğru oluşturabilmek

Kilo problemi yaşayan birçok insan kendi kilosuyla ilgili çoğu zaman gerçek değerlendirmeyi yapamaz. Bu konuda gerçekçi olabilmek önemlidir.

Siz de çevrenizde çoğu zaman tanık oluyorsunuzdur; 160 cm boyunda ve 50 kg ağırlığındaki bir arkadaşınızın hâlâ kilo vermek için çabaladığına, spor merkezlerine koştuğuna, hep diyet yiyecekler yemeye özen gösterdiğine... Diğer yandan, 160 cm boyunda ve 100 kg ağırlığındaki bir arkadaşınızın ise hiç spor yapmadığına, oturduğu yerden kalkmadığına, hep yüksek kalorili yiyecekler seçtiğine, zayıflama lafını dilinden düşürmediğine ama bunu bir türlü eyleme dökemediğine... Ya da bunu eyleme dökse bile bir müddet sonra tekrar eski haline döndüğüne...

Kilo vermeye karar verdiğinizde ilk yapacaklarınızdan biri, gerçekten ne durumda olduğunuzun farkına varabilmektir. Kendinizi dışarıdan görür gibi değerlendirdiğinizde büyük yol kat etmişsiniz demektir. Bir gün bir hastam, nasıl kilo verme kararı aldığını anlattığında, ben de gerçekten çok şaşırmıştım.

Bize başvurduğunda, boyu 162, kilosu 78'di. Hayatı boyunca kilosu hep 60-62 iken doğumdan sonra gördüğü en düşük kilo 75 idi. Çevresindeki arkadaşları, annesi, eşi kilo verme konusunda onu yüreklendirseler bile o kendini gayet formda hissettiğini söyleyerek kilo vermeyi ve normal ağırlığına dönmek için çabalamayı gereksiz buluyordu. Ta ki kendisinden habersiz oğluyla birlikte çekildiği bir videoyu izleyene kadar. Kalabalık bir ortamda çekilen bu videoda çocuk yere düşüyor ve bir kadın çocuğu kaldırmak için koşuyor. Hastam, bu yabancı şişman kadın kim acaba diye merakla videoyu izlemeye devam ettiğinde, kadının kendisi olduğunu anlayıp gerçekten çok şaşırdığını ve çok üzüldüğünü anlatmıştı.

Yani gerçek vücut algısını oluşturabilmek çok önemli. Siz de çevrenizden gelen biraz kilo mu aldın, biraz dikkat etsen fena olmaz gibi önerilere kulak asın derim. Kendinizi kilo almış gibi hissetmeseniz bile böyle eleştiriler gelmeye başladığında hemen bir fotoğrafınızı çekin ve kendinizi gerçekten iyi hissettiğiniz günlerdeki fotoğrafınızla karşılaştırın. Ya da tıpkı örnekteki hastam gibi, bir videonuzu çektirerek kendinizi dışarıdan farklı bir gözle değerlendirin.

Kilo vermek için
güçlü nedenler oluşturabilmek

Vazgeçmekten vazgeçmek

Kilo verilmesi ve verilen kilonun geri alınmaması için çok güçlü bir kilo verme nedeni oluşturmak ve bunu sürekli akılda tutmak gerekir.

Bir gün 45 yaşlarında, 155 cm boyunda, yaklaşık 125 kg ağırlığında bir hanımefendi, annesi ile birlikte muayenehaneye geldi. Annesi 70'li yaşlardaydı. Kızının kilo vermesi gerektiği konusunda çok ısrar ediyor ve onun kilolu oluşuna çok üzülüyordu. Ancak hastamızda aynı isteklilik ve kilo konusunda aynı içgörü yoktu. Muayene esnasında, kilo vermek için şimdiye kadar herhangi bir girişimde bulunup bulunmadığını sorduğumda, hiçbir girişimde bulunmadığını öğrendim. Nedenini sorduğumda da, zayıflamak için çaba göstermenin çok gereksiz olduğunu söylemişti. Zayıfladığı zaman daha sağlıklı olacağını, daha güzel görünebileceğini ve daha az hastalık riski taşıyabileceğini söylediğimde ise, kendini zaten güzel ve sağlıklı hissettiğini dile getirmişti. Bunun üzerine hastaya, bu dünyada en sevdiği kişinin kim olduğunu sordum. O da bana, “Kızım” diye cevap verdi. “Bir hastalığa yakalansanız bundan en çok kim etkilenir?” diye sorduğumda ise cevap yine, “Kızım” oldu. Bu durumda, bir hastalığa yakalanacak olursa en çok kızının üzüleceğini, en çok kızının özgürlüğünün kısıtlanacağını söylediğimde, inanmaz gözlerle bana baktı. Ona şöyle dedim: "Düşünün ki bir kaza geçirdiniz veya hastasınız, yatakta yatıyorsunuz... Kızınız öz bakım ihtiyaçlarınızı karşılıyor. Siz 70 kg mı olsanız kızınız daha az zorlanır, yoksa 125 kg mı? Siz 70 kg mı olsanız daha az hasta olursunuz, yoksa 125 kg mı?" dediğimde, bunu hiç düşünmediğini ve gerçekten çok mantıklı olduğunu kabul etti. Ve bana dedi ki: "Artık kilo vermek için çok güçlü bir nedenim var... Kızıma daha az yük olmak!" İşte güçlü bir neden oluşturmak bu kadar önemli. Daha sonra bu hasta bir yılda yaklaşık 45 kg verdi. Şimdilerde 75 kg'da sabit kalmayı başarabiliyor. Bana diyor ki: "Ne zaman vazgeçecek olsam aklıma kızımı ve kendi 125 kg'lık hasta halimi getiriyorum ve vazgeçmekten vazgeçiyorum."☺

İşte siz de kendinize güçlü bir neden oluşturarak işe başlayın. Neden kilo vermek istiyorsunuz? Daha güzel görünmek için mi, daha rahat nefes almak için mi, diz ağrılarınızdan kurtulmak için mi, şeker ve tansiyon hastalığınızın iyiye gitmesi için mi, kendinizi daha iyi hissetmek için mi, yoksa sevdiklerinize yük olmamak için mi...

Aklınıza hep, kilo verdiğinizde neler kazanacağınızı getirin ve bunu çok canlı tutun. Tıpkı lise yıllarında üniversite sınavına hazırlanırken koyduğumuz hedef doğrultusunda derslerimize çalışmamız gibi... Mesela hedefimiz Tıp Fakültesi'ni kazanmak ise, nasıl derslerimize çalışırken kendimizi sürekli doktor olarak hayal ediyorsak; kilo verdiğimizde de kazancımızın ne olacağını sürekli göz önünde tutmamız gerekiyor. Bizi VAZGEÇMEKTEN VAZGEÇİRECEK en güzel yöntem bu. Ne zaman yorulsanız ve ben bunu yapamayacağım diye düşünseniz aklınıza KİLO VERME NEDENİNİZİ getireceksiniz ve VAZGEÇMEKTEN VAZGEÇECEKSİNİZ...

Tabii şunu da eklemeden geçemeyeceğim: Kilo kontrolü yapmaktan vazgeçtiğinizde mevcut kilolarınıza her yeni gün yenileri yavaş yavaş eklenecek ve sorun daha da büyüyecektir. 150 kg ağırlığındaki bir insan bir günde 150 kg olmuyor, unutmayın. O nedenle kilo verme ve verilen kiloyu koruma işini hep gündemde tutacaksınız. Kilo verme sürecinizden vazgeçmeyecek ve bu süreci ertelemeyeceksiniz. Hemen şimdi, şu anda başlayacaksınız ve kilo kontrolüne ömür boyu devam edeceksiniz. Bir söz vardır, "İletişimin ve ibadetin sürekli olanı makbuldür" diye... Ben buna bir de, "Doğru beslenmenin sürekli olanı makbuldür" cümlesini ekliyorum.☺

Ben başarabiliyorum
düşüncesini pekiştirmek

Kilo vermek ve bir daha kilo almamak istiyorsanız, bu konuda hep olumlu düşüneceksiniz ve kendinizi yüreklendireceksiniz.

Tıpkı ilkokula yeni başlayan bir çocuk gibi düşüneceksiniz kendinizi. Düşünsenize, ilk başta her şey ne kadar zor gelir. Önce harfleri öğrenmek... Harflerden kelimeler meydana getirmek... Kelimelerden cümleler oluşturmak... İlk başlarda yanlış yazarız, yanlış okuruz; yavaş yazarız, yavaş okuruz. Sonra bir bakarız ki kitaplar okumaya başlamışız, kitaplar yazmaya başlamışız.

Buna benzer bir örneği biz büyük oğlum Tolga'ya matematiği sevdirme sürecinde yaşamıştık. Tolga ilkokul 3. sınıftayken bir gün eve geldiğinde, artık okula gitmek istemediğini söyledi. Nedenini sorguladığımızda da, matematikten kötü not aldığını, zaten bu dersten hiç hoşlanmadığını ve matematiğin ona çok zor geldiğini söyledi. Biz ona, "Evet oğlum, bu matematik de bayağı zor bir ders aslında, boş ver, okula gitme, kendini zorlama, çık dışarı akşama kadar top oyna, oyun oyna..." deseydik sonuç ne olurdu? Tabii ki biz bu konuda ona yardımcı olmayı seçtik. Birlikte biraz çalıştık, dersiyle ilgilendik, onu yüreklendirdik ve bir baktık ki Tolga'nın en sevdiği derslerden biri matematik oldu.

İşte siz de meseleye böyle bakacaksınız. Nasıl ki ileriki yıllarda iyi bir işi olması için Tolga'nın okula gidip matematiği öğrenmesi gerekiyorsa, sizin de ileriki yıllarda daha sağlıklı ve iyi olmanız için kilo vermeniz ve tekrar kilo almamanız gerekiyor.

O nedenle, bu konuda hep olumlu düşüneceksiniz. Ne zaman vazgeçecek gibi olsanız, "Tolga matematik öğrenecek, ben de zayıflayacağım" diyeceksiniz.☺

Yani kilo verme sürecinde bazen olumsuzluklar yaşasanız da, bu olumsuzlukları kafanızdan silip hemen kendinizi yüreklendireceksiniz. Okuma yazmayı öğrendiğiniz gibi, kilonuzu yönetmeyi öğreneceksiniz. Başarısız olduğunuz zamanlarda, kendinize hemen yeni hedefler koyacaksınız. Kaldığınız yerden devam edeceksiniz.

Kilo verme konusunda

gerçekçi hedefler oluşturabilmek

Kilo vermeye başlarken doğru hedefler koymak, hayal kırıklığı nedeniyle zayıflama sürecinizden vazgeçmenizi engeller.

Mesela 40 yaşında iki doğum yapmış, 20'li yaşlarında bile kendini hep 60-65 kg aralığında hatırlayan, 155 cm boyunda, 90 kg ağırlığındaki bir kadının, 50 kg olacağım diye işe başlaması doğru olmaz. 10 kg'lık bir ağırlık kaybının vücudunuza sağlayacağı yararları bir düşünün. O nedenle, hedef koyarken küçük adımlarla işe başlamak daha doğru olur.

Bu adımlar bazen gerçekten çok küçük olabilir. Kilo almak can acıtan bir durum olmadığı için, kişi bazen 4-5 kg'lık bir artışın bile farkına varmayabilir. O nedenle ilk hedefimiz, YENİ KİLO ALMAMAK olmalıdır.

Ulaşılabilir hedefler koyarken arka plandaki amacımız, BEN BAŞARABİLİYORUM düşüncesini pekiştirmek olmalıdır. O nedenle öncelikli hedefimiz, ilk 5 kg'dan kurtulmak olmalıdır. Her 5 kg'ın ardından, bir sonraki 5 kg'ı hedeflemeliyiz. Ancak her 5 kg'dan kurtuluşta, bir sonraki 5 kg'ın biraz daha yavaş verilebileceğinin de farkında olmak gerekir. Çünkü düşünsenize, her iki ayda bir 5 kg verseniz iki yıl sonra fiziksel olarak ortadan kalkarsınız.

O zaman ne diyoruz: DAMLAYA DAMLAYA GÖL OLUR misali, yavaş yavaş da olsa onlarca kiloyu vereceğiz.

Ne kadar
fazlam var?

Eğer kilo problemi yaşadığınızı düşünüyorsanız, öncelikle sorunun ne boyutta olduğunu belirlemelisiniz. Sizi rahatsız eden kilolar en çok vücudunuzun neresinde toplanmış? Üst bölgenizde mi, yoksa altta mı?

Bunu değerlendirmek için bel çevrenizi evdeki mezura ile ölçün. Bel çevreniz, eğer kadınsanız 84 cm'nin, erkekseniz 94 cm'nin üzerinde ise, bir an önce hayatınıza ve kendinize çekidüzen vermeniz gerekecek demektir.

Hepimizin yıllardır yakından bildiği ikinci formül, vücuttaki kilo fazlalığını belirleyecek olan vücut kitle indeksidir. Formülü tekrar hatırlatalım: Kilomuzu boyumuzun karesine bölüyoruz. Elde ettiğimiz değere VKİ diyoruz. VKİ'si 18-25 arasındakileri normal, 25-30 arasındakileri fazla kilolu, 30-40 arasındakileri ise obez olarak değerlendiriyoruz. Bu formül halen geçerliliğini korusa da vücuttaki yağ oranını göstermez. Sadece kilo durumunuzla ilgili genel bir bilgi verir.

Vücuttaki yağ oranını gösteren en güvenilir yöntem, yağ analizi yapan tartılardır. Bu tartılar, üzerine çıplak ayakla çıktığınızda vücudunuza çok küçük bir elektrik akımı gönderir. Bu akım yağ-kas ayırımını yaparak vücut durumunuz hakkında daha doğru bir bilgi verir. Vücut yağ oranınız kadınsanız % 30, erkekseniz % 25 ve üzerinde ise fazla yağlanmadan ve kilodan mustaripsiniz demektir. Bu tartılar vasıtasıyla günümüzde artık METABOLİK OBEZİTE kavramından bahsediyoruz. Metabolik obezite kavramı, görünüşte kilosu normal olan, yani VKİ hesaplaması yapıldığında normal bulunan, ancak yağ analizi yapan tartılarla tartıldığında vücut yağlanma oranı yüksek çıkan insanlar için kullanılır. Bu insanların genel özelliği ise yemelerine içmelerine çok dikkat etmeleri, sürekli bir rejim halinde olmaları ama pek fazla hareket etmemeleridir. Yani kafa olarak çalışan beden olarak oturan insan manasında düşünebiliriz bu metabolik obeziteyi. Aslına bakarsanız kilo normal bile olsa, yağ dokusu fazlalığı vücudu başta insülin direnci, kolesterol yüksekliği, karaciğer yağlanması gibi hastalıklara doğru da götürür. O nedenle diyoruz ki ne az ne çok, yeteri kadar yağ dokusu olsun.

Derseniz ki, doktor hanım, ben ne VKİ hesaplayabilirim ne bel çevremi ölçebilirim ne de o tartılara çıkabilirim, daha pratik bir yöntem söyleyin. Yıllar içinde edindiğim tecrübelerime göre size şöyle diyebilirim: Kilonuz boyunuzdan 10 birim ve üstü fazla ise obeziteye doğru gidiyorsunuz, aman dikkat!

Kilonuz boyunuzdan 5 birim fazla ise balıketisiniz, boyunuz ve kilonuz aynı ise sağlıklısınız. Kilonuz boyunuzun 5 birim altında ise normalsiniz. Kilonuz boyunuzun 10 birim altında ise zayıfsınız. Mesela boyunuz 160 ve kilonuz 70 ve üzeri ise obeziteye doğru gidiyorsunuz, dikkat edin! Boyunuz 160, kilonuz 65 ise balıketisiniz. Boyunuz 160, kilonuz 60 ise sağlıklısınız. Boyunuz 160, kilonuz 55 ise normalsiniz. Boyunuz 160, kilonuz 50 ise zayıfsınız. Bu da Dr. Ayça Kaya usulü genel değerlendirme olsun.☺

Haydi
zayıflamaya başlayalım

Zayıflamaya karar verdiğinizde ilk işiniz bir beslenme günlüğü tutmak olsun. Bir beslenme günlüğü tutmak demek, günlük yediklerinizi yazmak anlamına gelir.

Yapılan birçok araştırmada, hiç diyet yapmadığınız halde sadece yediklerinizin kaydını tutmanız bile günlük yediğiniz miktarın % 30'lara varan oranda azaldığı gösterilmiş.

Ben de, klinikte takip ettiğim hastalar arasında en başarılı olanların, beslenme günlüğünü en özenli tutanlar olduğunu görüyorum.

Bir gün, 185 cm boyunda, 135 kg ağırlığında, 30 yaşında bir beyefendi kilo vermek için başvurmuştu. Hastanın ilk muayenesini yaptıktan sonra hormonları ve metabolizması ile ilgili kan testlerini istemiş, ardından da ona, test sonuçları çıkana kadar bir hafta boyunca kendi beslenme içeriği ile ilgili bir günlük tutmasını önermiştim. Hasta kan testlerini yaptırdıktan sonra iş nedeniyle şehir dışına çıkmak zorunda kaldığı için bize bir hafta değil tam bir buçuk ay sonra gelmişti. Bu süre zarfında beslenme günlüğü tutmaya devam etmişti ve yediklerini çok özenli bir şekilde yazmıştı. Hasta bir buçuk ayın sonunda, daha bizim SAYARAK BESLENME sistemimize başlamadan tam 11,5 kg kaybetmişti.

Aslında beslenme günlüğü tutmak bir anlamda kişinin kendi kendine beslenme planı ve beslenme kontrolü yapmasının da en güzel yöntemidir. Kişiye otonomi ve kendini analiz edebilme yetisi kazandırır.

Beslenme günlüğü tutma konusunda beni en çok etkileyen hastalarımdan biri de, uzun yıllar önce takip ettiğim eski komşularımdan biri olmuştu. Biz Elif'le yaklaşık on iki yıl önce birlikte zayıflamak üzere yola çıkmıştık. 105 kg civarında başladığımız bu yolculuk, altı aylık bir zaman diliminde Elif'in 22 kg vermeyi başarması ile sonuçlanmıştı. Yani yaklaşık 83 kg civarındayken biz Elif'e beslenme ve yaşam tarzı ile ilgili her tür bilgiyi öğretmiştik. Sonrasında aralıklı muayenelerimiz devam etti. Aradan tam on iki yıl geçti ve Elif bugün 65 kg civarında. Bir gün Elif'e çat kapı bir kahve içmek için uğradım. Kahvelerimizi içerken, sehpanın üzerinde beslenme günlüğünü fark ettim. Aradan tam on iki yıl geçmişti ve Elif hâlâ beslenme günlüğü tutmaya devam ediyordu. Ben çok şaşırarak, "Elifçiğim, gerçekten hâlâ beslenme günlüğü tutmaya devam ediyor musun?" diye sordum. Elif'ten gelen cevap çok ilginçti: "Ayçaçığım, zayıflamanın ve zayıf kalmanın tekniği buysa ben bu günlüğü ölene kadar tutacağım. Bir daha 105 kg olmak istemiyorum. Üstelik ben senin tekniğini ilerlettim. Defterin sayfasını ikiye bölüyorum. Sabah uyandığımda o günkü beslenme planımı kâğıda geçiriyorum. Akşam olduğunda da yediklerimi yazıp ikisini kıyaslıyorum. Planlarımdan ne kadar saptığımı veya onlara ne kadar uygun davrandığımı görüp, ertesi gün için kafamda yeni bir beslenme planı oluşturuyorum."

Kısacası, kilo kontrolümüzü kalıcı kılmak istiyorsak beslenme günlüğümüze çok özen göstermemiz gerekecek.

Sadece yediklerinizi değil,

yemediklerinizi, yemeyi reddettiklerinizi de düşünün

Kalıcı kilo kontrolünün en can alıcı noktalarından biri, kişinin beslenme konusunda kendine dürüst olması, ne yediğinin ve ne kadar yediğinin analizini doğru olarak yapabilmesidir.

Konu yemek olunca kişi kendine karşı ya çok eleştireldir ya da çok umursamazdır. İşte bu iki duygu arasında objektifliği yakaladığınızda bu konuda başarıya ulaşmışsınız demektir.

Kendini eleştirme ve kendini beğenmeme... İnsanın içinde hep, ben bu işi başaramıyorum düşüncesinin yatması... Kilo problemi yaşayan birçok insan bu duygularını dile getirmese de özbenliğin alt katmanlarında bu duygular bastırılmış halde durur. İşte çoğu zaman zayıflama girişiminden vazgeçmenin en önemli nedeni de budur. Ben başaramıyorum, ben yapamıyorum duygusu...

Zayıflama yolculuğumuzun ilk anlarındaki kararlılığı bütün süreç boyunca koruyabilmemiz gerekiyor ki kalıcı biçimde zayıflamayı başaralım. İşte bu kararlılığı sürdürebilmenin en iyi yollarından biri, kendini olumlamak ve gün içindeki başarısızlıklardan çok gün içindeki başarıları akla getirerek kendini kutlamak olacaktır.

Benim size tavsiyem, gün içinde isteseniz yiyebileceğiniz ama yememeyi başardığınız yiyecekleri de gözünüzün önüne getirmeniz. Bu yiyecekleri nasıl reddedebildiğinizi tekrar anımsayın.

Beslenme günlüğüne, yediklerimiz kadar yemediklerinizi de yazın. Hatta benim sevgili komşum Elifçiğimin geliştirdiği tekniği biz biraz daha ilerletelim. Her güne beslenme planı yaparak başlayalım. Bu planı beslenme günlüğümüze kaydedelim. Gün sonunda da, o gün boyunca yediklerimizi ve yemeyi reddettiklerimizi yazalım. Reddettiğimiz yiyecekler konusunda kendimizi kutlayalım. "Ben bu işi başarabiliyorum, bak bugün bu yiyeceklerden nasıl da vazgeçtim. Aferin bana" diyelim. Sonra da gün içinde bütün yediklerimizin bir bilançosunu çıkaralım. Ertesi gün daha doğru beslenmek için tekrar plan yapalım.

Kendinize sürekli takip
edebileceğiniz bir rol model bulun

Bazen hepimizde sadece diyete ya da zayıflamaya dair değil hayata karşı bile bir bıkkınlık oluşabilir. İşte bu bıkkınlıktan kurtulabilmek için, sizi bıkkınlığa iten nedeni bulun ve böyle bir durumda bıkkınlık yaşamayacağını düşündüğünüz ünlü bir insanı takibe alın.

Tabii ki buradaki kastım, hafiye gibi bu ünlünün peşine takılmak değil.☺ Sosyal medya bu konuda size yardım edebilir. Hareketlerini, duruşunu beğendiğiniz bir ünlüyü gözünüze kestirin, gerek Instagram'dan gerek Facebook'tan bu ünlüyü izleyerek bıkkınlığınızdan kurtulun.

Geçenlerde bir hastam dedi ki: "Hocam, ben Instagram'da Cristiano Ronaldo'yu takip ediyorum. Kaslı vücudunu, yaptığı sporları, iş girişimlerini gördükçe imreniyorum. Hep pozitif ve mutlu olması çok hoşuma gidiyor. Hem çok iyi bir sporcu hem çok başarılı bir işadamı. Bazen işler kötü gittiğinde hemen onu düşünüp Ronaldo bunu yaşasa ne yapardı acaba diyorum. Onun pes etmeyeceğini düşünüyorum ve işlerime daha sıkı sarılıyorum. Ronaldo bugünü sporsuz geçirmemiştir diyorum, hemen spora gidiyorum."

Gerçekten de insanın yaşamda davranışlarını belirleyen bazı rol modeller vardır. Bu kişiler çok yakınımızdaki arkadaşımız, kardeşimiz, komşumuz veya ebeveynimizdir. Onların hayata karşı duruşundan, hareketlerinden, duygularından ve davranışlarından etkileniriz. Hatta bazen kendimiz bile bazı davranışlarımızı fark ettiğimizde, "Tıpkı şu arkadaşım gibi davranıyorum" diye içimizden geçiririz. İşte psikiyatride bu duruma, davranışın içselleştirilmesi diyoruz.

Beslenme davranışının ve hareket davranışının içselleştirebilmesi için, rol model olabilecek insanlar konusunda bilinçli bir tercih yapılabilir diye düşünüyorum. Bu, uzun vadede, kilo yönetiminin kalıcı kılınması, yani beslenme ve hareket davranışının içselleştirilmesi açısından bize çok büyük bir yardım sağlar. Siz siz olun böyle bir rol model bulun ve gün içinde sık sık özellikle yeme ve egzersiz zamanlarınızda sık sık bu rol modelinizi aklınıza getirin.

En yakın dostumuz
tartılarımız olsun

Tartılmak ya da tartılmamak... Hangisini tercih edersiniz? Birçoğumuz nedense tartıyı sevmeyiz. Yanımızda ikinci bir kişi olmasa, kimse bizi görmese bile tartıya çıkmak istemeyiz. Belki de kendimizle yüzleşmekten korkarız bilinçaltımızda.

Ancak eğer kalıcı biçimde kilo vermek istiyorsak, tartıyla aramızdaki bu görünmez düşmanlığa son vermemiz gerekecek. Çünkü kilo fazlalığında insanın canı acımadığı için tartıya çıkmazsak vücudumuzdaki değişimlerin farkına varamayız.

Ben hep derim ki, TARTIYA KÜSERSEN O DA SANA KÜSER! O nedenle, her ne kadar tartıya çıkma işini sevmesek de bunu yapmak zorundayız. Fazla kilolarla savaşta yanımıza alacağımız ilk dostumuz tartımız olmalı.

Peki bu dostumuz nasıl bir tartı olmalıdır? Bu soruya cevabım şu: Yeter ki hep aynı tartı ile tartılın, FARK ETMEZ! Çok eski ve pili bitmiş bir tartı olmadığı müddetçe... Çok paralar verip çok gelişmiş, dijital tartılar almanıza gerek yok. Emektar ve güvendiğiniz bir tartınız varsa yeterli olur.

Tartıyı nasıl kullanalım? Günde on kez tartılmanıza gerek yok. Sabah tartısı ile öğleden sonra ve akşam tartısı arasında 300 gr ile 800 gr arasında değişen bir fark olabilir. O nedenle sabah ve akşam sürekli tartıya çıkarsanız moraliniz bozulabilir.

Benim tavsiyem, günde bir kez sabahları aç karnına tartıya çıkın. Gördüğünüz sonucu da, kendinize bir kilo takip çizelgesi oluşturup oraya not edin. Günlük kilo değişimlerinizi görün ama gerçek değerlendirmeyi haftalık olarak yapın.

Böylece, ağırlık monitorizasyonunuzu kendi kendinize yapmış olursunuz. Farkındalığınız yükselir, motivasyonunuz artar. Her gün yeniden başlayabilme becerisi kazanırsınız.

Her gün tartılmanın nasıl motivasyonu yükselttiğini ve kişiye yeniden başlayabilme becerisi kazandırdığını göstermek için bir hastamdan örnek vereceğim. Bu hastadaki davranış değişikliğini sizlerle paylaşmak isterim.

Yıllardır fazla kilo problemi vardı. Ömrü hep zayıflama merkezlerinde diyet listeleriyle geçiyordu ve tartıya çıkmayı asla istemiyordu. Bize başvurduğunda tartıya çıkıyordu ama sonucu öğrenmek bile istemiyordu. Hatta bize, "İşler iyiyse, 'Her şey yolunda' deyin, değilse lütfen hiç yorum yapmayın" diye rica etmişti. Eğitim programlarımız ilerleyip psikolog görüşmelerimiz de olumlu geçince, tartının onun en yakın dostu olması sağlanmış oldu hastamız da çok güzel kilo verdi. Bu hastam halen yılda bir kez bize *check-up* için gelir ve artık şunu söylüyor: "Tartıyla aramdaki buzları eritmek bana çok iyi geldi. Her sabah aç karnına tartılıyorum ve vücudumdaki değişikliklerle yüzleşmek bana iyi geliyor. Ne durumda olduğumu bir tartı, bir ben biliyorum. Kilo aldım diye üzülmüyorum, verdim diye sevinmiyorum. Onun bana gizlice fısıldamasıyla kendime hemen çekidüzen veriyorum. Her gün yeniden azimle başlayabiliyorum. Olayın duygusal değil tamamen mantıksal olduğunu fark ettim. Bu konuda size müteşekkirim."

İşte siz de tıpkı bu hastam gibi her sabah aç karnına tartıya çıkın. Tartıldığınızda kilo aldığınızı görürseniz üzülmeyin. Çünkü eğer üzülürseniz, ben bu işi yapamıyorum deyip işin ucunu bırakırsınız. Tartıldığınızda kilo verdiğinizi görürseniz de sevinmeyin. Çünkü bu defa da ben nasıl olsa yapabiliyorum, şimdi yiyeyim, yarın daha az yerim dersiniz ve rahatlayıp yemeye başlarsınız. Bu defa yine kilo alırsınız. Tartıdaki sonuç sevinilecek ya da üzülecek bir durum değildir. Sonuç tamamen matematikseldir. O nedenle sonucu duygularınızla değil mantığınızla değerlendireceksiniz.

Haydi gelin hep birlikte tartıdaki günlük değişimleri ya da değişmemeleri daha iyi değerlendirelim.

Günlük tartı takiplerinizde

kilolar sabit, ne yapacaksınız?

Her sabah aç karnına tartılırken bir bakıyorsunuz ki kilolar hiç değişmiyor. Her gün aynı ağırlıktasınız. Sakın üzülmeyin. Sakın sinirlenmeyin. Tuttuğunuz yol doğru yol, sadece biraz daha zamana ve sabıra ihtiyacınız var.

Size diyebilirim ki "tartıda yeni kilo almadığınızı görmek" çok büyük bir başarıdır. Çünkü fazla kilolardan kurtulmak için yola çıktığınızda ilk kural yeni kilo almamaktır.

Yeni kilo almamayı başarıyorsanız lütfen kendinizi yüreklendirmeye devam edin. Beslenme günlüğünüzü kontrol edin ve beslenme alışkanlıklarınızda neleri değiştirdiğinizi görerek kendinizi kutlayın. Hiç yılmadan beslenme günlüğü tutmaya ve takibe devam edin. Düşünsenize, şu anda sahip olduğunuz kiloya bir günde ulaşmadınız. 100 gr, 200 gr derken, yıllar içinde onlarca kilo üst üste bindi. Tabii bu kilolar vücudu terk etme konusunda da biraz inatçı olabilirler. Siz sakın moralinizi bozmayın ve yaptığınız her olumlu davranış için kendinizi kutlamaya devam edin.

Unutmayın bu hastalıkla savaştaki en büyük yenilgi, "Ben başaramıyorum" düşüncesidir ve bu düşüncenin getirdiği hayal kırıklığıdır. O nedenle ivedilikle her gün beslenme davranışınızı kontrol edin, bu konuda ne kadar ilerlediğinizi görün ve kendinizi olumlu yönde teşvik edin.

Günlük tartı takiplerinizde

kilo verdiğinizi görüyorsunuz, ne yapacaksınız?

Daha önce de söylediğim gibi kilo verdiğinizi gördüğünüzde sakın sevinmeyin. Fazla kilolardan kurtulmanın en büyük sabotajcısı, duygusal durumdur.

Hele hele tartıda görülen başarı kişinin, savaştan muzaffer çıkan bir komutan gibi gevşemesine neden olabilir.

"Ben kilo vermeyi başarabiliyorum. Dün az yemeyi başardım ve bunu her zaman yapabilirim nasıl olsa" düşüncesi kişinin ertesi gün kendini frenlemeden yemek yemesine ve bırakmasına neden olur. Bu durumda da verilen kilolar ertesi gün hemen geri gelir. Kişinin duyduğu sevincin yerini koca bir hüsran alır ve kişi kilo verme girişiminden bıkkınlıkla vazgeçer.

Tartıya çıkıp da kilo vermiş olduğunuzu gördüğünüz an kendinize kocaman bir AFERİN verin. Sakın gevşemeyin. Bu sonucu almak için neler yaptığınızı bir gözden geçirin. O gün ve ertesi gün de aynı sonucu almak, tartıdaki düşüşü görmeye devam etmek için yüksek kalorili yiyeceklerden kaçınacağınıza dair kendinize tekrar söz verin.

Tartıda kilo aldığınızı gördünüz, ne yapacaksınız?

Tartıda kilo aldığınızı gördüğünüzde lütfen üzülmeyin. İlk yapacağınız şey, neden kilo aldığınız konusunda kendinize dürüst olmaktır.

Kendinize lütfen şu soruları sorun:

1. Tahıl grubu yiyecekleri son günlerde çok mu tükettim?

İşte bize en çok kilo aldıran en yanlış beslenme davranışı budur. Tahıl grubu yiyecekler geleneksel yemek şeklimizin baş tacıdır. İnsan vücudunun en temel ihtiyacı olan şekeri vücuda sağlayan da bu yiyeceklerdir. Nasıl ki arabalar benzinsiz ya da mazotsuz çalışmaz ise insan vücudu da şekersiz çalışmaz. Özellikle beynin birinci enerji kaynağı şekerdir. Eğer hiç tahılsız ya da daha yaygın tabiriyle karbonhidratsız bir hayat yaşarsak beyin hücrelerimiz iyi çalışmaz.

Vücutta doğrudan şekere dönüşen ve fazlası yağ hücrelerinde depo edilen bu yiyecekleri dikkatsizce çok sık ve üst üste yediğimizde, başta zor kilo verme, şişmanlama ve şeker hastalığı gibi hastalıklar ortaya çıkar.

Beslenme günlüğü tutan hastalarımda bu konuya özellikle çok dikkat çekerim. Geçenlerde bir hastam aynen şunu söyledi: "Hocam, ne zaman kuru fasulye pilav pişirsem ve bu yemekleri öğlen ve akşam üst üste yesem kesinlikle kilo veremiyordum ya da tartıda kilo aldığımı görüyordum. Bu durumda hemen kaderime, metabolizmama küsüp, su içsem yarıyor diye düşünerek üzülüyordum. Baklava yemedim, kızartma yemedim, ben niye kilo aldım şimdi deyip kara kara düşünüyordum. Sizden aldığım bu eğitimlerden sonra, şimdi kuru fasulye ve pilav pişirdiğimde tek öğün yetecek kadar pişiriyorum. Bir öğün bu yiyecekleri tercih ettiğimde bir sonraki öğünü daha çok sebze ve salata ile telafi ediyorum. Bu durumda tartıda kilo almadığımı görüyorum. Artık metabolizmamın ve kaderimin suçlu olduğunu düşünmüyorum."

Siz de tartıda kilo aldığınızı görürseniz ya da zor kilo veriyorsanız hemen bir beslenme günlüğü tutmaya başlayın ve gün içinde bu yiyeceklerden ne kadar yediğinizin farkında olun. Özellikle son bir haftaya bakın ve kaç kez pilav, makarna, börek, patates, kek, kurabiye, çikolata, bisküvi, dondurma, tatlı gibi yiyeceklerden yediğinizi görün.

Bu yiyecekleri ne kadar sık ve birlikte yerseniz o kadar zor kilo verirsiniz. O nedenle, kilo aldığınızı gördüğünüzde ilk yapacağınız şey, bu yiyeceklerden mümkün olduğu kadar uzak durmaktır. Aynı gün üst üste yememeye çalışacaksınız.

2. Porsiyonları mı büyüttüm?

Bazen farkında olmadan yediğimiz yiyeceğin porsiyonunu büyütebilir ve yine de şöyle düşünebiliriz: "Ne kadar yedim ki, azıcıktı..."

Gerçekten yediğimiz yiyeceğin miktarı az mı? Ya da bazen, kimi yiyeceklerin son derece masum ve çok yararlı olduğunu düşünürüz. Yediğimiz yiyeceğe çok organik, çok doğal gözü ile bakarız. Çok yararlı ve masum olduğunu düşündüğümüz bu yiyecekleri büyük miktarlarda yemenin bir sakıncası olmadığına inanırız. Hatta bağışıklığımızı daha da kuvvetlendirdiğini ve bizi daha tok tuttuğunu düşünebiliriz.

Yediğimiz yiyeceğin porsiyonunu ayarlamayı başaramazsak kilo alımı kaçınılmaz olur. Özellikle tartıya çıkıp da kilo aldığınızı görürseniz ve sorun tahıl grubu yiyecekler değilse, hemen porsiyonları doğru ayarlayabiliyor muyum diye sorun kendinize.

Unutmayın, çok masum diye bildiğimiz bir salatalık bile

15 kalori. Düşünün, 10 tane yerseniz 150 kalorilik enerji girer vücudumuza. 150 kalori de 2 dilim ekmeğin kalorisine eşittir nereden baksanız.

3. Bilmeden yağ içeriği yüksek besinler mi seçtim?

Yediğim tahıllara dikkat ediyorum, porsiyonları da büyütmedim, yine de kilo veremiyorum diyorsanız; sorun, bilmeden yediğiniz gizli yağlardan kaynaklanabilir. Ben her zaman derim ki, BİR İNSAN YAĞ YİYEREK YAĞLARINDAN KURTULAMAZ...

Kızartma yemiyor olabilirsiniz, ekmeğinizin üzerine tereyağı sürüp yemiyor olabilirsiniz. Ancak vücudunuza giren gizli yağlar hakkında bir fikriniz var mı? Hemen küçük bir örnek vereyim size; diyelim ki salatanıza 2 yemek kaşığı yağ koydunuz. 1 yemek kaşığı yağ 15 gr, 2 yemek kaşığı yağ 30 gr'dır. Kalori değeri olarak hesapladığımızda da 270 kaloriye tekabül eder. Salatanın sırf yağdan gelen kalorisidir bu. 1 dilim ekmeği 70 kalori olarak düşündüğümüzde, salatanın yağ kalorisi nereden baksanız 4-5 dilim ekmeğin kalorisine karşılık gelir. Hiç ekmek yemeden yağlı bir salata yiyerek 4-5 dilim ekmek yemiş olursunuz, aman dikkat.

Kilo aldığınızı gördüğünüzde işte bu üç soruya doğru cevap verebilmeniz çok önemli.

Yapamıyorum, olmuyor işte demeden önce kendinize karşı gerçekçi ve dürüst olacaksınız ki yanlışınızı düzeltebilesiniz.

Kalıcı kilo vermek için

bakış açınızı değiştireceksiniz

Kilo vermenin ve verilen kiloyu korunmanın yolu diyet yapmaktan geçmez. AZ YEMEYİ BAŞARABİLMEKTEN geçer. "Az yemek" lafını duyduğumuzda birçoğumuzun morali bozulur değil mi?

Hep çok yesek, bununla birlikte yine de kilo vermeyi başarsak ve hiç kilo almasak isteriz. Ancak ne yazık ki böyle bir dengeyi kurabilmek mümkün değil. O nedenle insanın kendi gerçeğinin farkında olarak az yemeyi başarabilmesi gerekiyor. Az yemeyi becerebilmenin püf noktası da doğru bakış açısını oluşturabilmektir. İşte size doğru bakış açısı geliştirebilmek için öneriler:

1. Kendi metabolizmanızı kabullenin!

Kendinize yemek konusunda acımayın ve kendinizi bir başkasıyla kıyaslamayın. Herkesin boyu, gözü, burnu, parmak izi nasıl farklıysa, aynı şekilde metabolizması da farklıdır. Kendi metabolizmanızın gerçeğini kabul ederek işe başlayın. Mesela geçenlerde çok sevdiğim bir arkadaşımla yemeğe çıkmıştık. Onun boy uzunluğu yaklaşık 175 cm, benimki 155 cm. Onun hiç kilo sorunu yok. Ben çok dikkat ederek yaşamak zorundayım, çünkü bünyem ve genetiğim kilo almaya çok müsait. Onun yaşı 34, benim yaşım 44. O bir kez doğum yaptı, ben iki kez. Onun çok hareketli bir yaşamı var, ben masa başı işte çalışıyorum. Dolayısıyla, gittiğimiz yerde o bir porsiyon et ısmarladı, ben yarım porsiyon; o 2 dilim ekmek ile etin yanında gelen pilavı da yedi, ayrıca 1 büyük bardak portakal suyu içti. Bense yemeğin yanında sadece 1 dilim ekmek ile salata yedim ve madensuyu içtim. Bu durumda ben kendi gerçeğimin farkındayım; arkadaşım kadar yersem bu fazla kalorinin benim vücuduma fazla gelerek bana kilo aldıracağını biliyorum. O nedenle hiç üzülmüyor, kendi gerçeğimi kabul ediyorum. Kendimi arkadaşımla kıyaslamıyorum. Herkese göre az yemiş olabilirim ama kendime göre çok yediğimin farkındayım.

İşte sizin de benim gibi, bünyeniz kilo almaya müsait olabilir, yaşınız ilerlemiş olabilir, boyunuz kısa olabilir, hareketsiz bir yaşam tarzınız olabilir; menopoz, insülin direnci, tansiyon, hipotiroidi gibi hastalıklar da bunlara eşlik ediyor olabilir... O nedenle kaderimize küsmeyeceğiz, kendi gerçeğimizle yaşayarak bunu yönetmeyi öğreneceğiz.

2. Az ye ama çok yediğini düşün!

İşte zayıflamanın en önemli adımlarından biri... Çok yediğinizi kabullenmek ve meseleyi beyninizde halletmek... Gerçekten herkese göre az yiyor olabilirsiniz. Az önce bahsettiğim gibi kendi metabolizmanıza göre çok yiyorsunuzdur. Kendinize hep çok yediğinizi söyleyeceksiniz.

Birçoğumuz konu yemek olduğunda hep az yediğimizi düşünürüz. Halbuki ne zaman içsel ses olarak, "Çok yedim" cümlesini kurarsak o kadar başarılı oluruz.

Yıllar içinde takip ettiğim, kilo almaya çalışan ve kilo vermeye çalışan hastalarıma uzaktan şöyle bir baktığımda iki grubun birbirinden ne kadar farklı düşündüğünü görebiliyorum. Kilo almaya çalışan hastalarım, "Hocam, o kadar çok yiyorum ki bu yediğim yiyecekler nereye gidiyor anlamıyorum, galiba metabolizmam çok çalışıyor" diyor. Kilo vermeye çalışan birçok hastamsa, "Hocam, su içsem yarıyor. Metabolizmam hiç çalışmıyor. Yediğim bir lokma 1 kg ağırlık artışı olarak geliyor" diyor. Halbuki bu iki hasta grubunun bir haftalık beslenme içeriklerini incelediğimizde, kilo almaya çalışan grubun çok az yediğini, kilo vermeye çalışan grubunsa çok fazla yediğini ve birçok yiyeceği kafasında farkında olmadan çok masumlaştırdığını görüyoruz.

Ben kilo almaya çalışan hastalarıma şöyle diyorum: "Siz çok yediğinizi zannediyorsunuz. Ne zaman aklınızdan, ay çok yedim, patladım diye geçirseniz; yok, aslında çok az yedim, bir iki lokma daha fazla yemeliyim diye düşüneceksiniz. Sofrada ya da bir davette çok yediğini düşündüğünüz bir arkadaşınızın yanına oturacaksınız ve onun gibi yemeye çalışacaksınız."

Kilo vermeye çalışan hastalarıma ise şöyle diyorum: "Evde ya da davetlerde yemek yerken, gözünüze az yediğini düşündüğünüz bir aile üyesini veya arkadaşınızı kestirin. Tüm yemek boyunca onun yediklerine bakın. Eğer siz de o aile üyeniz veya arkadaşınız kadar yemeyi başarabilirseniz, küçük bir adım atabilmişsiniz demektir."

3. Yemezsem metabolizmam çalışmaz!

Bu çok yanlış bir düşünce şekli. Yıllardır hepimize birçok zayıflama önerisinde ve diyetinde hep bu yanlış dayatıldı. Günde altı öğün ye, her iki saatte bir bir şey ye, yemezsen metabolizman çalışmaz. Biz artık tıbben bunun doğru olmadığını biliyoruz. Bir insan ne kadar sık ve çok yerse o kadar kilo alır. Çünkü ağzınıza attığınız her lokmada vücut o lokmayı hazmetmek için faaliyete geçer. Hazımla ilgili birçok sindirim enzimi ve hormonu salgılanır. Özellikle insülin hormonu vücutta şekeri kullanan hormon olduğu için kendinizi sürekli insüline maruz bırakırsınız. İnsülin anabolizan, yani depolayan hormon olduğu için yağlanmanız artar. Dolayısıyla da iştahınız açılır. Yedikçe yiyesiniz gelir. Yiyesiniz geldikçe yersiniz ve daha çok kilo alırsınız. Yemedikçe de yemeyesiniz gelir, canınız yemek istemez. Bu durumu en çok oruç tuttuğunuz günlerde fark edebilirsiniz. Bütün gün bir şey yemediğinizde açlık duygunuz baskılanır. Akşam iftarda orucu açtıktan sonra da az bir yemekle hemen doyarsınız.

Ben bu durumu sloganlaştırdım ve diyorum ki: YEDİKÇE YİYESİN GELİR, YEMEDİKÇE YEMEYESİN GELİR.☺ O nedenle, siz siz olun mümkün olduğu kadar öğünlerinizin arasını açın. Acıkmadan yemeyin.

4. Bu diyet bir gün bitecek!

Hayır, bu diyet hiç bitmeyecek. Çünkü bu bir diyet olmayacak, yeni beslenme şekliniz olacak. Zayıflarken yaptıklarınızı zayıfladıktan sonra da yapmaya devam edeceksiniz ki verdiğiniz kilolar kalıcı olsun. O nedenle yaptığınız diyette yasakların olmaması gerekiyor. Eğer yasaklar olursa diyet bittikten sonra yasak olan o yiyecekleri yemeye başlar ve tekrar kilo alırsınız.

İlk kitabım *Sayarak Zayıfla 5333*'te, bütün yiyecekleri belli bir limit içinde ama kendi özgür seçiminizle nasıl yiyebileceğinizi detaylı olarak anlatmıştım. İşte zayıflama sürecinde benim önerim olan SAYARAK BESLENME sistemini uygularsanız, hangi yiyecekten ne kadar yiyeceğinizi kendiniz belirleyerek beslenme dengesini kendiniz oluşturursanız, bu işi kalıcı olarak hallettik demektir.

Kilo verme sürecinde olan bir hastam bir gün şöyle demişti: "Doktor hanım, daha önceki zayıflama çabalarımda hep, şu diyet bitsin 4 dilim suböreği ya da iki porsiyon baklava yiyeceğim, sabretmem lazım derdim. Çünkü suböreği ve baklava gibi milli kültürümüzün bir bileşeni olan yiyecekler diyet süresince yasaklı olan yiyeceklerdi. Diyet bittikten sonra nasıl olsa zayıfladım, yine zayıflayabilirim diyerek bu yiyecekleri gönül rahatlığıyla yer ve tekrar daha çok kilo alırdım. Ama sizin bu SAYARAK BESLENME tekniğinde yasakların olmaması olaya bakış açımı tamamen değiştirdi. Şimdi şunu idrak edebiliyorum, hiçbir zayıf insan bir oturuşta 3 dilim suböreği yemiyor. Ya da bir şekilde yediyse, diğer öğünlerde daha az yemeyi başarabiliyor. Ben de artık kendime yasaklar koymuyorum ve hep nasıl dengeleyebileceğimi biliyorum. O nedenle bir daha asla kilo almayacağımdan eminim."

5. Yemeyi ertelemeyi başarabilmek!

Hiç düşündünüz mü gün içinde ne zaman ve neden yiyorsunuz. Saati geldiği için mi, gördüğünüz için mi, yoksa gerçekten ihtiyacınız olduğu için mi?

Birçoğumuz hep öğrenilmiş davranış modeline göre hareket ediyoruz. Saati geldiği için, gördüğümüz için ve ikram edildiği için yemek...

Bir gün zayıflama sürecinde olan, beslenme eğitimleri devam eden bir hastam demişti ki: "Hocam, ne demek istediğinizi şimdi daha iyi anlıyorum. Çalıştığım şirkette bizim bölümde 6 kişiyiz. 5 Türk ve 1 İtalyan. Biz Türkler kilo problemi yaşıyoruz İtalyan olan arkadaşımız sırım gibi. Biz sabah saat 08.00 gibi işe başlıyoruz. Hepimiz kahvaltılıklarımızı ortaya çıkarıyoruz; tostlarımız, böreklerimiz, poğaçalarımız, peynirlerimiz, domateslerimiz... Çayımızı demliyor, bir güzel karnımızı doyuruyoruz. O da bizimle birlikte yapıyor kahvaltısını. Saat 11.00'e doğru bir arkadaşım bir iki paket bisküvi çıkarıyor, çalışırken kahvenin yanında bir güzel bisküvileri yiyoruz ama bizim İtalyan arkadaşımız kesinlikle yemiyor ve 'Daha şimdi yedik, bu da nesi!' diyor. Biz hepimiz ona gülüyoruz, 'Amaan Sergio, ne olacak birkaç bisküviden' diyoruz; biz yerken o sadece kahve içiyor. Sonra saat 12.00'de, 'Haydi öğlen yemeğine çıkalım' diyoruz. Bizim İtalyan arkadaş bize şaşırıyor. 'Az önce kahvaltı, arkasından bisküvi, acıkmış olamazsınız değil mi?' diyor. Biz hep birlikte, 'Haydi çıkalım, hem bir hava alırız' diyoruz ama Sergio bizimle gelmiyor. Biz hep birlikte güzelce öğlen yemeğine gidiyoruz ve yiyoruz. Sergio öğlen ne yiyor bilmiyorum, çünkü bizimle gelmiyor. Dönünce oturuyoruz masalarımıza, çalışmaya başlıyoruz, hepimizin üstüne bir miskinlik çöküyor bir süre sonra, şekerimiz düştü ne yiyelim diye düşünüyoruz. Bu sefer tatlı siparişi veriyoruz. İkindi vakti çaylarımızın yanında bir güzel tatlılarımızı yiyoruz. Bu arada müşterilerden hediye yiyecek getirenler oluyor. Birbirimize ikram ediyoruz. Biz yiyoruz, Sergio yemiyor. Saat 18.00'de işten çıkıp eve gidince de yeme faslı devam diyor. Şimdi ben Sergio'nun neden bize şaşırdığını anlıyorum. Çünkü biz acıktığımız için değil saati geldiği için, gördüğümüz için ve ikram edildiği için yiyoruz. Hepimiz topluyuz. Oysa Sergio sadece ihtiyacı olduğu için yediğinden, sağlıklı kilosunda kalmayı becerebiliyor."

Gerçekten acıktığınız için değil de sosyal durumlar olduğu için yiyorsanız buna bir dur demeniz lazım. İkram edilen ya da önerilen öğün acıkmadığınız bir zamana denk geldiyse yemeyin. Yemeyi ertelemek sizi yoksunluk duygusundan korur. "Bu bana yasak, bunu yememeliyim" diye düşünmek mutsuzluk yaratır, kendinizi bastırırsınız birkaç saat sonra daha çok ve daha hırsla yiyebilirsiniz.

Halbuki, "Şu anda bu yiyeceğe ihtiyacım yok, acıkınca yerim" diye düşünüp yemeyi ertelerseniz, yoksunluk duygusu duymayacağınız için o yiyeceği daha kontrollü yiyebilirsiniz, hatta yemeyi bile unutabilirsiniz.

6. "Ben birazdan yerim" demeyi başarmak!

Size bir şey ikram edildiğinde ne sıklıkla geri çeviriyorsunuz, hiç düşündünüz mü?

Birçoğumuz ikram edilen yiyecekleri hemen yeriz. Bu, hem ikram eden kişiye ayıp olmasın, hem de ikram edildiğine göre özel bir yiyecektir, bir tadına bakayım gerekçesiyledir. Hep diyorum ya, bir yiyeceğe uzandığınızda lütfen o anda aç olun. Aç değilseniz, tadına bakmak için bile ağzınıza koymayın. İkram edilen bir yiyeceği geri çevirirken bu iki düşünceden (ayıp olur ve özel yiyecek) sıyrılmamız gerekiyor.

Bir yiyeceği yasak kategorisine koyduğumuzda da o yiyecek hep daha cazip görünür gözümüze. Kendimize yasak koymaktansa o yiyeceği yemeyi ertelemek kişiyi rahatlatır ve yiyecekten daha kolay vazgeçmeyi sağlar.

Ben de buna çok dikkat ediyorum gerçekten. Geçenlerde bir gün muayenehaneden eve döndüğümde annem kısır yapmıştı ve bana da ikram etti. Ben de, "Anneciğim, şimdi tokum, birazdan acıkınca yerim" dedim. Bu cümleyi kurmak kısırı nasıl olsa yiyeceğim konusunda beni rahatlattı. Yani kısır bitmiyordu ve ben onu ihtiyacım olduğunda yiyecektim. Sonra günlük koşturmaca içinde kısırı unuttum ve yemedim. Ama o kısır bana ikram edildiğinde aç olmadığım halde yeseydim kilo alırdım. Acıkınca istersem yiyebilirdim. Siz de bu önerime kulak verin ve yemeyi ertelemeyi bir deneyin. "Birazdan yerim" deyin ve o yiyeceği unutun.☺

7. Yemeği değersizleştirmeyi başarmak!

Çok zayıf ve kilo problemi olmayan insanlara baktığımızda, birçoğumuz için çok lezzetli ve eşsiz olan yiyeceklerin onlar için bir anlam taşımadığını görürüz. Çünkü bizler için çok değerli olan yiyecekler onlar için değersizdir. Eğer yemekle baş etmek istiyorsanız, o yemeği değersizleştirerek ondan vazgeçeceksiniz. Çok ihtiyacınız olsa bile, eğer o yiyeceği bir şekilde kafanızda kötülerseniz onu yemekten vazgeçersiniz.

Yemekten vazgeçme ile ilgili çok güzel bir anım vardır. Bunu sizlerle paylaşmak isterim. Geçtiğimiz yıllarda yurtdışında bir kongreye gidecektim. Yola çıkacağım sabah kahvaltı yaparak evden çıktım ve gün boyunca yoğunluktan yemek yemeye fırsat bulamadım. Havaalanına gittiğimde de uçağa ancak yetiştiğim için bir şey yiyemedim. Uçakta ise, çok yorgun olduğum ve uyuyakaldığım için yine bir şey yiyemedim. Otele gece çok geç bir vakitte varınca hiçbir şey yemeden yattım. Sabahleyin de toplantılara geç kalacağımı düşünerek kahvaltı etmeden otelden çıktım. Öğlen olduğunda gerçekten çok acıktığımı hissettim. Öğlenleri kongrelerde genellikle sandviç verirler. Kongre merkezi dışında bir yerde yemek bulmak da ciddi zaman kaybıdır. Kongre merkezinde verilen sandviçler iki türlüdür: Müslümanlar için vejetaryen sandviç, Müslüman olmayanlar için ise *bacon*'lı sandviç. Ben hep vejetaryen sandviç tercih ederim, çünkü domuz eti yemem. O öğlen ne yazık ki vejetaryen sandviç kalmamıştı. Ben çok aç olmama rağmen, ağzıma asla domuz eti koymadığımdan, öğlen yemeği de yemedim. Nihayet akşam kongre çıkışı güzel bir akşam yemeği (yarım peynirli pizza ve salata) yiyebildiğimi ve onca aç olmama rağmen o *bacon*'lı sandviçten vazgeçebildiğimi hatırlıyorum. Bu yiyecekten vazgeçebilmeyi, çoğu zaman bilinçaltıma hep kabul ettiririm.

Mesela ben hiçbir davette suböreği yemem. Suböreği deyince aklıma hep pişmemiş, çiğ, vıcık vıcık bir hamur gelir ve yemekten vazgeçerim. Paketli dondurma asla yemem. Çünkü paketli dondurma dendiği zaman aklıma hep margarin gelir. Dışarıda döner, Adana, Urfa kebap gibi kıymadan yapılan etleri yemem, çünkü ne eti olduğunu bilmem. İşte siz de benim gibi, yüksek kalorili olduğunu düşündüğünüz yiyeceklerden vazgeçebilmek için onları değersizleştirmeyi başaracaksınız.

8. Bir yiyecek sizi şişmanlatacaksa, gerçekten sevdiğiniz bir yiyecek olsun!

Şimdi bu da ne demek dediğinizi duyar gibiyim. Ben sizlere şöyle cevap vereyim; "kaliteli kalori ile" şişmanlayın. Laf olsun diye ağzınıza attığınız bir bisküvi parçası ile şişmanlayacağınıza, sevdiğiniz bir dilim pastayı yiyerek şişmanlayın daha iyi.

Hani bir söz vardır, "Attığın taş ürküttüğün kurbağaya değsin" diye... Ben de diyorum ki, ağzına attığın yiyeceğin kalorisi şişmanlatacaksa, bari sevdiğin bir yiyecek olsun. Geçenlerde çok sevdiğim ve kilo kontrolünü kendi kendine yapmayı başarabilen –hani doğuştan zayıf diye kabul ettiklerimiz vardır ya– bir arkadaşım bana uğramıştı. Ben de ona ev yapımı kek ve çay ikram ettim. Arkadaşım keki yemeyi istemedi ve aynen şöyle bir cümle kurdu: "Ayçaçığım, boşu boşuna kalori alıp şişmanlamak istemem. Şimdi bu kek yerine şöyle güzel bir profiterol olsaydı hayır demezdim. Bir şey beni şişmanlatacaksa bari profiterol olsun bu." Ben de o gün işte bu sloganı oluşturdum. Bir yiyecekten vazgeçebilmenin en güzel yollarından biri de, bizim için daha değerli olan bir yiyeceği düşünerek ikram edilen yiyecekten uzaklaşmaktır. Yani KALİTELİ KALORİ İLE ŞİŞMANLA!

9. Yiyeceklere karşı önyargı oluşturun!

"Düşünüyorum, öyleyse varım" demiş ünlü felsefeci Descartes... Ben de diyorum ki, bir yiyeceği ağzınıza atmadan önce lütfen bir düşünün. Yediğiniz yiyecek ne!

Hepimiz artık az çok yüksek kalorili yiyeceklerin farkındayız, değil mi? İşte, yapacağınız en önemli yaşam tarzı değişikliği de bu... Yüksek kalorili olduğunu düşündüğünüz bir yiyecek hakkında kötü düşünüp önyargı oluşturun. Yani düşünerek, yüksek kalorili yiyecekten vazgeçmeyi başarın.

"Yiyeceklere karşı önyargı oluşturmak" üzere bir hastamla bir seans yaptık. Ardından birkaç hafta sonraki seansımız için buluştuğumuzda, hastam bana bu "önyargı" fikrinden çok etkilendiğini, kendi yaşamında hemen kullanmaya başladığını söyledi ve bununla ilgili bir anısını anlattı.

İstanbul'da bir ofiste çalışan hastama, birlikte iş yaptıkları bir müşterileri Gaziantep'ten baklava göndermiş. Bütün arkadaşları iştahla baklavayı yerken hastam içinden, "Bu baklava üç günde Antep'ten buraya gelmiştir. Kesin bayatlamıştır. Taze değildir" diyerek baklavaya karşı önyargı oluşturmuş ve baklava yememeyi başarmış. Hastam dedi ki: "Hocam, eskiden olsa, Antep baklavası bu, bir daha nerede bulurum diyerek yarım kilo baklavayı bir oturuşta yerdim. Ama şimdi düşünerek ve önyargı oluşturarak yiyeceklerden nasıl kaçınacağımı öğrendim."

Mesela ben de size bu "önyargı" oluşturmakla ilgili bir anımı anlatmak isterim. Geçenlerde bir toplantıdaydım. Toplantı oldukça uzun sürmüştü. Toplantının ortasında da ikram olarak suböreği ve çay getirdiler. Aslında hepimiz acıkmıştık. Buna rağmen ben çayı aldım ama suböreğini almadım. İçimden, "Şimdi şu endüstriyel suböreğini yemeyeyim" dedim. Toplantıdaki arkadaşlarım hayretle bana baktılar ve dediler ki: "Sen bu suböreğini yemeden nasıl duruyorsun?" Ben de onlara, "Sevgili arkadaşlarım, eğer ben bir suböreği yiyeceksem, bu börek tam buğday unundan el açması olarak yapılacak, içinde Maraş peyniri, üzerinde de Trabzon tereyağı olacak ki yediğime değsin. Endüstriyel suböreği yemeyi hiç istemem doğrusu" dedim. Benim bu cümlem üzerine birkaç arkadaşım da aldığı suböreğini yemedi.

İşte böyle yüksek kalori içeren yiyeceklerden kaçınabilmek için bu tarzda önyargılar oluşturduğumuzda o yiyeceği yememeyi başarabiliriz. Çevrenizdeki hep zayıf kalmayı başaran arkadaşlarınıza baktığınızda onların da birçok yiyeceğe karşı önyargı oluşturabildiklerini görürsünüz.

10. Rastgele yaşamayın! Rastgele yemeyin! Önlem alın!

"Hayat, verilmiş bir armağandır insana..." Bugünün ve bu anın tekrarı yok! İşte her günün değerini bilerek güne başladığımızda ve o günümüzü nasıl yaşayacağımızla ilgili küçük bir plan yaptığımızda hem enerjimizi yükseltiriz hem de günümüzü daha verimli geçiririz.

Yaşayacağımız günü iş açısından nasıl planlıyorsak, aynı şekilde yiyeceğimiz yiyecekler konusunda da mutlaka bir fikrimizin olması gerekir. Beslenme günlüğü tutmanın bize öğreteceği en önemli şey de budur, planlama yapmayı başarmak ve rastgele yemekten kendimizi korumak.

Şimdi bir düşünün, sabah evden çıkıyorsunuz ve o günün yemeği ile ilgili hiçbir planınız yok. Başınıza gelecekleri ben söyleyeyim. Öğlen acıktığınızda en yakın *fast food* dükkânından bir döner-ekmek yersiniz. Öğleden sonra iş arkadaşlarınızın açtığı abur cubur paketlerinden birkaç bisküvi alıp ağzınıza atarsınız. Akşam da eve geldiğinizde, normal yiyeceğiniz miktarın belki de birkaç kat daha fazlasını yersiniz.

Oysaki evden çıkarken günü beslenme açısından da planlarsanız; ne zaman acıkacağınız, acıktığınız sırada nerede olacağınız ve çevrenizde ne bulabileceğinizle ilgili bir ön fikriniz olursa, günü daha dengeli geçirirsiniz.

Mesela evden çıkarken kendinize küçük bir söz verin, o gün yiyebileceğiniz yiyeceklerle ilgili küçük bir plan yapın. Şöyle ki, "Öğlen tonbalıklı salata yerim, öğleden sonra acıkırım, yanıma bir armut alayım. İşyerimdeki çekmecemde leblebi ve bademim var. Arkadaşlarım bisküvi yerken ben leblebi-badem atıştırırım. İşten çıktığımda da köşedeki kahve dükkânında bir *cafe latte* içeyim ki evde büyük porsiyonlar yemekten kendimi alıkoyabileyim" dediğinizde, hem daha besleyici yiyecekler tercih ettiğinizi hem de porsiyon kontrolünüzü daha kolay yapabildiğinizi fark edersiniz.

11. Açlık sürenizi uzatmayın!

Vücudunuza kulak verin. Dikkat ederseniz şimdiye kadar hep ne dedik, "yemeyi erteleyin", "yemeği değersizleştirin", "yemekten vazgeçin"... Ama kendinizi ertelemeyin! Kendinizi değerli kılın! Kendinizden vazgeçmeyin!

İşte yemekle insan arasındaki ilişki bu olmalı. Yaşamak için yiyenlerden olabilmek için yiyecekle aranıza koyacağınız sınır işte böyle olacak. Kendinizi ertelemeyeceksiniz. Açlık sürenizi uzatırsanız bir sonraki öğünde hep daha çok yersiniz. O nedenle vücudunuza cevap vereceksiniz. Burada vücudunuza cevaptan kastımız, her acıktığınızda kendinize çok özenli sofralar kurmanız değil. Acıktığınızda içeceğiniz ayran, kefir, sütlü kahve gibi içecekler hem kolay ulaşılabilir hem de çok yüksek kalori içermez. Yine bunun gibi ayva, kivi gibi ekşi meyveler yoğurtla birlikte tüketildiğinde iştahı çok güzel kontrol altına alır ve öğünde daha az yemenizi sağlar.

12. Asla aç karnına sofraya oturmayın!

Eminim şu cümle birçoğumuzun kulaklarında çınlıyordur: "Çocuğum, yemekten önce bir şey yeme, yemekte bir şey yiyemezsin!" Çocukken annelerimizin kurduğu bu cümleyi biz de belki farkında olmadan kendi çocuklarımıza kuruyoruz ve farkında olmadan günlük yaşantımızda da uyguluyoruz. Ben artık bu cümleyi değiştiriyorum ve size diyorum ki: "Lütfen yemekten önce bir şeyler yiyin ki yemeği daha az yiyin." Tabii buradaki kastım abur cubur yemek değil.☺

Şimdi bir düşünmenizi istiyorum; aç karnınıza sofraya

oturduğunuzda ne kadar yiyorsunuz? Biliyorsunuz bununla ilgili bir atasözümüz bile var, "Acıkan doymam, susayan kanmam sanır!" diye.. Gerçekten sofraya aç oturduğumuzda dünyaları yiyesimiz geliyor değil mi! Peki bu durumda ne yapmalıyız?

Yemekten hemen önce içeceğiniz bir ayran veya sütlü kahve yemekte hep daha az yemenizi sağlar. Ben çoğu zaman bu kurala riayet ederim. Mesela öğlen yemeği veya akşam yemeği için bir arkadaşımla buluşacaksam önden bir sütlü kahve içerek muayenehaneden çıkarım ki oraya gittiğimde kendimi daha iyi kontrol edeyim. Yemek davetlerinden önce kalorisi düşük ama tok tutacak yiyeceklerden yerim ki davetteki yiyecekleri daha az yemeyi başarabileyim. Geçenlerde çok sevdiğim bir arkadaşımın düğününe gidecektim. Düğünde çok özel yemekler olacaktı ve düğün akşam 8.00 gibi başlayacaktı. O saatte o kadar güzel yemeği görüp de kendimi kontrol etmenin çok kolay olmayacağını biliyordum. Bunun için evden çıkmadan önce akşamüstü 6.30 gibi, 1 haşlanmış yumurta, 1 kâse yoğurt ve bir avuç da leblebi yedim. Düğüne gittiğimde, yemeklerin sadece tadına bakarak sofradan kalkabildim. Amaç kendini kontrol etmek olduğu için şu üçlüyü hiç unutmayın: Acıkmadan yemeyin, açlık sürenizi uzatmayın ve aç karnına sofraya oturmayın...

13. Kurallara uymak ya da uymak!

Hayatta hep bazı kontrol noktaları vardır. Çok aceleniz olsa bile kırmızı ışıkta durursunuz. Aldığınız araba saatte 250 km hız yapabilse bile otoyolda saatte 120 km'den daha hızlı gitmezsiniz. Kıyafet almak için bir mağazaya girdiğinizde çok beğenseniz bile on tane gömlek alıp çıkmazsınız.

Aynı şekilde, yemek konusunda da bazı kurallara hep uymak gerekir. Ben size çok sıkı diyet yapın demiyorum. Ama kilo kontrolü konusundaki evrensel kurallar dediğim bazı kuralları da siz olmazsa olmazlarınız gibi düşüneceksiniz ve çoğu zaman bu kurallara hep riayet edeceksiniz.

İlerideki bölümlerde bu kuralları daha detaylı yazacağım

ama siz şu satırları okuduktan sonra genel diyet kurallarını aklınızda tutmakla işe başlayın: Yiyecekleri yağda kızartarak yemeyin, şekerli ve gazlı içeceklerden uzak durun, evinize ve kendinize hazır poğaçalar, açmalar, pastalar almayın, akşam yemeğinden sonra bir şey yemeyin.

14. Sevdiğiniz yiyecekleri aldatmayın!

Bir gün bir hastam, "Hocam, ben eşimi çok seviyorum, bazen daha genç ve güzel kızlar bana göz kırpıyor ama ben eşimi gözümün önüne getiriyorum, her ne kadar diğer kızlar daha güzel ve çekici olsa da hemen kafamı çevirip önüme bakıyorum. Eşimi asla aldatmıyorum. Yiyecek konusunda da böyle olmak gerektiğini düşünüyorum. Mesela ben mantıyı çok seviyorum. Birisi bana aşağı yukarı aynı malzemelerden yapılmış kıymalı börek ikram ettiğinde hemen gözümün önüne şöyle bol yoğurtlu bir mantı getiriyorum ve böreği yemekten vazgeçiyorum" demişti. Aslında düşünürsek, oldukça güzel bir yaklaşım değil mi... Siz de yemek grupları içinde bazı yemekleri daha çok sevin ve o yemek grubundan bir öneri ile karşılaştığınızda sevdiğiniz yiyeceği aldatmayın. Mesela tatlı grubu olarak sütlacı sevin. Baklava gördüğünüzde de, sütlacı daha çok severim diyerek baklavadan vazgeçin. Mesela kebap olarak kuşbaşı etle yapılmış olanı sevin. Kıymalı kebap veya köfte gördüğünüzde, ben kuşbaşı etle yapılmış olanı daha çok severim diyerek kuşbaşı eti aldatmayın.

15. Bir yiyeceği kontrol edemiyorsanız o yiyecekten uzak durun!

Bir atasözümüz vardır, "Göz görmezse gönül istemez" diye... İşte bu atasözümüz yiyecekler konusunda da geçerlidir. Çünkü bir yiyeceği görürseniz yersiniz, görmezseniz yemezseniz. Yiyecekle kendinizi baş başa bırakmayın.

Mesela eve dostlarınızı çağırdınız, kek, kurabiye, börek yaptınız ve misafirlerinize ikram ettiniz. Misafirleriniz gittikten sonra bu yiyeceklerden artanlar elinizin altında, mutfağınızda olursa eninde sonunda onları yersiniz. O nedenle, misafirleriniz gider gitmez kalanları buzluğunuza koyabilir veya komşularınıza verebilirsiniz. Ya da paketleyerek işyerine götürüp arkadaşlarınızla paylaşabilirsiniz.

Bazen uyaran evde olmaz da dışarıda satılabilir. Mesela bir pastane düşünün ve o pastanenin poğaçasını çok sevdiğinizi farz edin. Eğer sürekli o pastanenin önünden geçerseniz birkaç gün sonra dayanamayarak poğaçalardan alır ve yersiniz. Eğer o pastanenin önünden geçmek yerine farklı bir güzergâh seçerseniz o poğaçalardan asla almazsınız.

Tabii bazen uyaranlarla baş başa kalmak sizin elinizde olmayabilir. Davetler gibi... Mesela ben geçenlerde bir doğum günü davetindeydim. Çok büyük bir masanın üstünde birbirinden güzel yiyecekler vardı. Ev sahibi olan arkadaşım misafirleri, yani bizleri masanın etrafına oturtacak şekilde organizasyon yapmıştı. Hepimiz masaya oturduk. Herkes kendine göre yiyeceğini almakta özgür bırakılmıştı. Yani yeme konusunda bir ısrar yoktu. Ben de yiyeceğimi düşündüğüm yiyecekleri tabağıma aldım. Yemeğim bittikten sonra sofrada oturmaya devam ettiğimde, elimin çerezlere ve meyvelere doğru gittiğini ve gerekenden fazla yemeye başladığımı fark ettim. Hemen masadan kalkıp koltukların olduğu tarafa geçtim. Arkadaşlarıma da belimin ağrıdığını söyledim ki bu da doğruydu. Ama asıl amacım sofradan uzaklaşmaktı. Ben koltuğa geçtiğimde arkadaşlarım da arkamdan geldi ve böylece yeme eylemimiz son buldu.

İşte siz de böyle, beyinsel olarak vazgeçemeyeceğiniz yiyecekten bedensel olarak uzak durmaya çalışacaksınız.

16. Yemekle aranıza aracı koyun!

Elle yenen yemekler daha lezzetlidir. Yemeğe el girdi mi yeme hızı artar ve elle yenen yiyeceklerde lokmalar daha büyük olur, daha çok yersiniz. Daha hızlı yediğiniz için daha zor doyarsınız. O nedenle yemeğe oturduğunuzda sağ elinize bıçağı, sol elinize çatalı alacaksınız ve yiyeceğiniz lokmaları iyice küçük keserek yiyeceksiniz.

Ben bir gün bir hastama bunu önermiştim. Daha sonraki seansında hastam bana şu şekilde geribildirimde bulundu: "Hocam, gerçekten yemeği ya da yemeğin bazı kısımlarını elimle yediğimde –yemeğin suyuna ekmek banmak gibi– daha çok yediğimi fark ettim. Sofraya oturuken, 'Hayır, elimi sürmeden yiyeceğim' desem bile farkında olmadan elimin bazı yiyeceklere gittiğini gördüm. Bunun üzerine, 'Ben hangi durumda elimi hiçbir şeye sürmemeyi başarabilirim?' diye kafa yordum. Eğer elimin pis olduğunu düşünürsem bunu yapabilirim. O zaman sofraya elimi yıkamadan oturmaya başladım. Gerçekten böyle yaptığımda hiçbir yiyeceğe dokunmadığımı, yiyecekle arama bir aracı olan çatal, bıçak, kaşığı koyduğumu gördüm. Hatta ekmeği bile bıçakla keserek yemeye başladım. Ekmeğe dokunamadığım için ve ekmeği bıçakla kesmek de zor olduğu için yediğim ekmek ve yemek miktarının daha da azaldığını fark ettim. Gerçekten çok güzel bir öneriydi. Çok teşekkür ederim."

Siz siz olun, yemekle aranıza hep bir aracı koyun!

17. Yemeğin yanına içecek koymayı ihmal etmeyin!

Yemeğe bir içeceğin eşlik etmesi yiyeceğiniz yemek miktarını azaltır. Düşünsenize yemeği çatal bıçak veya sadece kaşık kullanarak yediğinizde ve yanında bir şey içmediğinizde ne olur? Ben cevabını vereyim: Çok hızlı yemek yersiniz. Yeme hızını düşürecek en önemli davranış çatal, bıçak ve kaşığı elinizden bırakmak olacaktır. Bunu yapmanın da en iyi yolu yemek sırasında bir şeyler içmektir. Ne içeyim diye sorarsanız, cevabım tabii ki şekersiz ve gazsız bir içecek olacaktır. En güzel içecekse, hep söylediğim gibi sudur. Ayrıca yeme şeklinizi, bir yudum su, bir lokma yemek şeklinde oluşturun. Hep söylediğim gibi, yemek esnasında içilen su midede hacim kapladığı için doygunluk hissi verir. Yemek yeme hızınızı düşüreceği için daha çabuk doyarsınız ve daha az yersiniz.

18. Lütfen küçük tabak kullanmaktan vazgeçmeyin!

İnsanın kendine çok yedim diyebilmesinin en iyi yolu, algısını doyurabilmekten geçiyor. Bir tabir vardır, "Gözüm doymadı" diye... İşte gözü doyurabilmenin en iyi yolu, tabağa koyduğunuz yiyeceği çok olarak algılayabilmektir.

Mesela 4 kaşık pazı yemeyi düşünün. Bu yemek büyük bir servis tabağında mı, bir pasta tabağında mı, yoksa bir neskafe fincanı tabağında mı gözünüze çok görünür? Birçoğunuzun fincan tabağında çok görünür dediğinizi duyar gibiyim. O nedenle, siz siz olun, evinizdeki en küçük tabakları kullanın.

19. Kendiniz yediğiniz zaman mutsuz olacağınız yiyecekleri misafirlerinize ikram etmeyin!

Günlük yaşamımızda her ne kadar doğru ve sağlıklı beslensek de, eve misafir çağırdığımızda çeşit çeşit yiyecekler yapıp ikram etmeyi çok severiz. Genellikle de kendi sevdiğimiz yiyecekleri değil, annelerimizden öğrendiğimiz, misafirlerimizin yediği zaman mutlu olacağını düşündüğümüz yiyecekleri yaparız.

Ancak geleneksel ikram yemeklerimiz oldukça yağlı ve karbonhidrat yüklüdür. Mesela suböreği, kısır, yaprak sarma, kurabiye, kek, poğaça gibi ikramlar hiç yabancı değil, öyle değil mi?

Siz bu ikram tabağını sebzeli börek, tavuklu yeşil salata, közlenmiş kırmızıbiber salatası, yoğurtlu kabak ve taze meyve ile değiştirseniz nasıl olur?

Yani karbonhidratı dengeli, sebzesi bol, yoğurt ve meyvesi de olan bir ikram tabağı daha sağlıklı değil mi? Siz hangi tabağı yeseniz daha mutlu olursunuz? Beslenme alışkanlıklarımızı değiştirirken, çevremizin de beslenme alışkanlıklarını bu şekilde değiştirmeye başlamak iyi olmaz mı?

20. Tabağınızdaki yiyecekleri bitirmek için uğraşmayın!

Birçoğumuz için, "Tabağındaki yiyecekleri bitirmezsen arkandan ağlar" cümlesi hiç yabancı değildir herhalde.

Çocukluğumuzda yemekte en sık duyduğumuz cümlelerden biri olan bu cümle erişkinlik hayatımızda da hiç farkında olmadan davranışlarımızı yönetir. Doysak bile tabağımıza konulanları bitirmek konusunda birçoğumuz hep bir gayret içindeyizdir.

Bazen tabağımızdaki yiyecekleri bıraksak bile vicdan azabı çekeriz. Artık bu cümleyi ve bu cümlenin dayattığı davranış biçimini rafa kaldırmanın zamanı geldi. Ben diyorum ki, lütfen tabağınıza fazla yemek koymayın. Tabağınızdakileri bitiremeyecek olsanız bile doyduğunuz an yemeyi bırakın. Peki kalanlar arkanızdan ağlayacaklar mı dersiniz? Hiç zannetmiyorum.

Bununla ilgili bir anımı sizlerle paylaşmak isterim. Bir gün annemin evinde çoluk çocuk, kardeş, akraba yemekteyiz. Çocuklar tabaklarındaki yemekleri bitirmediler; annem de torunlarına, "Haydi bakalım, yemekler bitecek" diye seslendi. Ben de, "Anneciğim, biz bir deney yapacağız. Yemediğimiz yemekleri bir kapta toplayacağız ve evin ilerisindeki açıklığa dökeceğiz. Sabahleyin de kontrol edeceğiz. Bakalım bizim yemediklerimiz ne olmuş diye" dedim. Bu fikir çocukların çok hoşuna gitti. Biz kalan yemekleri topladık ve evin ilerisindeki açıklığa döktük. Sabahleyin kontrol için gittiğimizde, döktüğümüz yemeklerin yerinde yeller esiyordu. Kalan birkaç parçanın da karıncalar tarafından taşındığını gördük.

Doğada hiçbir organik yiyeceğin boşa gitmediğini bilin. Sizden kalanları dışarıda bekleyen kedi, köpek, böcek gibi binlerce hayvanın olduğunu unutmayın. Yok tabağımdakilere kıyamam diyorsanız, o halde tabağınızı olduğu gibi streç filmle kapatıp buzdolabına koyun. Ertesi gün acıktığınızda ısıtıp tekrar yiyebilirsiniz.

21. İkiyüzlü yiyeceklerden uzak durun!

Tıpkı ikiyüzlü insanlardan uzak durmamız gerektiği gibi! Nasıl ki ikiyüzlü insanlar yüzümüze karşı canım, ciğerim, bir tanem derken bizi görmedikleri yerlerde arkamızdan olmadık dedikoduları yaparak bizim kötülüğümüz için çalışırlarsa, ikiyüzlü yiyecekler de çok nefis görünürler ama vücudumuza girdiklerinde bize tuzaklar hazırlayarak başta şişmanlık, diyabet, tansiyon, kanser olmak üzere birçok hastalığa da zemin hazırlar.

Diyelim ki son model, çok iyi bir arabanız var. O arabaya nasıl özen gösterip en kaliteli benzini koymaya çalışacağınızı, en iyi servis sağlayan merkezlere götüreceğinizi bir düşünün. Çünkü arabanız çok güzel ve siz yanlış benzin koyduğunuzda ve bakımlarını yaptırmadığınızda arabanızın bozulacağınızı bilirsiniz ve ona çok özen gösterirsiniz. İşte kendinizi de son model bir araba olarak göreceksiniz. Hatta bir farkla, kendinizi satıp yeni bir siz alamazsınız.☺ Bu dünyada sadece bir kez yaşama hakkınız var ve yıllar hızla akıp gidiyor. O nedenle kendinizi daha çok önemseyip en kaliteli ve en sağlıklı yiyeceklerle besleneceksiniz; hasta olmasanız bile, yılda bir kez doktora gidip *check-up* yaptıracaksınız ki vücudunuz yaşadığınız müddetçe ruhunuza sağlıkla eşlik etsin.

Şimdi bir bakalım, nasıl en kaliteli yiyeceklerle besleneceğiz, ikiyüzlü yiyeceklerden nasıl uzak duracağız?

En lezzetli, en albenisi yüksek yiyecekler nelerdir diye baktığımızda, çikolatalı fındık fıstık ezmeleri mi dersiniz, hazır dondurmalar mı dersiniz, rengârenk gazozlar, meyve suları mı dersiniz... Say say bitmez!

Gelelim ikiyüzlü yiyecekleri ayırt etme yollarına... Bir yiyeceğe baktığınızda öncelikle bir düşünmenizi istiyorum bu yiyecek nerede yapılmış diye! Endüstriyel yiyecekleri, yani fabrikalarda üretilmiş her tür yiyeceği ikiyüzlü yiyecek olarak kabul edebiliriz. Bozulmayan, raf ömrü uzun, hızlı tüketime yönlendiren, başkalarının yapıp size sattığı yiyeceklerden uzak duracaksınız.

Evde yiyecekleri kendiniz hazırlamak ve pişirmek üzere hammaddelerini satın alacaksınız. Mesela hazır köfte yerine, kıymayı gözünüzün önünde kasabınıza çektirip, kuru soğan ve baharatları alıp, köfteyi evde kendiniz yapacaksınız. Hazır sütlaç, keşkül gibi tatlılar almayacaksınız. İlla tatlı yiyecekseniz de günlük süt, pirinç alıp tatlıyı kendiniz yapacaksınız. Raf ömrü kısa, bozulma ihtimali olan, taze sebze ve meyveleri evinize sokacaksınız.

22. Önünüze koyulan yiyeceklerin röntgenini çekeceksiniz!

Bir yiyeceği yiyip yememeye karar vermek için öncelikle bir düşüneceksiniz, bu yiyeceği yemeye değer mi ya da daha değerli ne yiyebilirim diye. Buna karar vermek için de ısmarlamayı düşündüğünüz yiyeceği hayali bir büyüteçle inceleyeceksiniz. Duygularınızla değil düşüncelerinizle karar vereceksiniz. Sonra da düşüncelerinizle karar verdiğiniz yiyeceği duygularınızla seveceksiniz.☺

Mesela geçenlerde bir arkadaşımla kebapçıya gittik. İkimiz de mönüyü uzun uzun inceledikten sonra ben kuzu şiş, roka salatası, taze lavaş ve şalgam suyunda karar kıldım. Bu kararları verirken, "Kıymadan yapılan kebapları tercih etmeyeyim, içinde ne eti olduğu belli değil, kış mevsimindeyiz, domatesin mevsimi değil, rokanın tam mevsimi, roka salatası iyi olur, sıcak bir lavaş hem lezzetlidir hem de karbonhidrat dengesini sağlar, tatlı ihtiyacımı giderir, şalgam suyu bağışıklığımı kuvvetlendirir" diye düşünmüştüm. Yani ısmarlamayı düşündüğüm yiyeceğin hem bir röntgenini çektim hem de neden o yiyecekleri tercih ettiğim konusunda kendime akılcı cevaplar vererek yiyecekleri kafamda lezzetli hale getirdim.

Arkadaşımsa mönüyü inceledikten sonra Adana kebap, lahmacun, çobansalatası ve kola siparişi verdi. Sonra da, bak ekmek ve tatlı yemiyorum görüyor musun diye bana hava attı. Aslında tercih ettiği yiyeceklere düşünceleri ile değil duyguları ile karar vermişti ve yediği yiyeceklerin ne anlama geldiği konusunda bence bir fikri yoktu. Bak ekmek yemiyorum derken lahmacunun içindeki unu ekmekten saymıyordu. Halbuki benim lavaşımda ekstra yağ yoktu ama onun lahmacunu hem yağlı hem kıymalı hem de bayağı bayağı ekmekliydi.☺ Tatlı yemediği için övünürken aslında kola içerek hem asitli hem şekerli, yüksek karbonhidrat değeri olan endüstriyel bir içecek tercih etmişti. Savunma olarak da, Adana kebabı ancak kola hazmettiriyor demişti. Kış mevsiminde tercih ettiği çobansalatasının içindeki malzemeler de (domates, salatalık ve sivribiber) mevsim sebzeleri değildi. Gördüğünüz gibi duygularımızla seçtiğimiz birçok yiyecek mantıksal açıdan ele alınca nasıl birden değersizleşebiliyor değil mi? Tabii siz şimdi bu satırları okurken, Ayça Hanım'la da yemeğe çıkmak hiç keyifli değildir diye düşünüyorsunuzdur.☺

23. Paylaşmak güzeldir!

"Acılar paylaşıldıkça azalır, sevinçler paylaşıldıkça çoğalır" demişler... Ben de diyorum ki, "Porsiyonlar paylaşıldıkça kilolar azalır." O nedenle PAYLAŞMAK GÜZELDİR!

Özellikle arkadaşlarınızla gittiğiniz yemeklerde mönüyü şöyle bir inceleyin, çok istediğiniz ama yüksek kalorili olduğunu düşündüğünüz yiyeceği paylaşacak şekilde, daha düşük kalorili olduğunu düşündüğünüz yiyeceği de kendinize öğün şeklinde ısmarladığınızda hem gözünüz hem gönlünüz doyar hem de fazla kalori almadan o günkü yemeği atlatmış olursunuz.

Mesela geçenlerde birkaç arkadaşımla birlikte bir İtalyan restoranına gitmiştim. İtalyan restoranına gidildiğinde pizza, makarna kaçınılmaz oluyor değil mi... Tabii masada ben olunca hemen kontrolü ele aldım ve "Sevgili arkadaşlarım, biz dört kişiyiz. İsterseniz ortaya 1 pizza, 1 makarna ve 2 salata söyleyelim. Paylaşarak yiyelim" dedim. Arkadaşlarım kabul ettiler. Yiyecekler ortaya geldi. Ayrıca herkese ayrı ayrı tabak istedim. Erkeklerin tabağında pizza ve makarna, kadınlarınkinde ise salata daha fazla olacak şekilde servis ettim. Sonuçta, hem istediğimiz yiyeceklerin tadına bakmış olduk hem de yüksek kalorili yiyeceklerin porsiyonlarını küçültmeyi başardık.

Yine geçenlerde birkaç arkadaş öğlen yemeği için ev yemekleri yapan bir restoranda buluştuk. Herkes mönüyü inceledi ve birbirini mantı yeme konusunda baştan çıkarmaya başladı. Ben hemen olaya müdahale ederek, "Arkadaşlar, mantıyı ortaya bir porsiyon söyleyip hepimiz tadına bakalım ama ana yemek olarak daha düşük kalorili başka yemekler ısmarlayalım" dediğimde arkadaşlarım benim fikrimi kabul etti. Arkadaşlarımdan biri zeytinyağlı yeşil fasulye, biri enginar ısmarladı, ben de kabak istedim. Ortaya çobansalatası ve bir porsiyon da mantı söyledik. Böylelikle hem mantının tadına bakmış olduk hem yiyecek çeşidini artırdık hem daha az kalori aldık hem de daha sağlıklı beslenmeyi başardık.

İşte siz siz olun bu yiyeceği paylaşma davranışını sürekli hale getirmeye çalışın. Aklınızda olsun, yemeyi düşündüğünüz yüksek kalorili yiyeceği her zaman ortaya söyleyin, o yiyeceği arkadaşlarınızla paylaşın. Doymak içinse her zaman daha düşük kalorili, sebze ağırlıklı yemekleri tercih edin.

24. Devir, bilimsel yemek devri!

Artık atalarımızdan öğrendiğimiz şekilde yemek yapma ve

yeme devrini bitiriyoruz! Devir, BİLİMSEL YEMEK devri.☺

Çok değil yirmi yıl önce ile bugünü kıyasladığımızda bile teknolojide, bilimde, sanatta, yaşam şeklimizde büyük değişiklikler var. Bizim dedelerimiz, babalarımız tarlada, bahçede beden gücü ile çalışan insanlardı. Masa başı çalışanlar bile gün içinde daha hareketliydi. Öyle herkesin arabası olmazdı. Toplu taşıma araçları bile çok azdı. Her evde çamaşır makinesi, bulaşık makinesi, elektrikli süpürge yoktu. Ne zaman ki herkesin bir arabası olmaya başladı, toplu taşıma araçları çeşitlendi ve daha kolay ulaşım sağlanmaya başladı, evlerimize başta buzdolabı olmak üzere çeşitli elektrikli aletler girdi, işte o zaman fazla kiloluluk ve şişmanlık da daha sık görülmeye başlandı.

Eskiden evlerde uzun süre yiyecekler saklanamadığı için –buzdolapları olmadığı için– evde o gün ne varsa, bakkaldan ne alınırsa ya da bahçede ne yetişirse o pişirilirdi... Ancak yiyecekleri daha uzun saklayabilmeye başladıktan sonra yemek çeşitliliği ve miktarları artmaya başladı. Bir de yemekleri hiç düşünmeden annelerimizden öğrendiğimiz şekilde yapmaya ve yemeye devam ettiğimiz için bir noktada kilo alımı kaçınılmaz oldu.

Geçenlerde 50'li yaşlarını sürmekte olan bir hastam, "Hocam, biz patates kızartmasını ekmeğin arasına koyup da yememek gerektiğini ya da bulgur pilavını ekmekle beraber yememek gerektiğini bilmezdik ki. On beş yıl önce köyde oturuyorduk; karnımız acıktı mı hemen bol tereyağlı bulgur pilavını yapar, yufka ekmeğin içine sarıp sarıp yerdik. Patatesi kızartıverir, ekmeğin içine koyar yerdik. Mutfaklarımızda, kolaylık olsun diye hep halihazırda helva, tahin pekmez bulundururduk. Acıktığımızda ekmekle yerdik. Biz şimdilerde öğrendik bulgur, un, pirinç, makarna, şeker, çorba, patates gibi yiyeceklerin hep şeker içerdiğini ve aynı besin grubundan olduğunu. Patates kızartmasını ekmeğin içine koyup yemenin tıpkı pilavla ekmek yemek gibi olduğunu. Yani ekmeği ekmeğin içine koyup yediğimiz anlamına geldiğini. Artık patates kızartsam bile –ki onu da farklı pişirme tekniklerini öğrendiğimiz için fırınlayarak yapıyorum– asla ekmekle beraber yemiyorum. Yanına sebze grubundan olan güzel bir salata yapıyorum, bir kâse de yoğurt koyuyorum. Hem patatesimi yemiş oluyorum hem daha çeşitli beslendiğimi biliyorum hem de daha uzun süre tok kalıyorum. Yani hocam, devir artık bilimsel yemek devri" demişti.

İşte biz de kalıcı biçimde kilo vermeyi istiyorsak, mutfaklarımızda yemek pişirirken daha akılcı yöntemler seçeceğiz. Doğru bilgileri kullanarak, farklı pişirme tekniklerini uygulayarak daha sağlıklı beslenmeye çalışacağız.

25. Yemek yaparken kullandığınız malzemeyi azaltın!

Benim bir sloganım var; derim ki, YEMEK YAPARKEN MALZEMEDEN ÇALIN! Bundan kastım, hem daha az sayıda malzemeyle yemek yapabilmek hem kullandığımız malzemelerin miktarını daha az tutmak hem de pişme süresini bile azaltarak daha az enerji –doğal gaz, tüp gaz ya da elektrik– tüketimi sağlamak.

Mesela ben küçükken, annem yaptığı yeşil fasulyenin içine patates koyardı. Yemeğin yanına bol tereyağlı bulgur pilavı yapardı. Hiçbir öğünümüzde de ekmek sepeti eksik olmazdı. Beş kişilik ailemiz için en az 1 kg yeşil fasulye kullanırdı. Bir de içine koyduğu patates, bol zeytinyağı ve salça ile yemek çok bereketlenir, çok lezzetli olurdu. Bizim tabaklarımıza da bol kepçe koyulurdu ve yemeği bitirmemiz gerektiği konusunda da sürekli uyarı alırdık.

Şimdi ben yaptığım yeşil fasulyenin içine patates koymuyorum. Dört kişilik ailemiz için en fazla ½ kilo yeşil fasulye kullanıyorum. Yemek piştikten sonra 1 yemek kaşığı zeytinyağı ekliyorum. Fasulyenin yanına pilav pişirirsem 1 çay bardağı bulgur kullanıyorum ve herkese 2 yemek kaşığı koyuyorum. Pilav olunca sofraya ekmek sepeti koymuyorum. Yemeğin yanına bol salata ve cacık yapıyorum. Yemeğin bitirilmesi konusunda da asla ısrar etmiyorum.

Şimdi annemle benim soframızı kıyaslarsak, benim sofra-

mın maliyet açısından daha ekonomik ve sağlık açısından da daha yerinde olduğunu söyleyebiliriz değil mi!☺

Geçenlerde bir hastamın bununla ilgili şöyle bir yorumu olmuştu: "Hocam kliniğinize geleli kırk gün oldu ben 5 kg verdim, evdekiler 2'şer kilo verdiler ve günlük mutfak harcamamız 80 TL azaldı. Yani hesapladığımızda bu şunu gösteriyor: 40 gün içinde 3.200 TL cebimizde kaldı. Demek ki farkında olmadan alıştığımız şekilde yediğimizde hem kesemizden hem sağlığımızdan oluyormuşuz..."

İşte böyle küçük değişiklikler büyük farklar yaratır... Malzemeden çalarsanız hem sağlığınızı hem paranızı korursunuz... Zengin olursunuz.☺

26. Pişirme tekniği çok önemli!

Yemek yaparken kullandığımız malzemeler çok önemli olsa da o malzemelerin hangi teknikle piştiği de çok önemli.

En iyi pişirme tekniği ne diye sorarsanız, hiç kuşkusuz cevabım, "Buharda haşlama" olacaktır. Bu pişirme yöntemini sırası ile fırınlama, haşlama, ızgara yapma izler. En kötü pişirme yöntemi ise kesinlikle kızartma yapmaktır. Yemeğin içine koyduğumuz malzemelerin besin değerini koruması ve yemeğin kalori değerinin artmaması açısından bu bilgi önemlidir.

O nedenle bir yemeği yapmaya karar verdiğinizde öncelikle o yemeğe hangi malzemeden ne kadar koyacağınızı ve o yemeği hangi usulde pişireceğinizi bir gözden geçirin. Annelerinizden öğrendiğiniz şekilde ezbere yemek yapmayın. Önce düşünün, sonra eyleme geçin.

Öncelikle krema, yağ, pirinç, bulgur, patates gibi yemeğin kalori değerini yükselten ek malzemeleri mümkün olduğu kadar azaltın. Daha sonra yemeği yapmaya başlayın. Mesela kabak musakka mı yapacaksınız, içinde bulgur ya da pirinç olmaması inanın bana yemeğin lezzetini hiç değiştirmiyor. Ama kalori değerini düşürdüğü çok açık. Yine aynı şekilde, diyelim bir çorba yapacaksınız ve tarifte krema yazıyor, krema yerine süt koyduğunuzda çorbanızın daha hafif ve daha lezzetli olduğunu göreceksiniz. Tabii bunu yapmakla çorbanın kalori değerini de yarı yarıya azaltmış olacaksınız.

Diyelim ki karnıyarık yapacaksınız. Hemen aklınızdan, patlıcanları kızartmayayım, közleyerek yapayım ki patlıcanlar ekstra yağ çekmesin, diye geçireceksiniz. Kıymalı sosunu yaparken, ekstra yağ eklemeyeyim, domatesin suyu zaten yeterli olur diyeceksiniz. Daha sonra da, tencere yerine fırında pişireyim ki yemek çok sulu olup da suyuna ekmek banma ihtiyacı hissetmeyeyim diye düşüneceksiniz. Bu şekilde yaptığınız karnıyarığın klasik yönteme göre daha hafif, daha lezzetli, daha düşük kalorili ve daha doyurucu olduğunu göreceksiniz.

Uzun sözün kısası, artık düşünerek yemek yapacaksınız. Ezbere yemek yapma devri bitti.☺

Yeme isteğinizle baş edin

Siz iştahı açık biri misiniz, yoksa gerçekten fiziksel açlık duyduğunuz için mi yiyorsunuz?

Hep diyorum, "fiziksel açlığa" saygım sonsuz. Çünkü fiziksel açlık durumunda vücutta ihtiyaç vardır. Yani vücudun enerjisi bitmiştir. Tıpkı araba kullanırken, benzin bitmeye yaklaştığında gösterge ışığının yanması gibi. Siz benzin almadan yolunuza devam ederseniz araba sizi yarı yolda bırakır ve yürüyerek de olsa gidip arabanıza benzin bulmanız gerekir. Eğer fiziksel açlık hissediyorsanız, buna cevap vermeniz gerekir. Bu açlığı ertelediğinizde vücut sizi daha fazla götürmez ve bir sonraki öğünde daha çok yersiniz. Fiziksel açlığınıza cevap verip vücudunuz için gerekli yiyecekleri yediğinizde bir müddet sonra doyma sinyali gelir. Yeme eylemini bitirebilirsiniz.

Ancak iştahlı biriyseniz ve yemeyi bir zevk olarak görüyorsanız ya da duygusal dalgalanmalarınızda soluğu yiyeceklerin önünde alıyorsanız, o zaman bu davranışınızdan uzaklaşmanız gerekecek. Eğer kalıcı biçimde kilo vermek istiyorsak yaşam tarzımızı değiştirmeliyiz; bunun da yolu, bizi yemeye iten bu güdüleri doğru tanımlamak ve buna göre önlemler almaktan geçer.

Yeme isteğiyle baş etmenin yolları:

- Yemek düşüncesi aklınıza geldiğinde önce kısa bir mola verin. 1 bardak su için. Çünkü çoğu zaman susuzluk duygusu kendini yeme isteği olarak gösterebilir.
- Suyu içtiniz ve hâlâ yemek düşüncesinden kurtulamadınız

diyelim. Bu durumda ilk yapılacak iş, dikkati dağıtmak olacaktır. Yemeği aklınızdan çıkarabilmek için dikkatinizi başka bir noktaya vereceksiniz. Bu durumda çok konuşan bir arkadaşınıza telefon açabilirsiniz. Telefonda geçireceğiniz süre ve konu içeriği düşüncenizin yemekten uzaklaşmasını sağlayacaktır.

- Yeme isteğini en çok azaltan yöntemlerden biri de EGZERSİZDİR. Açık havada yapacağınız kısa bir yürüyüş sizi yemek düşüncesinden kurtarabilir.
- Bütün bunları yapamıyorsanız ya da yaptığınız halde yemek fikrini kafanızdan atamıyorsanız, nispeten masum yiyeceklere yönelebilirsiniz.

Stresinizi yenin, kilonuzu verin

Stres, üzüntü insana kilo aldırır mı? Evet, aldırır!!! Çünkü stres ve üzüntü durumunda vücudun savunma hormonu olan "kortizol" salgısı artar. Kortizol salgısı arttığında, vücutta yeme isteğine dur diyen leptin hormonun etkisi azalır. Bu da iştah artışı olarak karşımıza çıkar.

Uzun süren stres, üzüntü vücudumuza nasıl zarar verir? Vücutta kortizol hormonu arttığı için tansiyon da beraberinde yükselir. Üzüntülü insan dışarı çıkmak istemez. Hareket düzeyi azalır. Bu durumda insülin direnci artar, karın ve göbek bölgesinde yağlanma ortaya çıkar. İnsülin direnci vücudun yağlanmasına, vücut yağlanmasının artışı diyabete neden olur. Bu durum stres-şişmanlık-diyabet kısırdöngüsü olarak ortaya çıkar. Kan yağları yükselir. Stresli insan uyku problemleri yaşar. Uykusuzluk gün içinde halsizlik ve yorgunluk yapar.

Stresli zamanlarda elimiz neden lahanaya, yoğurda, turşuya değil de çikolataya, pastaya gider, bunu hiç düşündünüz mü? Özellikle şeker oranı yüksek yiyecekler vücutta endorfin düzeyini artırdığı için. Ayrıca pasta ve çikolatalar genellikle mutlu anlarda yendiğinden bu yiyecekler aynı zamanda mutluluğu da çağrıştırır.

Stresi ve üzüntüyü yönetmek kiloyu yönetmenin ilk adımlarından biridir. İşte size stres ve kilo yönetiminin püf noktaları:

- Strese girdiğinizde kendinize, yapılacak ilk şey kuralı koyun. Bu kural asla mutfak ve yemekle ilgili olmasın. Çok sevdiğiniz bir arkadaşınızı arayıp onunla dertleşebilirsiniz. Çünkü acılar ve üzüntüler paylaşıldıkça azalır.
- Açık havada yürümek en iyi terapilerden biridir. Oksijen ve güneş ışığı iyilik hormonu seviyenizi artırır. Aktivite düzeyi ne kadar yoğun olursa kişi kendini o kadar iyi hisseder. Her gün otuz-kırk beş dakika yürümeyi ihmal etmeyin.
- Stres ve üzüntü nedeniyle eliniz abur cubura gidiyorsa, lütfen gitmesin! Hemen bir bitki çayı demleyip içebilirsiniz. Ihlamur, papatya, kuşburnu, tarçın, karanfil gerginliğinizi alır.
- Ruhsal durumumuzu etkileyen en önemli kimyasallar serotonin ve dopamindir. Bu kimyasalların yapıtaşı ise B grubu vitaminlerdir. Tam tahıl ürünleri, yumurta, muz, yeşil yapraklı sebzeler, fındık, badem, ceviz gibi yağlı tohumlar B grubu vitaminler açısından zengindir. Günlük beslenmenizde mutlaka bulundurun.
- Süt, yoğurt ve ayran, içerdiği laktik asit sayesinde vücudu gevşetir. Sakinlik sağlar.
- C vitamini yüksek besinlerin de vücudu gevşettiği biliniyor. Yeşil yapraklı sebzeler, kivi, havuç, turunçgiller ve yeşil biber bu açıdan çok faydalı.
- Kahve, içerdiği kafein nedeni ile çok içilirse çarpıntı yapabiliyor ve stresi artırabiliyor.
- Beyaz şekerle yapılmış her tür tatlı, kek, kurabiye gibi yiyecekler şeker dengesizliği yapabiliyor. Açlık hissini artırıyor ve kilo alımını kolaylaştırıyor.
- Cips, bisküvi, şarküteri ürünleri gibi şekerli ve yağlı yiyecekler de tansiyonu yükseltiyor. Yükselen tansiyon stresi daha da artırıyor. Stres arttıkça yağlanma oranı da yükseliyor.

En büyük kilo alma nedenlerinden biri; gece yeme atakları ve alınacak önlemler

Her sabah, işte bugün kesinlikle başlıyorum, bir daha asla gece kalkıp yemeyeceğim diyorsunuz. Sabah kalktığınızda, gecenin etkisi ile zaten canınız yemek istemiyor, gecenin vicdan azabını duyuyorsunuz. Ama bugün bu durum kesinlikle tekrarlanmayacak diyorsunuz.

Gün boyu olabildiğince az yiyorsunuz, kendinizi tutabiliyorsunuz, ancak eve gelir gelmez, zafer kazanmış komutan edası ile yemeleriniz başlıyor. Gece uykudan kalkıp kendinizi mutfakta buluyorsunuz ve akşamdan kalan börekleri, reçelleri veya hiçbir şey bulamazsanız peynir ekmeği yalayıp yutuyorsunuz. Sabah kalktığınızda kendinizi inanılmaz yorgun, yenilmiş ve ağır hissediyorsunuz ve bu sabah artık kesinlikle başlıyorum diye kendinize söz veriyorsunuz. Eğer bu yazdıklarınız tıpkı beni anlatıyor diyorsanız siz de gece yeme ataklarınız nedeni ile kilo alıyor olabilirsiniz.

Gece yeme ataklarının önüne geçebilmek için yapacaklarınıza gelince:

- Yapılan birçok araştırmada, stres yükü fazla olan, depresyondaki insanların geceleri daha fazla yemek yeme atağı yaşadığı gösterilmiş. O nedenle gece yeme atakları ile baş etmenin birinci kuralı, stres yönetimini başarmaktır. Eğer kendinizi bu konuda yönetemiyorsanız mutlaka bir psikiyatrik destek almak gerekir.
- Deliksiz bir uyku uyuyabilmek de sizi gece mutfağa gitmekten alıkoyabilir. Uykuyu en çok bölen durum ise, gece tuvalet ihtiyacının baş göstermesidir. Akşam sekizden sonra sıvı alımını kısıtlamanız iyi olabilir. Su ve su içeriği yüksek besinler (kavun, karpuz, salatalık...) yememek gece tuvalete kalkma ihtiyacınızı azaltır. Bu durumda yeme ataklarınızı azaltabilir.
- Kaliteli ve iyi bir uyku için ortam şartlarının da iyi olması gereklidir. Karanlık ve sessiz bir ortam hazırlayın.

Uykunuzu dağıtabilecek ışıklı ve gürültülü ortamlardan uzak durun.

- Melatonin hormonu da kaliteli bir uyku için şarttır. Gerekirse doktorunuza danışarak melatonin hormon replasmanı alabilirsiniz.
- Çay, kahve ve gazlı içecekler yüksek kafein nedeni ile hem stres yükünüzü artırır hem de uyku bozuklukları oluşturabilir. Bu tür içecekleri mümkün olduğu kadar tercih etmemekte fayda var. Ama illa içeceğim diyorsanız da günde 2 bardağı geçmemek ve özellikle akşam saatlerinde tüketmemek gerekir.
- Gece yeme atağı geçirmenin en büyük nedenlerinden biri de şeker metabolizma kusurları, insülin direnci veya hipoglisemi dediğimiz şeker düşüklüğüdür. Özellikle yemek yedikten sonra halsizlik ve yorgunluk hissediyorsanız, her yemekten sonra canınız şekerli yiyecekler çekiyorsa, gece atıştırmalarında reçel, çikolata, bal gibi yüksek şekerli yiyecekleri tercih ediyorsanız mutlaka bir doktora başvurarak tedavi olmanız gerekir.
- Hep diyoruz, şeker şekeri çeker diye... Yüksek şeker içeriği olan yiyeceklerden ne kadar çok yerseniz, canınız o kadar çok şekerli yiyecek çeker. Günlük beslenmenizde karbonhidrat grubu (ekmek, pilav, makarna, tatlı, kek, kurabiye, şekerlemeler ve şekerli içecekler) yiyecekleri mümkün olduğu kadar üst üste ve sık yememeniz gerekir.
- Günlük öğün dengesini oluşturabilmek için, ana öğünleri kesinlikle atlamayın.
- Her gün yaklaşık kırk beş dakikalık tempolu yürüyüş yapmak iyilik hormonu olan endorfin düzeyini artırır. Bu durum hem kendinizi psikolojik olarak daha iyi hissetmenizi sağlar hem de bedensel yorgunluk duyarak daha kaliteli uyumanızı sağlar. Böylece geceleri daha az kalkarsınız.
- Mutfağı kilitleme ve anahtarını bilmediğiniz bir yere koyma konusunda yakınlarınızdan yardım isteyebilirsiniz.
- Çok sevdiğiniz yiyeceklerin çabuk ve kolay ulaşılabilir yerlerde olmamasına özen gösterin.

- Yemek yemenin öğrenilmiş bir davranış olduğunu unutmayın. Duygularınızla değil mantığınızla yemek yiyin. Yemek içeriğini ve zamanını sizin belirleyeceğinizi unutmayın. Aklınıza koyduğunuz bir yiyeceği, o an değil de istediğiniz başka herhangi bir zamanda da yiyebileceğinizi unutmayın. O yiyecek hep sizin; onu yemeyi erteleyebileceğinizi, gün içinde de o yiyeceği her zaman bulabileceğinizi düşünün ve kendi kendinize, "Sonra yerim" diyerek yiyecekten vazgeçmeyi başarın.

Kalıcı biçimde zayıflamak için iyi bir uyku şart

Uyku insan vücudu için çok önemlidir. Uyku sırasında dolaşım ve metabolizma hızı yavaşlar. Vücut kendini onarır, hücrelerde oluşan metabolik artıklar temizlenir, vücut yenileyici hormonlar olan melatonin ve büyüme hormonu düzeyi yükselir. O nedenle kaliteli uyku çok önemlidir.

Uykunun kalitesini belirleyen en önemli etmenlerden biri, deliksiz ve kesintisiz olmasıdır. İkinci önemli etmen ise uyku ortamının sessiz ve karanlık olmasıdır. Sessiz ve karanlık ortam özellikle melatonin hormonunun yeteri kadar salgılanması için önemlidir. Deliksiz ve kesintisiz bir uyku için her ne kadar sessizlik ve karanlık önemli ise de kişinin solunum yollarında bir problem olmaması da gereklidir. Solunum yollarındaki darlıklar ve FAZLA KİLO, yeteri kadar nefes alamamaya, bu da uykuda horlamaya, obstrüktif uyku apnesi dediğimiz uykuda solunum durmasına neden olur. Bu durum vücudun yeterli oksijeni alamamasına, hücre içindeki serbest radikallerin yeterince temizlenememesine yol açar. Aynı zamanda gece yeterli uykuyu alamama gün içinde enerji yetersizliğine, halsizliğe, ara ara gelen uyku nöbetlerine neden olur.

Kaliteli uyku ve uykuda kilo vermenin en önemli yollarından biri, aç uyumaktır. Akşam yemeğinden sonra hiçbir şey yememek uyku sırasında büyüme hormonunun daha çok salgılanmasına yol açar. Büyüme hormonu düzeyinin yükselmesi hem metabolizmanın hızlanmasını hem de yaşlanma sürecinin gecikmesini sağlar. Bu durumda, uyurken bile kilo verebilmek mümkün olur. Ayrıca akşam yemeğinden sonra özellikle meyve yememeye özen göstermek gerekir. Çünkü meyvelerin şeker oranı çok yüksektir ve akşam meyve yediğinizde vücutta insülin hormonu daha çok salgılanır. Bu durum yağlanma sürecini hızlandırır.

O zaman, kaliteli uyku insan vücudu için en az su, oksijen kadar gereklidir. Bunun için:

- Gündüz uykusuna asla yatmayın.
- Gündüz ve akşam çok fazla çay kahve tüketmeyin.
- Akşam yemeğinden sonra meyve yemeyin.
- Akşam yemeğinden iki saat sonra yapacağınız yarım saatlik bir tempolu yürüyüş sabaha kadar yağ yakmanızı sağlar, uykuda daha çok zayıflamanızı sağlar.
- Yatağa aç karnına girin.
- Uygun yatak (kanepe değil), uygun ortam, sessizlik, ışıksızlık sağlayın.
- Yaşlanmamak için, daha enerjik yaşamak için ve daha kaliteli bir uyku için muhakkak fazla kilolardan kurtulun.

Kilo aldıran
10 hatalı davranış

Artık kilo vermek için sihirli formüllerin, mucize ilaçların, şok diyetlerin, detoksların peşinde koşmayacağız değil mi?

Kalıcı biçimde kilo vermek için yaşam tarzımızı değiştireceğiz. Yeme alışkanlıklarımızı gözden geçireceğiz, yanlışlarımızı bulacağız ve bu yanlışları düzelteceğiz.

Günlük yaşamımızda hiç farkında olmadan geliştirdiğimiz bazı yanlış davranışlar da kilo alımımızı kolaylaştırıyor. İşte size bu yanlış davranışların farkında olma ve bunlarla baş etme yöntemleri:

1. Buzdolabınız kankanız mı?

İnsan neden buzdolabının kapağını açar? Hiç kendinize bu soruyu sordunuz mu? Cevabınız, yemek hazırlarken ihtiyacım olan malzemeleri almak ve kalan yemekleri buzdolabına yerleştirmek içinse sizi alkışlıyorum. Siz gerçekten buzdolabını ihtiyacınız doğrultusunda kullanıyorsunuz.

Eğer her canım sıkıldığında, üzüldüğümde, mutlu olduğumda ya da duygu durumumdan bağımsız olarak mutfağa her uğradığımda buzdolabının kapağını bir açıp şöyle bir göz atarım diyorsanız, yanlış yapıyorsunuz demektir.

Kilo kontrolünü kalıcı kılabilmek için buzdolabınızla aranıza sınır koymayı başarmanız gerekiyor.

İşte, buzdolabından uzak kalabilmenin yolları:

- Unutmayın, buzdolabınızı sadece ihtiyacınız için açacaksınız. Yemek yaparken malzeme almak ya da kalan yemeklerinizi buzdolabınıza koymak için. Buzdolabınızı açtığınızda ağzınıza bir şey atıyorsanız, bu eyleminiz buzdolabı ile aranızdaki ilişkinin pek de sağlıklı olmadığını düşündürür.

- Önemli notlarınızı buzdolabının üzerine asmaktan vazgeçin. Çünkü sizin için önemli olan o notu okuduğunuzda ister istemez dikkatiniz ve düşünceleriniz buzdolabına ve içindekilere doğru kayacaktır. Önemli notlarınızı dişinizi fırçalarken bakabileceğiniz aynanın üzerine asmanızı tavsiye ederim.
- Ne zaman eliniz buzdolabının kapağına giderse o anda durun ve kendinize neden bunu yaptığınızı sorun. Sadece bir göz atmak için açtığınızı düşünüyorsanız hemen oradan uzaklaşın.
- Buzdolabının içine koyduğunuz yiyecekler hemen ulaşılabilecek durumda olmasın. Örneğin ağzı açık bir zeytin kâsesi ya da üstü açık bir yaprak sarma tabağı ya da börek tabağı olması elinizin doğrudan bu yiyeceklere gitmesine ve bu yiyecekleri kontrolsüzce yemenize neden olur. Eğer böyle yiyecekleriniz varsa bunların ağzını sıkı sıkı kapatın, saydam olmayan kaplara koyun ve buzdolabındaki en üst rafların en arka tarafına koyun.
- Duygu durumunuzla buzdolabınız arasındaki ilişkiyi kesin. Canınız sıkıldığında, üzüldüğünüzde, mutlu olduğunuzda mutfak yerine başka bir odaya ya da dışarı çıkmayı alışkanlık haline getirebilirsiniz. Ya da çok sevdiğiniz bir arkadaşınızı arayıp duygu durumunuzu onunla paylaşabilirsiniz. Unutmayın, acılar paylaşıldıkça azalır. Sevinçler paylaşıldıkça çoğalır.
- Buzdolabının üzerine asacağınız çok şişman bir insan fotoğrafı da buzdolabının kapağından uzaklaşmanızı sağlayacaktır.

2. Yoksa evinizde hâlâ bir abur cubur çekmecesi mi var?

Ben evdeki abur cubur çekmecelerine bubi tuzakları diyorum. Bu çekmecelerin içindeki yiyeceklerin –ki bu maddelere ben yiyecek bile demek istemiyorum– ne olduğunun farkında mısınız?

Evdeki abur cubur çekmecenizin içindekilerden kurtulmak için nedenler:

- Bunların hemen hepsi paketli, endüstri ürünü maddelerdir. Raf ömürleri oldukça uzundur, içeriklerinde çok fazla şeker, yağ ve katkı maddesi vardır. Ben bazen hastalarıma diyorum ki: "Ha o raf ömrü uzun olan paketli maddeyi yemişsin ha şuradaki cam bardağını, hiç fark etmez. İç organlarına ve vücuduna aynı oranda hasar verirsin."
- Bunların besleyicilik değeri yok, hepsi ayrı ayrı bir kalori bombası. Mesela 1 paket bisküvi ya da çikolataya eliniz gittiğinde üzerinde yazan kalori değerini okumayı alışkanlık haline getirin. Okuduğunuz kalori değerini kafanızda netleştirmek için de o kalori değerini 1 dilim ekmeğin kalorisine bölün. 1 dilim ekmeği ortalama 70 kalori olarak kabul ediyoruz. Mesela 1 paket çikolatanın üzerinde 490 kalori diye yazıyorsa, 490'ı 70'e böleceksiniz. Bulduğunuz 7 rakamı o çikolatanın 7 dilim ekmek kalorisinde olduğunu gösterir size. Artık 7 dilim ekmek anlamına gelen o çikolatayı yemezsiniz değil mi!
- "Evinizde neden abur cubur çekmecesi var?" diye sorduğumda, birçok hastamın ilk cevabı, "Çocuklar için" oluyor. Peki şimdi düşünmenizi istiyorum, o yiyeceklerin yüzde kaçını çocuklar yiyor, yüzde kaçını siz yiyorsunuz. Aslında canınızın çektiği ama yememek için direnç göstermeye çalıştığınız bu yiyecekleri çocuğunuzun yemesi ne kadar doğru?
- Biz hep ne diyoruz? "Yiyeceği kontrol edemiyorsan yiyecekten uzak dur!" Eğer siz bu abur cuburların orada olduğunu bilirseniz, birkaç saat dayansanız bile sonrasında kendinizi tutamadığınızı, dönüp dolaşıp kendinizi bu çekmecenin önünde bulduğunuzu fark edersiniz. Davranışlar biliyorsunuz alışkanlıklara döner. Sonra bir bakarsınız hep aynı saatlerde aynı şekilde atıştırmaya başlarsınız.

3. Televizyon karşısında atıştırmak

Görmek, koklamak, işitmek, tat almak, dokunmak... Hayattan zevk almamızı sağlayan beş duyumuz... Hayatımızın çeşnisi olan bu beş duyumuzun hepsini aynı anda aynı yoğunlukta hissedemediğimizi biliyor muydunuz? Genellikle bu beş duyumuzun ikisini çok yoğun hissederken diğer duyularımızın çok da farkında olmayız.

Mesela bir çiçeği gördünüz, ne kadar güzel diye düşündünüz. Kokladınız, içiniz açıldı. Aynı anda o çiçeğe dokunduğunuzda, ne kadar yumuşak diye düşünmezsiniz. Algıda baskın olan, görüntü ve kokudur.

İşte duyularımızın bizi yanılttığı, en çok kilo aldıran davranışlardan biri de televizyon karşısında yemektir. Mesela hepimizin çocuklara yemek yedirmek için televizyonu kullandığımız olmuştur. Şimdi bir düşünmenizi istiyorum. Yemeği reddeden bir çocuğunuz var. Siz ise yemesi konusunda ısrar ediyorsunuz. Sizinle inatlaşıyor ve yemiyor. Siz de televizyonda sevdiği çizgi filmi açıyorsunuz. Çocuğu televizyonun karşısına oturtuyorsunuz ve yemeği yedirmeye başlıyorsunuz. Az önce sizinle cebelleşen, yememek için direnen çocuğun nasıl da hiç farkına varmadan bütün yiyecekleri bitirdiğini görürsünüz.

İşte bizim için de durum aynen böyledir. Çünkü televizyon seyrederken görme ve işitme duyularımız ön planda olduğu için tat alma duyumuzun farkında olmayız. Tat alma duyumuzun farkında olmadığımız gibi ne kadar yediğimizin de farkında olmayız. Bu durumda, daha büyük porsiyonları yiyebiliriz.

Eğer kalıcı biçimde kilo vermek istiyorsak, televizyon ve yeme alışkanlıklarımızı gözden geçireceğiz:

- Televizyon genelde akşam yemeğinden sonra seyredildiği için televizyon karşısında yemek, akşam yemeğinden sonra kalori alımına devam etmek için sebebiyet oluşturur. Biliyorsunuz akşam yenen yiyecekler vücutta daha çok yağlanma oluşturur. Çünkü en az hareketli olduğumuz zaman dilimi akşam saatleridir.

- Evde asla hazır cips, çikolata, bisküvi, şekerlemeler gibi abur cuburlar bulundurmayın. Televizyon karşısına oturduğunuzda da dikkat edin, bu yiyeceklerin hiçbiri etrafınızda olmasın.
- Televizyon karşısındaki yeme alışkanlığınızı içme alışkanlığı ile değiştirebilirsiniz. Su, madensuyu ve bitki çayları en büyük yardımcılarımızdır.
- Benim en çok önerdiğim ise, bir şeyler seyrederken bitki çayları içmenizdir. Çünkü akşamları vücudu en çok dinlendiren ve yemeklerin sindirimini kolaylaştıran, bitki çaylarıdır. Akşam yemeğinden hemen sonra kendinize büyük bir kupa rezene, ıhlamur, adaçayı gibi bir çay demleyin. İsterseniz ikinci ya da üçüncü bardağı da gönül rahatlığı ile içebilirsiniz.
- Elim boş durmaz benim, illa da bir şeyler yemek istiyorum diyorsanız, kendinize masum atıştırmalık olarak limonlu salatalık ve havuç dilimleri hazırlayabilirsiniz. Her ne kadar bunlar masum atıştırmalıklar olsa da siz siz olun SEYREDERKEN YEME felsefesini benimsemeye çalışın.
- Sadece televizyon seyrederken değil sinema filmi izlerken de sürekli bir şeyler atıştırılır. Siz siz olun sinemaya gittiğinizde büyük boy patlamış mısır ve gazlı içecek almayın. Mümkünse sadece bir kahve veya su alarak koltuğunuza oturun. Ama yok ben illa da mısır istiyorum diyorsanız, filmin ikinci yarısında en küçük boyunu yağsız olarak tercih edin. İlk yarıda yemeye başlarsanız, ikinci yarıda tekrar yemek isteyebilirsiniz.

4. Aç karnına alışverişe gitmek

"İnsanın neye ihtiyacı varsa gözü onu görür." Mesela bir ayakkabıya ihtiyacınız varsa alışveriş merkezlerinde önce ayakkabılara bakarsınız. Bir monta ihtiyacınız varsa önceliğiniz montlardır. Eğer açsanız, bu sefer de önceliğiniz yemekler olur.

Çok klasik bir bilgi ama gerçekten doğru. İhtiyacınızdan çok yemek istemiyorsanız alışverişe aç gitmeyeceksiniz.

Alışverişte iştahınızı kontrol etmek yapacaklarınız:

- Evden çıkarken bir avuç leblebi ve 1 bardak su içerseniz kendinizi tok hissedeceğiniz için alışveriş merkezinde yiyecek bölümlerinde gezmezsiniz.
- Eğer işten çıkıp alışveriş merkezine gittiyseniz, önce kahve bölümüne uğrayın. Alacağınız 1 bardak *cafe latte* veya *cappuccino* iştahınızı baskılayacaktır.
- Çok açsanız, o zaman önce bir kıyafet mağazasına uğrayın derim. Üzerinize bir elbise veya gömlek denediğinizde birdenbire bütün iştahınızın kapandığını ve önceliğinizin değiştiğini göreceksiniz. Bu giyecek denemesinden sonra yemek seçimi yaptığınızda daha sağlıklı ve daha düşük kalorili yiyeceklere yöneldiğinizi göreceksiniz.
- Eğer alışveriş merkezinde yemek bölümündeyseniz ve illa da bir şeyler yiyeceğim diye düşünüyorsanız; önce, "Kıymayla yapılan yiyecekleri ve karbonhidrat değeri yüksek yiyecekleri yemeyeceğim" deyin. Bu durumda, döner, Adana, Urfa, köfte, pide, makarna, pizza gibi yiyecekleri elemiş olursunuz. Ben genelde dışarıda yiyeceksem çöp şiş, kuzu şiş, peynirli salata veya ev yemekleri yapan yerlerden günün sebzesini tercih ederim.
- Market alışverişinizi mümkünse hep aynı marketten yapın. Çünkü alışık olduğunuz markette reyonların yerlerini bildiğiniz için, sizi baştan çıkaracak diğer reyonlara uğramamış olursunuz.
- Market alışverişi için çıkacaksanız, alacaklarınızı özellikle de yiyecekleri mutlaka listeleyin. Listede olmayanları almayın. Evde yaptığınız alışveriş listesindeki yiyecekler almaya düşünerek karar verdiğiniz, ihtiyacınız olan yiyeceklerdir. Markette gördüğünüz, listede olmayan yiyeceklerse dürtüsel olarak alacağınız, aslında ihtiyacınız olmayan yüksek kalorili yiyeceklerdir.
- Alışveriş listenizde olmayan yiyeceklerin bulunduğu

reyonlara uğramayın. Bu reyonlar bilin ki ihtiyacınız olmayan, kalori değeri yüksek yiyeceklerin sergilendiği reyonlardır.

- İşten çıkıp market alışverişine gittiyseniz ve açsanız, alışverişe hemen başlamayın. Önce kendinize 1 adet muz ve 1 tane küçük ayran alın, parasını ödeyin. Onları yedikten sonra alışverişe başlayın ki ihtiyacınız dışındaki yiyeceklere gözünüz ve gönlünüz kaymasın.

5. Tek çeşit yemek

Yemekte tatmin olmak da doymak kadar önemli. Çünkü yemekte tatmin olmak az yemeyi getirir. Gözünüzün tok olmasını sağlar ve yeme ihtiyacınızı azaltır. Sizi yoksunluk duygusundan kurtarır. Yemekte tatminin en önemli öğesinin çeşitlilik olduğunu biliyor muydunuz?

"Çok yedim, patladım" duygusu, tek çeşit yemekten büyük porsiyonlar yemek yerine, çeşitli yemeklerden küçük porsiyonlar yediğinizde oluşuyor. Üstelik çeşidi bol miktarı az tüketmek sizi daha fazla tatmin ettiği için, bir sonraki öğünde daha az yemenizi sağlıyor.

Benim size tavsiyem, düşük kalorili yan yiyecekler dediğimiz salata, sebze, yoğurt, meyve gibi yiyecekleri sofranızda hep ön planda tutun. Ana yemekleri küçük porsiyonlarda ama yan yiyecekleri büyük porsiyonlar halinde tüketmeyi alışkanlık haline getirin.

Mesela ben dolmayı çok severim. Yemeğe dolma yiyerek başlasam 4-5 tane biber dolmasını yiyebilirim. Ama öyle yapmıyorum. Biber dolması yaptığım günlerde yiyecek çeşitliliği adına yoğurtlu semizotu salatası, roka salatası ve limonlu brokoli haşlaması yapıyorum. Sofraya oturduğumda önce brokoli haşlaması, roka ve semizotu salatalarını yiyorum. Yemeğin sonuna biber dolmasını bırakıyorum. Önceki yiyeceklerle doyduğum için kalorisi nispeten daha yüksek olan biber dolmasını daha az yemeyi becerebiliyorum.

O zaman hangi öğün olursa olsun, hangi sofrada olursanız

olun, kalorisi düşük yan yiyeceklerin yiyecek çeşitliliği adına sofralarınızda bulunmasına özen gösterin.

6. Uyumaya giderken yataktan önce mutfağa uğramak

Lütfen kendinize bir sorun, siz en son yemeyi ne zaman yiyorsunuz? Hep diyoruz ya akşam yemeğinden sonra hiçbir şey yemeyin diye... İşte kilo aldıran en büyük yanlışlardan biri de bu davranış.

Televizyonun karşısında koltukta uyukluyorsunuz, sonra haydi yatağıma gideyim derken açık olan mutfak kapısından içeri dalıyorsunuz ve ağzınıza bir parça peynir ekmek atıp yatağınıza doğru yol alıyorsunuz. Beyniniz, gözleriniz, kulaklarınız... Bütün organlarınız şalteri indiriyor, dinlenmeye geçiyor ama mide, bağırsak, pankreas, safrakesesi çalışmaya devam ediyor. İnsan uykuda hareketsiz olduğu için vücuda giren bu fazla enerji de kullanılamıyor ve dosdoğru gidip yağ hücrelerini büyütüyor.

Size tavsiyem, akşam yemeğini yedikten sonra mutfağınızın kapısını kapatmanız. Uyumaya gitmeden önce ağzınıza herhangi bir yiyeceği asla atmayın.

7. Aç karnına sofraya oturmak

Aç karnına sofraya oturursanız iki kat daha çok yersiniz. Annelerimiz küçükken derdi ya, "Yemekten önce bir şey yeme, sonra yemek yiyemezsin" diye... Biz de şimdi şöyle söylüyoruz: "Yemekten önce düşük kalorili bir şey ye ki, yemeği daha az ye."

Yemeğe ne kadar tok oturursanız o kadar az yersiniz. Bu demek değildir ki ağzımıza sürekli bir şeyler atalım. Beslenmede en önemli mottomuzu yeniden bir hatırlayalım isterseniz: "Acıkmadan yemiyoruz, açlığımızı ertelemiyoruz!"

İşte size sofraya aç karnına oturmamak için öneriler:

- Mesela işten eve geldiniz, çok açsınız. Doğrudan sofraya

oturursanız 3 tabak yemek yiyebilirsiniz. Ama önden 1 bardak ayran ve 1 bardak su içerek yemeğe başlarsanız daha az yersiniz.

- Bu konuya özellikle davetlerde çok dikkat etmek gerekiyor. Aç karnına gittiğiniz davetlerde daha çok yersiniz. Ama evden çıkarken 1 haşlanmış yumurta, yanında 2 kaşık yoğurt ve 1 avuç leblebi yerseniz, o davette kendinizi daha iyi kontrol edebildiğinizi görürsünüz.
- Diyelim ki dışarıdasınız, acıktınız, arkadaşınızla da öğlen yemeği yiyeceksiniz... Doğrudan öğlen yemeğine giderseniz kendinizi çok yüksek kalorili yiyecekler ısmarlarken bulabilirsiniz. Ama yemeğe giderken yol üzerindeki bir kahve dükkânından alacağınız kahve iştahınızı keser ve yemekte daha kontrollü olmanızı sağlar.
- Acıktığınızda açlığınıza vereceğiniz ilk cevap yoğurt, ayran, kahve, yumurta, ayva, leblebi gibi yiyecekler olabilir.

8. Cezbedici yiyeceklerin göz önünde olması

Birçok evde salonda veya oturma odasında süslü bir çikolata veya lokum kâsesi vardır. Bir sehpanın üzerine ayrıca gümüş çerezliklerin içinde çeşit çeşit çerezler, kuru meyveler koyulur. Çat kapı gelen konuklara ikram etmek üzere bu kâseler hep ortada, gözle görülebilecek bir yerdedir.

Misafire ikram edilmek üzere hazırda bekletilen bu yiyeceklerin gün içinde sürekli gözünüzün önünde olmasının, o yiyecekleri ağzınıza atmak için bir neden oluşturacağının farkında mısınız? Zaten bir düşünsenize, bir hafta içinde evinize çat kapı kaç kere misafir geliyor. Gelen misafir sizin ikram ettiklerinizden en fazla ne kadar yiyor?

Aslında dikkat ederseniz, göz önündeki bu ikramlık yiyeceklerin büyük kısmını kendinizin yediğini görürsünüz. Mesela koltuğunuza oturdunuz, cep telefonu ile konuşuyorsunuz, bir eliniz telefonda, diğeri çerez kâsesinde... Televizyonu açtınız, seyretmeye başladınız, gözünüz televizyonda, eliniz kâsede... Ya da ev işi yapıyorsunuz, kâselerin önünden geçtikçe eliniz kâselere gidiyor... Hiç yabancı gelmedi değil mi?..

İnsanların genelde hep ana öğünde yedikleri yiyeceklerin farkında olduğunu, aralarda, ayakta atıştırdıkları yiyeceklerin ise farkında olmadıklarını biliyor muydunuz?

Eğer siz de MİSAFİRE İKRAM EDİLMEK üzere gözünüzün önünde çikolatalar, lokumlar, çerezler, kuru meyveler bulundurursanız, bunları atıştırmak sizin için kaçınılmaz olur. O nedenle siz siz olun bu ikramlıkları gözünüzün önünde bulundurmayın.

9. Gizli yemek

Yemek yerken kimse beni görmüyorsa aslında yemiyorum! Kalori almıyorum DEMEYİN! En çok kiloyu gizli yenenlerden alıyoruz.

Gizli yemeyi her ne kadar çocukluk yaş grubunda daha çok görsek bile, bazı erişkinler de bu davranışı farkında olarak ya da farkında olmayarak gösterebiliyor.

Şimdi size şu soruyu soruyorum: Yemeklerinizi genelde tek başınıza mı yiyorsunuz? Toplulukla birlikte yediğiniz yemeklerde kendinizi daha iyi kontrol edip, tek başınıza kaldığınızda oradayken yemediğiniz yiyeceklerin acısını mı çıkarıyorsunuz? Tek başınızayken yediğiniz miktarlar arkadaşlarınız veya ailenizle birlikte yediklerinizden daha mı fazla? Çantanızdan, arabanızdan, çekmecelerinizden, yediğiniz yiyeceklerin paketleri ya da kabukları çıkıyor mu? Bu sorulardan birine evet diyorsanız, siz bir GİZLİ YİYİCİSİNİZ, lütfen DİKKAT EDİN...

Gizli yemekteki en büyük neden aslında, kişinin çevredeki insanlardan utanması ve kilo vermesi konusunda baskı görmesidir. İkinci en büyük neden ise, kişinin küçük yaşlardan itibaren düşük kalorili diyet listelerine mahkûm edilmesidir. Diyet listesinde yazılanların dışına çıktığında ise suçluluk duygusunun ağır basmasıdır. Topluluk içinde, sevdiği yiyeceklere sınır koyabildiğini gösterip, tek başına kaldığında ise kendi zayıflığını kendine haykırmasıdır. Sonrasında ise daha büyük bir vicdan azabı çekerek kendini bir kısırdöngüye sokmasıdır.

Şimdi bir düşünün, size en çok baskıyı kim yapıyor ve yemek yerken en çok kimin yanında rahatsızlık duyuyorsunuz? Annenizin mi, babanızın mı, eşinizin mi... Çoğu zaman annelerden, çocuklarıyla ilgili, "Yatağının altında çikolata paketi buluyorum, çantasından bisküvi paketleri çıkıyor, biz bu çocuğa harçlık bile vermiyoruz, bu yiyecekleri nereden buluyor, nasıl alıyor, hiç anlamıyorum" cümlelerini duyuyorum... Bazen eşlerden biri, "Doktor hanım, benim eşim inanın hiçbir şey yemiyor, nasıl yaşıyor anlamıyorum, böyle kilo alışına gerçekten çok şaşırıyorum, içtiği sular bile vücudunda yağ olarak depolanıyor" derken, yanındaki eşinin başını hafifçe öne eğdiğini görüyorum... Farkında olarak ya da olmayarak yapılan eleştiriler, yasaklar, kısıtlamalar, küçümsemeler kişiye baskı olarak yansır. En büyük patlamalar da hep en büyük baskılardan doğar unutmayın.

Şimdi size soruyorum: Yemek yerken bu insanlar size hiçbir imada bulunmasa bile onlardan çekiniyor musunuz? Bu durumla mutlaka yüzleşmenizi öneririm. Rahatsızlık duyduğunuz kişiyle bu duygularınızı paylaşabilirsiniz.

Bir davete giderken kendinize baştan, "Orada hiçbir şey yemeyeceğim" demeyin. "Ben de herkes kadar yiyeceğim ve kendimi orada da, evde de kontrol edebilirim" deyin. "Eve geldiğimde kesinlikle mutfağa uğramayacağım" diye baştan kendinize söz verin. Davette siz de herkes kadar yerseniz bu sefer yoksunluk duygusu yaşamazsınız, hatta çok yedim diye düşünüp evde kendinizi daha kolay kontrol altında tutabilirsiniz.

10. Yeteri kadar su içmemek

Günde kaç bardak su içtiğinizi biliyor musunuz? Suyu en çok ne zaman içiyorsunuz? Su içmek için susuzluk duygunuzu hissetmeyi bekliyor musunuz? "Su içmek mi... Hiç farkında değilim, su içmeyi sevmiyorum, aklıma bile gelmiyor" diyorsanız iyi bir metabolizma oluşturmayı unutun derim...

Su öyle bir içecektir ki içtikçe içesiniz gelir, içmedikçe içmeyi unutursunuz. Yeteri kadar su içmediğiniz zaman, her ne kadar sebzeler ve salatalar sayesinde vücudunuza su girse de bu yiyeceklerden gelen su vücut için yeterli olmaz. Bir düşünün, evinizde çok özen gösterdiğiniz bir çiçeğiniz var. Çiçeğinizi sulamazsanız ya da az su verirseniz ne olur? Çiçek solar, kurur... İşte sizin vücudunuz da tıpkı evinizdeki çiçek gibi yeteri kadar sulanmazsa solar ve kurur.

İyi bir dolaşım sistemi, iyi bir boşaltım sistemi ve iyi bir metabolizma için yeteri kadar su içmelisiniz:

- Doğru bildiğimiz en büyük yanlış ne? "Yemekte su içilmez!" Eğer iyi bir metabolizma istiyorsak yemekle beraber tıpkı ayran içer gibi, yudum yudum su içeceğiz. Yemekle beraber içeceğimiz su daha yavaş yememizi sağlayacak ve bizi daha çabuk doyuracak.
- Kendinize su ile ilgili 22222 kuralını koyun. Sabah aç karnına 2 bardak, kahvaltıda 2 bardak, öğlen yemeğinde 2 bardak, ikindide 2 bardak ve akşam yemeğinde 2 bardak olacak şekilde su içmeyi alışkanlık haline getirirseniz günlük ihtiyacınızı karşılamış olursunuz.
- Eğer 22222 kuralını uygulayamam diyorsanız her zaman gözünüzün önünde 1 şişe su ve bir bardak bulundurun.
- Acıktığınızda ya da yemek hayali kurduğunuzda her zaman önce 1 bardak su için. Çünkü susuzluk bazen kendini açlık şeklinde gösterebilir. Boş yere kalori almamış olursunuz böylelikle.
- İçtiğiniz kahve ve çayları sakın sudan saymayın. Çünkü bu içecekler vücuttan su atıcı etki gösterir. Aksine içtiğiniz her çay ve kahve için ½ bardak ekstra su içmeye özen gösterin.
- Bildiğiniz gibi her şeyin çoğu zarar. Eğer su çok fazla içilirse, bu sefer de su içme bağımlılığı yapar. Böbreklerinizde ve kalbinizde sorun yaşayabilirsiniz.

Doğru yeme davranışını
oluşturmak üzere öğütler

1. Öğünlerinizi en az 20 dakikada yiyin

Çocukluğumuzdan beri hep duyduğumuz cümleler hangileri? "Ne zaman bitireceksin tabağındakileri?" "Haydi çabuk ol!" "Bir an önce yemeğini yer misin lütfen!"... Çocukluğumuzdan itibaren bilinçaltımıza işleyen bu cümleler, erişkinlikte hep bir yerlere, bir işlere yetişme çabasıyla yemeği çok hızlı yeme alışkanlığı yaratır ne yazık ki... Sabah kahvaltısı için köşedeki pastaneden alınıp ayaküstü yenen poğaçalar, öğlen yemeğini hızlıca geçiştirmek için tercih edilen ekmek arası köfteler, bir an önce dinlenmeye geçmek için hızlıca yenen akşam yemekleri... Ve sonunda tatminsizlik hissi nedeniyle gece yatana kadar atıştırmaların devam etmesi...

Mideden beyine "ben doydum" sinyalinin en az yirmi dakikada gittiğini biliyor muydunuz? Yemekleri yavaş yersek gün boyu daha az atıştırdığımızı söylesem şaşırır mıydınız?

YEMEĞİ YAVAŞ YEMEK kulağa çok bildik geliyor değil mi? Haydi o zaman kalıcı biçimde kilo vermek için alışkanlıklarımızı değiştirmeye, bildiğimiz ve çokça duyduğumuz bu kavramı güzel bir davranış haline getirmeye çalışalım.

İşte size daha yavaş yemeniz için öneriler:

- Yemek sırasında hiçbir teknolojik cihaza bakmayın. Televizyon, bilgisayar, cep telefonu... Çünkü bunlara bakarken hem zamanın nasıl geçtiğini bilmezsiniz hem de farkında olmadan daha çok ve daha hızlı yersiniz.
- Yemeğe çiğnemesi zor gıdalarla başlayın. Mesela çorba

yerine önden salatayı yiyin. Salatayı çiğnemek çorba içmek veya patates püresi yemekten daha zordur. Daha çok zamanınızı alır.

- Yemekte yudum yudum su için. Yemekle beraber içeceğiniz su, kaşığı ve çatalı elinizden bırakmayı sağlayacağı için yemek sürenizi uzatır.
- Yemekte mutlaka çatal bıçak kullanın. Yiyeceği kesmek daha küçük lokmalar halinde yemenizi sağlar. Daha küçük lokmaları yemek de yeme sürenizi uzatır.
- Yemek yemeyi bir an önce bitmesi gerekli bir iş gibi görmeyin. Kendinize ve sevdiklerinize ayırdığınız bir zaman dilimi olarak değerlendirin. Bu zamanı uzatmak için de çaba gösterin.
- Bütün bu davranışları alışkanlık haline getirmek için öncelikle sofraya otururken bir çalar saat alın ve bu saati yirmi dakika sonraya kurun. Bakalım siz yemeğinizi kaç dakikada yiyorsunuz. On dakikada mı bitirdiniz, bir dahakine daha yavaş yemek için önerilerime daha dikkatli eğilin. Hedefimiz, sadece yemek değil, aynı zamanda keyif almak için, aynı zamanda tatmin olmak için yemek olmalıdır.

2. Çok çiğnemek kilo verdiriyor

Yapılan bazı araştırmalar, uzun uzun çiğnemenin kalori alımını % 10 oranında düşürdüğünü göstermiş. Yani uzun uzun çiğnediğinizde doymak için % 10 daha az yiyorsunuz.

Besinlerin, özellikle karbonhidratların sindirimi ağızda başlıyor. Tükürüğün içindeki bazı enzimler yiyeceklerin daha iyi parçalanmasını sağlıyor. Bu enzimler ağzın içindeki lokmayla ne kadar uzun süre temas ederse, sindirim metabolizmasının o kadar güçlü olmasını sağlıyor. Aynı zamanda lokma ağızda ne kadar uzun kalırsa, o kadar yavaş yemeye neden oluyor ve insan kendini daha çabuk doymuş hissediyor. Ayrıca yemekten aldığınız lezzet de bir o kadar uzun süreli oluyor. Böylelikle abur cuburlara ve atıştırmalıklara olan ilgi de azalıyor.

O zaman kalıcı biçimde kilo vermek için sloganlarımızdan bir tanesi de, HER LOKMAYI 40 DEFA ÇİĞNEYECEĞİM olsun...

3. Yediklerinizin farkına varın

Birçoğumuz sadece sofrada yediğimiz yiyecekleri yemek olarak değerlendiririz. Arada farkında olmadan yediğimiz yiyecekleri yemekten saymayız.

Mesela markette alışveriş yaparken ücretsiz yiyecek örneklerinin tadına bakmak, sofrayı kaldırırken çocuğun ya da eşin artakalanlarını yemek, yemek hazırlarken tadına bakmak, buzdolabını açtığınızda gördüğümüz bir yiyeceği ağzımıza atmak, işyerinde masamızdan kalkıp arkadaşımızın masasına gittiğimizde masadaki bisküvilerden ağzımıza atmak gibi... Sizin de böyle alışkanlıklarınız varsa bir an önce bırakmanızı tavsiye edeceğim. İşte bunlar, farkında olmadan yediğimiz, yediğimizi kendimize itiraf etmediğimiz bu yiyecekler bize kalori olarak yansımaktadır. Lütfen "ağzınıza attığınız her yiyeceğin" farkında olun. Su hariç yediğiniz her yiyeceğin mutlaka bir kalori değeri vardır. Çok masum olarak gördüğümüz bir salatalığın bile, büyüklüğüne göre, 10-20 kalori arasında değişen kalori değeri vardır. Bir günde 10 tane büyük salatalık yerseniz sadece salatalıktan vücudunuza 200 kalori girer. 1 dilim ekmeği 70 kalori olarak kabul ettiğimizde, yediğimiz salatalık kalorisi ortalama 3 dilim ekmek kalorisindedir.

Farkında olmadan yenen bu yiyecekler genelde ayaküstü yenir. Bunların ortak özelliği ise, planlanmadan yenen yiyecekler olmalarıdır. Planlanmadan, ayaküstü yenen yiyecekler oldukları için de kişiyi doyurmaz, tatmin etmezler. Mesela su almak için buzdolabını açtınız ama zeytini görüp ağzına attınız; arkadaşınızın masasına bir konuyu danışmak için gittiniz, masada gördüğünüz bisküvileri ağzınıza attınız... İnsan, planlanmadan yenen bu yiyecekleri kafasında masumlaştırma konusunda ustadır. "Bir tane bisküviden bir şey olmaz...

Topu topu birkaç zeytin tanesi, aman ne olacak..." diye düşünürüz. Tabii bunlar üst üste gelince onlarca kalori fazlalığı yağ hücrelerimizi besler.

Sofraya oturarak yediklerimiz ise, yemeyi planladığımız ve yediğimizin farkında olduğumuz yiyeceklerdir. Bu yiyecekler masada yan yana geldiğinde gözümüze çok görünür ve insanda çok yedim hissiyatı oluşturur. Böylece gayet tatminkâr bir sonuç sağlar. Bir yiyeceği çiğnemek ve yutmak kişinin karnını doyursa da kişi görsel olarak doyuma ulaşmazsa yemekte tatmin olamaz. Masaya yan yana koyduğumuz yiyecekler gözümüzü ve gönlümüzü doyurur.

O halde, kalıcı biçimde kilo vermek için yaşam tarzımızı değiştirirken, kullanacağımız sloganlardan biri de BEN AYAKTA YEMEK YEMEYECEĞİM olsun. Ağzımıza giren her yiyeceği mümkün olduğu kadar oturarak ve masada, planlanmış bir öğün sırasında yiyelim.

4. Açlıktan korkmayın

Bir gün bir hastama, "Yemeyi acıktığınızda yiyin" dediğimde, "Acıkmak mı? O ne demek doktor hanım? Ben açlık duygusunu hiç bilmiyorum. Canım ister istemez ne bulursam ağzıma atıyorum" demişti.

Bu hastama benzer o kadar çok örnek gördüm ki... Bir keresinde bir davette bir hanımla tanıştım. Hanımefendinin ciddi bir kilo problemi vardı. Benim obezite ile ilgili çalıştığımı duyduğunda bana, "Biliyor musunuz doktor hanım, bende hipoglisemi hastalığı var. Aç kalırsam şekerimin çok düşeceğini ve böylelikle belki de ölebileceğimi düşünüyorum. O nedenle şekerimin düşmesine asla izin vermiyorum. Sürekli ağzıma bir şeyler atıyorum. Gece ben uykudayken şekerim düşer de fark edemeden uykumda ölürüm diye özellikle gece yatmadan önce fazla fazla yiyorum" demişti. 30'lu yaşlarında yaklaşık 165 cm boyunda görünen bu hanımefendinin en az 130 kg olduğunu düşünmüştüm. Ona, insülin veya buna benzer bir ilaç kullanıp kullanmadığını; pankreasıyla ilgili, insülin salgılanmasına yol açan, bildiği herhangi bir hastalığı olup olmadığını sorduğumda, "Hiçbir ilaç kullanmıyorum ve bildiğim kadarıyla pankreasla ilgili bir hastalığım da yok, sadece aç kaldığımda biraz başım dönüyor ve kendimi kötü hissediyorum" diye cevap vermişti. Ben de, "İnsülin veya şeker düşürücü ilaç kullanan bir şeker hastası değilseniz ve pankreasınızda tanısı konmuş herhangi bir hastalığınız yoksa, korkmayın hiçbir şey olmaz. Kan şekeriniz ne kadar düşse de, yenen yiyeceklerdeki şeker bir yana, vücutta kan şekeri dengesini sağlayan hormonlar vardır. O hormonlar sizin ölmenize izin vermez" demiştim. Aradan birkaç yıl geçtikten sonra bu hanımla yine bir toplantıda karşılaştığımızda ben kendisini tanıyamamıştım. O, heyecanla bana, "Korkmayın, size bir şey olmaz, ölmezsiniz" cümlemin bütün hayatını değiştirdiğini söyledi. Ne zaman aklına, "Ya şekerim düşer de ölürsem" düşüncesi gelse, benim sözlerimi hatırlayarak yemekten vazgeçmişti. Bunun sonucunda da görüşmediğimiz bu birkaç yıl zarfında belirli bir diyet listesi bile kullanmadan sırf bu bilgiye dayanarak yaklaşık 50 kg vermişti.

İşte açlıktan korkmamak ve açlık hissini duyumsayabilmek... Gerçekten çevremiz bir yiyecek deryası, özellikle de bu yüzyılda... Birçoğumuz ya farkında olmadan ya da "Yemezsem şekerim düşer, bayılırım, ölürüm, metabolizmam çalışmaz" düşünceleriyle sürekli atıştırdığımız için açlık duygusunu bilmiyoruz.

Ben size AÇLIK duygusu iyidir ve gereklidir diyorum. Eğer kalıcı biçimde kilo vermek istiyorsak yemeği ACIKTIĞIMIZ için yiyeceğiz. Vücudumuzun sesini dinlemeyi öğreneceğiz. Ama açlık süremizi çok fazla uzatmayacağız.

5. Az yiyen çok yaşıyor

Az yemek düşüncesi ilk aklımıza geldiğinde hemen bir bıkkınlık duygusuna kapılıyoruz değil mi? Kendimizi "tok evin aç kedisi'" gibi hissediyoruz.

Ancak yapılan birçok araştırmada, az yemenin bir canlının

yaşam süresini uzatan en önemli şey olduğu gösterildi. Buradaki kasıt, beslenme yetersizliğine yol açmayacak şekilde az yemek yemek. Yani tek başına sadece meyve veya sebzeyle ya da sadece et veya sadece karbonhidratla beslenmek değil. Bütün besin gruplarından az miktarlarda tüketeceğiz. Benim yıllardır üzerinde çalıştığım binlerce hastada deneyimlediğim ve önerdiğim SAYARAK BESLENME sistemi de aslında beslenme yetersizliğine yol açmayan bir kalori kısıtlamasıdır.

Haydi hep birlikte, "beslenme yetersizliğine yol açmayan kalori kısıtlamaları" üzerine dünyanın ne dediğine bir bakalım...

Maryland Üniversitesi'nden Barbara Hansen'in Rhesus maymunları üzerine yaptığı "kalori kısıtlama" araştırmasında kalori kısıtlaması yapılan 29 yaşındaki maymunların bile kendi benzerlerine göre 6 yıl daha fazla yaşadıkları rapor edilmiş. Bu maymunlarda insülin direnci, tansiyon ve kan yağları düzeyinin normalin altında seyrettiği belirtilmiş. Yine ortalama 40 ay yaşam süresi olan fareler % 60 oranında az yediklerinde, yaşam süreleri 56 aya çıkıyor.

Amerika'da Arizona çöllerinde yapılan "Biosfer 2" adlı deney ise insanlar üzerine yapılıyor. Bu deneyde insanlar kapalı bir ekosistemde yaşıyorlar, dışarıdan herhangi bir yiyecek gelmesi mümkün olmuyor. Bu deneyde de burada yaşayan insanların kan şekerlerinin, açlık insülinlerinin, tansiyonlarının daha düşük olduğu ve daha iyi bir metabolik süreç geçirdikleri gözleniyor.

"Beslenme yetersizliğine yol açmayacak bir kalori kısıtlamasının" vücuda en önemli faydası, açığa çıkan "serbest radikaller" dediğimiz, yani vücudun "egzoz dumanı" olarak düşünebileceğimiz toksik maddelerin vücuda verdiği zararı azaltmasıdır.

Diğer bir düşünceye göre de, "beslenme yetersizliğine yol açmayacak bir kalori kısıtlaması" insülin sinyal yollarında bir düzenleme yapar . Vücuda az yiyecek girdiği için insülin salgılanması ve bununla ilgili metabolik süreç iyileşir ve yaşlanmanın etkileri azalır.

"Beslenme yetersizliğine yol açmayacak bir kalori kısıtlamasının" vücuda diğer bir olumlu etkisi de "büyüme hormonu" üzerinden olur. Büyüme hormonu yaşlanma sürecini yavaşlatır. Özellikle açlık durumunda büyüme hormonu seviyeleri artar.

Bu konu üzerine konuştuğumuz bir hastamın ilginç bir yorumu olmuştu: "Hocam, biz dünyaya gelirken Allah bütün insanlara eşit miktarda yiyecek hakkı veriyor. Mesela herkesin 30 TIR dolusu yiyecek hakkı var. Kimi bütün hakkını çabuk çabuk yiyip önden gidiyor, kimi yavaş yavaş yiyip arkadan gidiyor!" demişti. Bazen bu düşünce şekli aklıma geldiğinde, kim bilir belki de öyledir demekten kendimi alamıyorum. Dünyadaki bütün dinlere baktığımızda da, oruç tutmanın ve kişinin kendini yemekten korumasının ne kadar önemli olduğuna dair öğretiler görürüz hep.

O zaman daha kaliteli, daha sağlıklı ve daha uzun yaşamak için kendinizi biraz AÇ hissetmeye ne dersiniz?☺

6. Battı balık yan gitmesin

Ebru Hanım zayıflamaya karar verir. Kendi kendine, "Artık ekmek yemeyeceğim ve porsiyonlarımı yarıya indireceğim" diye söz verir. Birkaç gün bu sözünü tutar. Derken bir akşam yemeği için kebapçıya gitmek zorunda kalır. Kebapçıya dostları ile birlikte gittiğinde masaya yiyecekler ardı ardına gelmeye başlar. Ebru Hanım'ın da içsel savaşı başlar. Sıcacık lavaşlar, çeşit çeşit peynirler gözünün önünden geçerken, "Hayır, yemeyeceğim, yemeyeceğim..." diye düşünür ama bir arkadaşı, "Ebrucuğum, lavaşlar bir harika, hele tulumpeyniri ile nefis oluyor, sen de denesene" diye ısrar etmeye başlar ve Ebru Hanım'ın birden bütün direnci kırılır. İçinden, "Bir lokmadan bir şey olmaz, hem çevremdekilere de diyet yaptığımı çaktırmamış olurum, azıcık yiyeyim bari" der. Derken bir lokma olur on lokma... Yiyecekler birbirini kovalar ve Ebru Hanım kendini bütün yiyeceklerden oldukça büyük porsiyonlar halinde yemiş bulur. Müthiş bir yenilmişlik duygusuyla,

"Ben zaten bu işi yapamıyorum, başarısız oldum, battı balık yan gider" der ve bir süreliğine kendi bile farkında olmadan zayıflamaktan vazgeçer. Tartılara çıkmaz, yediklerine dikkat etmez, derken birdenbire bu konu ile ilgili bir mahcubiyet yaşar. Tekrar diyete başlamaya karar verip de tartıya çıktığında, hayretle kilosunun ilk diyete başladığı zamanki kilosundan daha fazla olduğunu görür ve çok üzülür. Bu durum kısırdöngü halinde devam eder ve Ebru Hanım bir bakar ki 100'lü kilolara ulaşmış.

Aslında kalıcı biçimde kilo verememenin ve zayıflamaktan vazgeçmenin en önemli nedenlerinden biri, BATTI BALIK YAN GİDER düşüncesidir. Yine böyle düşünen, Ebru Hanım'a benzer bir hastam olmuştu. Hastam bize başvurmadan önce belirli bir diyet programını bire bir ve çok katı biçimde uygulayarak 6 ayda 35 kg'a yakın bir kilo vermiş. Bize başvurduğunda, "Hocam, insan diyet listesinde yazanların dışında tek bir yiyecek yemez mi... Vallahi 6 ay boyunca, listedekiler haricinde ağzıma bir şey sürmedim. Doğal olarak bu çabalarımın karşılığını da aldım. Her şey çok güzeldi. İdeal kiloma gelmiştim. 6 aylık süre, bittiği için bundan sonra da aslında ne yiyip içeceğimi de tam olarak bilmiyordum. Derken tam o günlerde Trabzon'a bir iş seyahatine gitmem gerekti. Toplantılar bittikten sonra beni yemeğe götürdüler. Birazcık da ısrar edince, tamı tamına dün gibi hatırlıyorum, o yemekte bir porsiyon mıhlama, iki kişilik etli pide, iki kişilik kavurma, fasulye turşusu, hamsi kuşu ve tatlıların hepsinden bir oturuşta yedim. Yedikten sonra kendimden nefret ettim. Her ne kadar 6 ayda o 35 kg'ı veren bensem de, şimdi zayıf bir insan olmuş olsam da, yeme potansiyelimin eski kilolu günlerimdekinin aynısı olduğunu fark ettiğimde, 'Battı balık yan gider' deyip çok üzüldüm ama eski yeme içme alışkanlıklarıma da aynen geri döndüm. Verdiğim kiloların hepsini geri aldım. Şimdi aradığıma gelince, ben kalıcı biçimde zayıflamak, yeme alışkanlıklarımı değiştirmek istiyorum" demişti.

Buna benzer durumları birçoğumuz yaşamışızdır. Bugün başladığımız diyet ertesi gün bitmiştir. Vazgeçtiğimiz için hep daha çok yemiş, kilomuzu, düşündüğümüzün çok çok ilerisinde bulmuşuzdur. Düşünsenize, bir insan bir günde 100 kg olmuyor. 100 gr, 500 gr derken bu gramlar üst üste birikiyor ve bizi 100'lü kilolar ve daha üzerine kadar götürebiliyor.

Bunun için ne yapmalıyız? Bir kere, "Battı balık yan gider" düşüncesinden kurtulmalıyız. Diyelim ki böyle bir davete gittiniz, kendinizi tutamadınız ve yemeğin başında ekmekleri, tereyağları, peynirleri yediniz. İçinizden kendinize, etin yanında servis edilen pilavı ya da patatesi yemeyeceğinize dair söz verin. Diyelim ki onları da yediniz. Bu sefer, yemek sonrasında ikram edilecek tatlıdan vazgeçin ya da sadece birkaç lokma ile sınırlandırın. Eğer onu da yapamadıysanız her yiyeceği porsiyonlarca ve fazla miktarlarda yediyseniz, o zaman ertesi gün bunu telafi edeceğiniz konusunda kendinize söz verin. Ertesi gün daha küçük porsiyonlar ve daha masum yiyecekler yiyin. Benim geliştirdiğim bir beslenme şekli olan ve ilk kitabımda anlattığım "ertesi gün beslenmesini, yani kalsiyum beslenmesini" yapabilirsiniz. Ayrıca ertesi gün mutlaka ve mutlaka daha çok egzersiz yapma konusunda kendinize söz verin. Uzun sözün kısası, zararın neresinden dönersem iyidir deyip hemen fazla yediklerinizi telafi edin.

7. Aklınıza gelen yiyecekler midenize gitmesin

"Akla gelen başa gelir" diye bir atasözümüz vardır. Ben bu atasözünü biraz farklılaştırdım ve dedim ki: "Akla gelen yiyecek mideye gider..."

Şimdi bir düşünmenizi istiyorum, hiç aklınıza özel yiyecekler geliyor mu? Ya da aklınıza takılan bir yiyeceği öyle ya da böyle bir şekilde bulup veya yapıp yiyor musunuz? Bundan rahatsızlık duyuyor musunuz? Bunu değiştirmek ister misiniz?

Eğer kalıcı biçimde kilo vermek istiyorsak aklımıza gelen yiyeceklerden kaçmayı da öğrenmemiz gerekecek. O yiyeceği kafadan uzaklaştırmak için algınızı ve enerjinizi yiyecekten farklı bir konuya kanalize edeceksiniz. Aynı zamanda da size o yiyeceği düşündürecek uyaranlardan uzak duracaksınız.

Televizyon kanallarında yemek programlarını sürekli seyretmeyeceksiniz. Yemek tarifi verilirken televizyon kanalını değiştireceksiniz. Eve yemek dergisi almayacaksınız. Sosyal medyada yemek sitelerini takip etmeyeceksiniz. Arkadaşlarınızla bir araya geldiğinizde yemek üzerine konuşmayacaksınız. Yemekle ilgili reklamlardan mümkün olduğu kadar uzak duracaksınız.

Durup dururken o yiyeceğin aklımıza gelmemesi için kendimizi her tür uyarandan koruduk diyelim, bazen de gerçekten canımız çektiği için o yiyeceği düşünebiliriz.

BU DURUMDA NE YAPMALIYIZ?

Hiçbir uyaran olmadan durduk yere canım tatlı istiyor ya da aklıma tatlı düşüncesi geliyor diyelim, ben ne yapıyorum biliyor musunuz? İlk başta hemen kendime şekersiz bir Türk kahvesi yapıyorum. Bir bardak su eşliğinde onu içiyorum. Bu arada da kendime yapacak başka bir iş buluyorum. Mesela ya kışlık-yazlık kıyafet ayırımı yapıyorum ya ütü yapıyorum ya ayakkabılarımı boyuyorum ya da çocukların onarılacak kıyafetleri varsa onları onarıyorum. Kısacası, kendimi mutfak dışında başka bir odaya atıyorum ve aklımı yiyecek dışında bir şeye kanalize ediyorum.

8. Bir kereden bir şey olur mu?

"Bir kereden bir şey olmaz", "Şimdi yerim akşam yemem", "Sadece tadına bakacağım" gibi sözler hiç yabancı gelmedi değil mi? İşte yenilmişlik duygumuzun ve ben bunu nasıl olsa yapamayacağım düşüncesinin başlangıcı.

Ben burada diyorum ki, ne olursa olsun asla yemeği masumlaştırmayın. O yiyeceği yemek için nedenler oluşturmak yerine o yiyecekten uzak durmak için nedenler oluşturun.

Bir insanın, günlük yiyeceklerine ek olarak yediği 1 adet bisküvinin 1 yılda yaklaşık 2,5 kg gibi bir artışa yol açtığıyla ilgili araştırmaları unutmayın.

9. Bir kere yediyseniz gerisini getirmeyin

İnsanlar hata yapar, af diler ve hatasından geri döner. Siz de bir kere yedikten sonra kendinizden af dilemeyi becerebilirseniz, onlarca kilonun üst üste konmasının önüne geçersiniz. Yeter ki hata yaptığınızın farkında olun. Bir sonraki öğünde veya ertesi gün bunu düzeltebileceğinizi bilin. Mesela o günkü planınızda bir arkadaşınıza uğramak ve sadece bir kahve içmek vardı. Ancak işler hiç planladığınız gibi gitmedi. Arkadaşınıza uğradığınızda önce güzelce 1 tabak kısır yediniz, arkasından koca 1 dilim kekle 2 bardak çaya hayır diyemediniz. İçinizden, "Yemek konusunda ne kadar zayıfım, bir türlü kendimi kontrol edemiyorum, gene yedim, gene yedim... Artık yiyeyim gitsin..." diye söylenmiyorsunuz!

Bakış açınızı şöyle değiştiriyorsunuz; 1 tabak kısır ve kek toplam 800 kalori olsa bile bir insanın yarım kilo alması için ortalama 3.500 kalorilik yemesi gerekiyor. O halde, "Daha yarım kilo bile almadım, bir sonraki öğünlerde daha az yiyerek bunu telafi etmeliyim" diyor ve daha sonraki öğünler için hemen bir kalori kısıtlamasına gidiyorsunuz.

10. Yemeği erkek gibi yiyin

Obezite üzerine çalıştığım uzun yıllar boyunca on binlerce hastada dikkatimi çeken şeylerden biri de, kilo problemi olan erkeklerin kadınlardan daha hızlı kilo verdikleri ve verdikleri kiloları da uzun yıllar boyunca daha iyi kontrol edebildikleri idi.

Bilimsel olarak, erkeklerin kas kitleleri daha fazla olduğu için metabolizma hızlarının daha yüksek olduğunu, vücutlarının yağ depolamaya daha az eğilim gösterdiğini biliyoruz.

Vücut yağ yüzdesi bazında bile kadınlarda % 30'u, erkeklerde % 25'in altını normal kabul ediyoruz. Sanmayın ki kadınlara daha yağlı olabilmeleri konusunda iltimas geçiyoruz.

Her ne kadar doğurganlık için kadın anatomisi biraz daha yağlı olmaya eğilimli olsa da bu daha kilolu olma avantajı sağlamıyor. Kadınların kas kitleleri daha az olduğu için metabolizma hızları daha düşük oluyor. Bununla birlikte kadınların aylık âdet döngüleri nedeni ile uğradıkları hormonal değişimler, yaptıkları doğumlar, lohusalık, menopoz gibi süreçler de kilo almaya her zaman eğilimli olmalarına yol açıyor...

Bütün bu anatomik ve fizyolojik farklılıklara ilave olarak kadınların mutfakla daha içli dışlı olmalarından dolayı, kilo verme konusunda erkekler daha avantajlı konuma gelebiliyorlar. O zaman ne yapacağız? Genetiğimiz, cinsiyetimiz, âdetlerimiz, gebeliklerimiz, loğusalıklarımız ve menopozumuz gibi risk faktörlerini değiştirmek elimizde olmasa da, erkekler gibi yemeğe mesafeli durarak, onların yeme davranışını gözlemleyerek biz de yeme alışkanlıklarımızı değiştirebiliriz.

Erkeklerin yeme alışkanlıklarını incelediğimizde ise, kadınlar kadar yemekle haşır neşir olmadıklarından dolayı belki de, kilo yönetimini kadınlardan daha iyi becerebildiklerini görüyoruz.

Düşünsenize, bir kadın bir gün içinde sabah kahvaltısından akşam yemeğine kadar kaç kere yemek hazırlıyor. Kaç kere buzdolabının, tencerenin kapağını açıyor, kaç kere sofradaki tabakları topluyor, kaç kere mutfak alışverişi için pazara, markete gidip yiyeceklere dokunuyor, kaç kere yemek tarifi okuyor ya da yemek programı seyrediyor... Yani diyorum ki, kadınlar erkeklere göre yemekle daha bir içli dışlı. Tabii sürekli uyaranlarla yüzyüze gelmek de kaçınılmaz olarak atıştırmayı ve fark etmeden yemek tüketmeyi tetikliyor.

O nedenle diyorum ki, eğer kadınsanız eşinizin, erkek kardeşinizin, babanızın ya da erkek çalışma arkadaşlarınızın yeme şekillerini bir gözlemleyin. Erkekler genelde günde üç kez ana öğün için yemek masasına oturur ve tabağındaki yemek bitince de kalkar gider. Çocukların kalan yemeklerinden ağızlarına atmazlar. Yemeğin tadına bakmazlar. Buzdolabının kapağını açmazlar. Akıllarından, bir çay içeyim, yanına da bir kurabiye yiyeyim diye geçirmezler. Bugün ne pişirsem diye düşünmezler. Yemek tarifi okumazlar. Yemek tarifleri ile ilgili TV programı seyretmezler. Alışverişe gittiklerinde marketlerde ya da pazarlarda ikram edilen yiyecekleri ağızlarına atmazlar. Durduk yere sürekli, canım çikolata çekti demezler.

O nedenle, kilo kontrolü için yemeklere daha temkinli yaklaşmakta fayda var. Çoğu erkeğin farkında olmadan gösterdiği bu temkinliliği lütfen biz kadınlar düşünerek gösterelim. YEMEĞİ ERKEK GİBİ YİYELİM.☺

11. Kokular sizi baştan çıkarmasın

Akşam yorgun argın eve geldiniz. Hiç iştahınız yok. Ama eve girdiğiniz anda güzel bir kek kokusu ev halkından önce size hoş geldin diyor. Ne yaparsınız? Herhalde ev halkına kısaca bir hoş bulduk dedikten sonra soluğu kokunun kaynağında, yani fırının başında alır ve hiç düşünmeden ağzınıza birkaç lokma atıverirsiniz değil mi?

Gerçekten de bize düşünmeden yediren en önemli etmenlerin başında kokular gelir. En büyük uyarıcıdır koku. Yemekten kaçmak istiyorsanız kokudan da kaçmanız gerekecek.

Hazır yiyecekler satan pastaneler, restoranlar, fırınlar, kahve dükkânları hep bu koku silahını kullanarak, müşterilerini bilinçaltı daha çok sipariş verdirmeye ve daha çok yedirmeye teşvik ediyor. Geçenlerde bir hastam anlatmıştı. Amerika'ya ilk gittiği zamanlarda caddede yürürken bir pastanenin önünden geçiyor. "Doktor hanım, öyle güzel bir poğaça kokusuydu ki odun fırınından yeni çıkmış, yumuşacık bir poğaçayı çağrıştırıyordu. Hemen içeri girdim. Ancak içeride ne odun fırını vardı ne de yeni çıkmış poğaçalar. Bir camın arkasında sıra sıra poğaçalar duruyordu. Beynimdeki o kokunun etkisi ile 3-5 tane poğaça aldım. Dışarı çıktım ve heyecanla yemeye başladım. Ama tadının o kokuyla hiç alakası yoktu. Gerçekten çok şaşırmıştım. Hani derler ya, 'Koku buysa poğaça nerede, yok poğaça buysa koku nerede' diye... Sonradan anladım, pastaneye aralıklı olarak poğaça kokusu sıkıyorlardı."

İşte insana ihtiyacından fazla aldıran ve ihtiyacından çok yediren bu KOKU TUZAĞINA karşı da çok dikkatli olmamız gerekiyor. Yaptığımız nefis kokulu bir yemekten sonra evi bolca havalandırmak, sizi uyardığını düşündüğünüz kokulu dükkânların, restoranların önünden geçmemek alınacak önlemler olabilir. Ama oldu ki yiyecek kokusu ile ister istemez baş başa kaldınız, bu durumda o kokuyu bastıracak, yiyecek çağrıştırmayan başka bir kokuyu koklarsanız isteğiniz azalacaktır. Mesela çiçek kokusu, kolonya kokusu veya bir parfüm kokusu yemek kokusunu bastıracaktır.

12. Yemek dürtüsüyle baş edin

Aklınıza yemek geldiğinde hemen kovun... 3D kuralını hatırlayın. Nedir bu 3D kuralı derseniz... DUR, DÜŞÜN, DAVRAN diye özetleyebilirim.

Dürtüler insanın ilkel benliğinden kaynaklanır. İlkel benlikte kural ve sınır yoktur. Ancak ilkel dürtüleri (id) eyleme geçirip geçirmemeye karar veren egodur, yani kişinin öz kararıdır. Bu öz kararı etkileyense, süper ego dediğimiz, toplumsal kuralları dayatan üst benliktir. Mesela bir insanın kakası geldiğinde ilkel benlik der ki kakanı yap. Süper ego der ki burada olmaz, insanlar ayıplar. Ego da en uygun yerdeki tuvaleti bulmak üzere harekete geçer ve bu sayede insan pantolonunu çıkarıp uluorta büyük aptesini yapmaz. İşte bizim temel davranışlarımız bu süper ego ile id denen temel dürtünün savaşı sonucu ortaya çıkar. Süper ego kısıtlayıcıdır, id ise tamamen dürtüseldir.

İşte biz de bizi yemeğe iten temel dürtüden uzaklaşabilmek için süper egonun hâkimiyetini kurup egoyu yönlendirmesini sağlamalıyız. Bunun içinde 3D kuralını uygulayacaksınız. Nasıl mı?

Mesela hiç aç değilsiniz, evde temizlik yapıyorsunuz. Kapı zili çalıyor ve komşunuz size bir tabak yeni kızartılmış pufböreği getirmiş. İlkel benliğinizin, yani idinizin gözleri parlıyor ve sizi dürtüp, "Nefis görünüyor, haydi hemen sıcak sıcak ye" diyor. Böreğin kokusu ve görünüşü zaten sizi iyice baştan çıkarmış durumda. Siz de hemen ağzınıza atıp yemeye başlarsanız işte ilkel benliğiniz sizi ele geçirdi ve aldınız kalorileri, geçmiş olsun.☺

Ama hemen 3D kuralımızı aklımıza getirip önce DURacağız. Sonra süper egonun DÜŞÜNmesine izin vereceğiz. Süper ego diyecek ki; bu börekler korkunç yağlı görünüyor, zaten şu anda aç değilsin, tek başına kuru kuru börek yemek güzel de olmaz, sen en iyisi bu böreği şimdi ağzına atma, üstünü ört ve kaldır. Süper egonun cümlelerini dinledik. Sonra işi ego devralacak ve DAVRANacak. Ego gelen börekleri doğruca mutfağa götürecek, üzerini örtecek ve soğuyunca buzdolabı poşetiyle buzluğa koyacak. Sonra da kendi kendine diyecek ki: "Ne güzel, hazırda böreklerim var, bir misafirim gelirse onlara ikram ederim." Böylelikle hem börekleri yemeyerek fazla kalori almayacak hem börekleri saklayarak ev halkını da kalorisi yüksek bir yiyecekten korumuş olacak hem de misafir gelme durumunda tekrar börek yapma zahmetinden kurtulacak.

Bu konuyla ilgili, yıllar önce takip ettiğim 175 cm boyunda, 145 kg ağırlığında bir erkek hastam olmuştu. Bana ilk geldiği gün, "Hocam, sizce bir insan bir oturuşta kaç porsiyon iskender yiyebilir?" demişti. Ben de hastanın mevcut kilosunu göz önüne alarak, "Üç porsiyon olabilir mi?" diye cevap vermiştim. Hasta acı acı gülerek, "Hocam, ben bir oturuşta tam on iki porsiyon iskender yiyorum. Bir tek sizinle ve iskenderciyle paylaşıyorum bu sırrımı, sizce benim tedavi olmam mümkün mü?" diye sormuştu. Tabii bu hastanın, metabolik faktörler dışında yeme konusundaki davranış bozukluğunu düzelttiğimizde, kendiyle mücadele etmeyi öğrettiğimizde, aradan 10 ay gibi bir süre geçip hasta da yaklaşık 40 kg'a yakın bir kilo verdiğinde, "Hocam, ben kendimdeki değişime inanamıyorum. O on iki porsiyon iskenderi yemek eskiden bana ne kadar normal geliyordu. Şimdi ise eski günlerim için kendime çok acıyorum. Meğerse ben bir yeme canavarıymışım. Şimdi bir buçuk porsiyon iskender yediğimde kendimi kötü hissediyorum" demişti.

Yine beni çok şaşırtan hastalarımdan biri de, ilk muayeneye gelirken yanında en büyük boy yaş pastadan 2 tane getirmişti. Muayeneden önce dedi ki: "Hocam, bu pastanın biri benim için, biri ekibiniz için. Şimdi ben bu pastayı nasıl yiyorum bir görün, benim zayıflama umudum olup olmadığına karar verin, ona göre beni kabul edin ya da etmeyin." Bu cümleyi kurdu, pastanın kutusunu açtı ve yaklaşık on dakikada koca pastayı yedi. Doğrusunu söylemek gerekirse böyle bir yeme şekli hiç görmemiştim ve gerçekten çok şaşırdım. Sonra hastama dedim ki: "Sen bu pastayı aldın ve en az bir saat, yani buraya gelene kadar yememeyi başardın, kendini durdurabildin. Aldığın anda pastayı yemedin. Bu bir kere iyi bir gelişme. Yani DURMA kısmını başarabiliyorsun, bundan sonra DÜŞÜNME ve DAVRANMA üzerinde çalışacağız." Bu hastada da çok başarılı sonuç aldık. Benim yaklaşık 6 yıldır takibimde olan bir hastadır. Birlikte çalıştığımız ilk 1 yılda 30 kg vermeyi başaran bu hastam, daha sonraki 5 yıl içinde de kendi kendine 35 kg vermeyi başararak verdiği 65 kg'ı hâlâ korumaktadır. Şimdi sizce bir oturuşta koca bir pastayı tek başına yiyor mudur?☺

İşte kalıcı kilo kontrolünün püf noktalarından biri de budur. Yani dürtülerinizin önünü keseceksiniz, sonrasında o yiyeceği yememek için süper egonuzun fısıltılarına kulak vereceksiniz.

13. Düşünmeden satın almayın

Aslında satın alma davranışında da ilkel benliğimizin çok etkisinde kalırız. Mesela size sormak istiyorum, bir baklavacıya girdiğinizde 6 tane baklava alıp çıktığınız oldu mu hiç?

Eve aldığınız yiyecekleri tane ile mi alıyorsunuz, yoksa kilo ile mi? Cevabınız tane ile alıyorum ise biz bu maratonda çok uzun bir yol kat ettik demektir. Yok hiç düşünmeden, 1-2 kg alırım diyorsanız o zaman yapacak çok şey var demektir.

Çünkü fazla aldığımız yiyecekler o anda gözümüzü doyursa bile, sonrasında aman atılmasın, günah olur, bozulmadan yiyelim bari diyerek bizi tüketme gayretine sokar.

Yıllar önce ilk defa yurtdışına çıktığımda bir markete uğradım. Bakalım marketlerde ne, nasıl satılıyor diye... Bırakın kuruvasanların, pastaların dilimle ya da tane ile satılmasını, salatalık, elma, muz, karpuz gibi meyvelerin bile tane ile ya da dilimle satıldığını gördüğümde çok şaşırdığımı itiraf etmek istiyorum. Hele hele çikolatanın başkenti İsviçre'ye gittiğimde madlen çikolataların bile taneyle satıldığını gördüğümde gerçekten neredeyse küçükdilimi yutuyordum. Her yerde onlarca çikolata dükkânı ve içindeki müşteriler gramla, taneyle çikolata alıyorlar.

Bir de bizim ülkemizi düşünün, pastanelerde çikolatalar en az yarım kiloluk paketlerde müşteri bekliyor. Bizim market raflarımızı gözünüzün önüne getirin, kocaman karpuzlar, kiloyla incirler, elmalar, bütün bütün pastalar... İşte bu farkı gördüğüm günden beri ben de eve her yiyeceği mümkünse sayı ile alıyorum. Mesela oldu ya eve baklava alacağım, çocuklara ve kendime 1'er tane, eşime 2 tane alıyorum. Baklavacıya girdiğimde toplam 5 adet baklava alacağım diyorum. Baklavacı önce bir şaşırıyor, sonra da belki de bana acıyarak, "Abla, 1 tane fazla koydum, o da bizden olsun" diyor. Evde her yemeği, ev halkının yiyeceği miktarda yapıyorum. Mesela asla bir tencere dolma yapmam. Kendime ve çocuklara 2'şer tane, eşime 3 tane yaparım. Haşlanmış ya da közlenmiş sebzelerle, salata ve yoğurtla öğünü desteklerim. İkinci tabağı almak isteyene yemek kalmaz. Deyim yerindeyse, tencere biter, yemek biter.☺

Yeme davranışımızı değiştirirken, eve aldığımız yiyeceklerin ya da yaptığımız yemeklerin miktarına dikkat edeceğiz. Evde kaç kişi yaşıyor ve bir kişi ortalama ne kadar yiyorsa onu göz önüne alacağız ve satın almayı, kişi sayısıyla sınırlayacağız. Varsın buzdolaplarımız ve erzak depolarımız tıka basa dolu olmasın. Varsın tencere tencere yemek olmasın. Yeter ki sağlığımız ve huzurumuz yerinde olsun...

14. Kendinizi bir başkası ile kıyaslamayın

Kilo vermekten vazgeçmenin önündeki en büyük engellerden biri de kendimize acımamızdır. Hep daha zayıf ve daha çok yiyen insanlara bakıp, onların ne kadar şanslı olduğunu düşünürüz. Onlar ne kadar çok yiyor ve incecik, bense hayatım boyunca diyet yapıyorum, doğru dürüst bir şey yemiyorum ve kalınım diye düşünürüz.

İşte tam bu noktada bir gerçeği söylemek istiyorum, o gördüğünüz çok yiyen ve incecik insanlar var ya onlar aslında öyle değil. Ne demek mi istiyorum? Zayıf insanlar ikiye ayrılıyor: Zayıf kalmak için çaba gösterenler ile zayıf kalmak için çaba göstermeyenler.

1. gruptaki zayıflar da en az sizin gösterdiğiniz kadar yemelerine, içmelerine ve sporlarına özen gösteriyorlar. Sizden farklı olarak, bunu sürekli yapıyor ve bundan şikâyet etmiyorlar. Bir öğün çok yedilerse bir sonraki öğünde bunu bilinçli olarak dengeliyorlar.

2. gruptaki zayıflar ise farkında olmadan yediklerine içtiklerine dikkat ediyorlar. Bunu sürekli yaptıkları içinse iştahlarını daha iyi kontrol edebiliyor. Yiyeceklerden uzak durabilmek için bilinçsizce geliştirdikleri bazı mekanizmalar var. Mesela bizler için çok lezzetli olan birçok yiyecek onlar için çok değersiz ve gereksizdir. Acıkmadan yemezler. Yüksek kalorili birçok yiyeceği sanki yiyor gibi yaparlar, tabaklarına alırlar ama bir bakarsınız ki sadece birkaç lokmada o yiyeceği yemekten vazgeçmişler. Sorduğunuzda ise tadını beğenmedikleri cevabını alırsınız.

Yapılan bir araştırmada, normal kilolu veya zayıf olan 40 yaş üstü kadınlara ve erkeklere, “Bütün yiyecekler aynı kaloride olsaydı yeme içeriğinizi ve şeklinizi değiştirir miydiniz?”

diye sorulduğunda, büyük bir kısmının cevabı, "Evet, değiştirirdim, sevdiğim ama kalorisi yüksek diye yemekten korktuğum birçok yiyeceği daha sık yerdim. Hatta porsiyonları bile büyütebilirdim" olmuş.

Ben de çevremdeki insanların yeme şeklini ve yaşam tarzlarını incelemeyi severim. Mesela geçen gün spor merkezinde egzersiz yaparken çevremdeki insanlara bir bakayım dedim. Kilo problemi olan kaç kişi vardır acaba diye. Salonda yaklaşık 10 kadın spor yapıyorduk. 8'i oldukça fitti, 2'si ise balıketiydi. Gördüğünüz gibi, ben zayıfım deyip spor salonuna gelmemezlik etmiyorlardı. Mevcut kilolarını koruyabilmek için ciddi çaba gösteriyorlardı.

İşte gördüğünüz gibi, çevrenizde normal kiloda veya zayıf olarak gördüğünüz birçok kişi kilo yönetimi yapabilmek için gerek farkında olarak, gerek farkında olmayarak ciddi kısıtlamalara gidebiliyor. O nedenle kendinizi asla başka bir insanla kıyaslamayın. Kendinize yemek konusunda acımayın. Kendi gerçeğinizi kabul edin. Kilo yönetiminiz için çaba harcamaktan vazgeçmeyin.

15. Yeme alışkanlıklarını beğendiğiniz bir arkadaşınızı aklınızın bir köşesinde hep tutun

Gelelim davranışın içselleştirilmesi bölümüne. Bir davranışın alışkanlık haline gelmesi, onun kabul edilmesi sonucudur. Bu da daha çok, sevdiğimiz ve örnek aldığımız arkadaşlarımız sayesinde olur. Mesela sadece yemekte değil diğer davranışlarımızda da çok sevdiğimiz bir arkadaşımız gibi güldüğümüzü, onun gibi cümleler kurduğumuzu, olaylar karşısında onun gibi tepkiler verdiğimizi görürüz.

Bu durum yemek konusunda da böyledir. Çok iştahlı arkadaşlarınızla çok sık görüşürseniz bir müddet sonra konular dönüp dolaşıp yemeğe gelir. Farklı tatlar ve farklı yiyecekler üzerine görüş alışverişinde bulunulur. Ortak payda yemek olunca o arkadaşınızla sosyalleşmeniz de hep yemek davetlerinde ya da yemek sohbetlerinde olur. Bir müddet sonra ister istemez aynı şekilde yemeye başlarsınız. Davranışlar örneklerle güçlenir. Kendinizi yeme konusunda frenlemeniz de o kadar zorlaşır.

Siz siz olun, yemek konusuna daha mesafeli olduğunu düşündüğünüz arkadaşlarınızla yemek davetlerine gitmeyi alışkanlık haline getirin. İştahlı ve kilo kontrolü yapma konusunda isteksiz olan arkadaşlarınızla mümkün olduğu kadar yemek sohbetlerine girmeyin. Bu arkadaşlarınızla baş başa yemeğe gitmeyin. Olası bir yemek davetini de, daha az yediğini düşündüğünüz diğer arkadaşlarınızın da gelebileceği şekilde organize etmeye çalışın.

Diyelim kalabalık bir yemek davetindesiniz. Çevrenize bir bakın ve en az yediğini düşündüğünüz arkadaşınızın yanına oturun, onun yediklerini göz ucu ile kontrol edin. Bir müddet sonra ister istemez siz de onun gibi az yemeye başlarsınız. Atalarımız ne demiş: "Körle yatan şaşı kalkar." Siz de kilo yönetiminiz konusunda size destek olacak arkadaşlar edinmekten çekinmeyin. Fazla kilo problemi olan arkadaşlarınız varsa da onları kilo verme konusunda yüreklendirin.

16. Kendinizle gurur duyun

Kendinizi ne kadar çok eleştirirseniz, ne kadar çok olumsuz cümle kurarsanız o kadar çabuk vazgeçer, o kadar başarısız olursunuz. Bu yolculuğun oldukça uzun olduğunu aklınızdan çıkarmayın. Hep yapamadıklarınızı değil, eskiye göre değiştirebildiklerinizi ve yapabildiklerinizi gözünüzün önüne getirin. Amacınızı ve nihai hedefinizi hiç aklınızdan çıkarmayın.

Yaptığınız en küçük bir yanlışta hemen kendinizi eleştirirseniz özgüveninizi yerle bir edersiniz. Bu durum da, çıktığınız yolculuktan vazgeçmeyi beraberinde getirir. O nedenle kendinizi olumlamayı başarmanız gerekecek ki bu yolculuktan vazgeçmeyesiniz.

İşte size, yaptığınız küçük hataları affedip kaldığınız yerden devam edebilmek için küçük bir öneri:

Zihninizde bir iyi davranış, bir de kötü davranış kumbarası tasarlayın. Her gece yastığa kafanızı koyduğunuzda, kötü davranış kumbarasına yaptığınız kaçamakları atın. İyi davranış kumbarasına da doğru davranışlarınızı atın.

Ertesi gün bir kaçamak yaparsanız hemen iyi davranış kumbarasından bir tane iyi davranışı alın ve bir doğru bir yanlışı götürdü diye düşünün. Sonra iyi davranış kumbaranızda doğru yeme alışkanlıklarınızı biriktirebilmek için çaba göstermeye devam edin.

17. İkram içeriğini değiştirin ve ısrarlara hayır demeyi başarın

Başkasını mutlu etmek için, ayıp olmasın, gönül kırgınlığı olmasın diye istemediğiniz halde yiyenlerden misiniz? Eğer öyleyseniz artık biraz da kendiniz için yaşamayı öğrenmenizin vakti geldi de geçiyor bile... Bu yazıyı okuduktan sonra lütfen kendinize söz verin; istemediğiniz bir şeyi yapmayın, istemediğiniz bir yiyeceği yemeyin, hayır demeyi başarın!

Ne yazık ki bizim temel en sağlıksız geleneğimizdir, misafire ikramları bol ve karbonhidrat ağırlıklı olarak yapmak ve onlara yemeleri konusunda ısrar etmek. Bol ikram ve ısrar...

İşe kendinizi değiştirerek başlayın. Daha önce de söylediğim gibi kendiniz yediğiniz zaman mutsuz olacağınız yiyecekleri misafirlerinize ikram etmeyin ve yemeleri konusunda ısrarlı olmayın. Değişime kendinizden başlayın.

Evine çok misafir gelen bir hastam kilo yönetimi konusunda epeyce güçlük çekiyordu. Bu konu üzerine çalışırken, “Madem haftalık misafir sayınızı azaltamıyoruz, o zaman mönüleri değiştirelim” diye önerdiğimde, hastam çok şaşırmıştı; “Nasıl yani doktor hanım, ben ne ikram edeceğim misafirlerime?” diye sormuştu. Ben de, “Siz benimkiler gibi sofralar hazırlayın, bakalım misafirleriniz ne diyecek” dedim. Ona kendi yaptığım yiyecekleri söyledim.

Ben akşam yemeğine ya da ikindi çayına misafir kabul ediyorum.

Akşam yemeği için gelen misafirlerime önden mercimek çorbası ikram ediyorum. Soğuk ve zeytinyağlı olarak barbunya, yoğurtlu kabak salatası, narlı roka salatası, közlenmiş kırmızıbiber salatası, marul salatası; ara sıcak olarak peynirli mantar ve ana yemek olarak da salçalı biftek, bonfile ya da alinazik gibi bir et yemeği sunuyorum. Pilav, makarna, börek ikram etmiyorum. Taze ekmek sepeti koyuyorum. Tatlı olarak ya dondurma ya meyve salatası ikram ediyorum.

İkindi çayı için geldiklerinde de açık büfe olarak hazırladığım masada genellikle tavuklu yoğurtlu marul salatası, kısır, patlıcan salatası, zeytinyağlı yeşil fasulye, domates soslu közlenmiş yeşil biber, ıspanaklı Dr. Ayça Kaya böreği, fırında top köfteler ve 1 çeşit sütlü tatlı bulunduruyorum.

Hastam benim ikramlıklarımı duyduğunda yüzünü buruşturdu ve "Ben bunları ikram etsem misafirlerim bana küser. Börek, kek, poğaça, kurabiye, dolma, sarma, baklava, pilav, mantı olmadan olur mu hiç doktor hanım" dedi. Ben de ona, "Peki sen benim soframa mı otursan mutlu olursun, yoksa kendi sofrana mı?" diye sorduğumda, "Sizin sofranıza otursam daha mutlu olurum" diye cevap verdi. Ben de ona, "İstersen bir dene ve sonuçlarını benimle paylaş" dedim.

Bir sonraki görüşmemizde hastam, tıpkı benim gibi karbonhidratı az, sebzesi bol, eti ve yoğurdu dengeli mönüler hazırlayıp sunduğunu ve misafirlerinin daha mutlu olduğunu söyledi.

Aslında biz değişmekten korkuyoruz ve hep, "Herkes ne der" endişesi ile ezbere annemizden öğrendiğimiz şekilde yemekler yapıyor, ikramlar hazırlıyoruz. Artık bu durumu tamamen değiştireceğiz.

İlk iş, ikram edeceğimiz yiyeceklerin içeriğini değiştireceğiz. İkinci olarak da misafirlerimize yemeleri konusunda ısrar etmeyeceğiz. İkramlıklarımızı açık büfe şeklinde sunacağız, herkese istediği yiyecekten istediği kadar yemesi konusunda özgürlük tanıyacağız.

Kendimiz davete gittiğimizde de, yemek istemediğimiz yiyeceklerin yenmesi konusunda ısrar edilirse, "Hayır" demeyi başaracağız.

18. Zayıflarken hayatınızı ertelemeyin

Zayıflamak ve zayıf kalabilmek hayatın içinde bir süreçtir. Bu süreci yaşarken hayatı ıskalamayın derim. Mesela hele bir zayıflayayım da öyle tatile gideyim ya da önce kilo vereyim de sonra kendime beğendiğim o pantolonu alayım demeyin... Zayıflamayı bir tür ibadet gibi düşünmek lazım. Her nerede olursanız olun, her ne yapıyor olursanız olun kilo kontrolüne her şartta devam edebilme becerisi geliştirmeniz gerekir. Evet, o tatile bu yıl gidin ve tatilde de bu sürece devam edin. Bir sonraki sene tatile gittiğinizde, istediğiniz kiloda olacağınızdan hiç kuşkum yok. Ama hele önce bir zayıflayayım da sonra tatile giderim dediğinizde ve bu zayıflama süreci bir şekilde baltalandığında daha çok öfke duymanız işten bile değildir. Bu durumda da daha çok kilo alabilirsiniz. Ya da bir kıyafeti çok istiyorsanız onu alın ve giyin, zayıfladığınızda daralttırır ve yine giymeye devam edersiniz. "Hayat bir gündür, o da bugündür" düsturunu unutmayın. Bugünkü hayatınızı yaşarken zayıflama sürecinize devam edin.

19. Büyük beden kıyafetlerinizi dolabınızdan sonsuza kadar çıkarın

Tekrar kilo almayı kolaylaştıran etmenlerin başında, alternatiflerin olması gelir. Eğer dolabınızda her bedenden giysi sizi beklerse, bir gün özellikle büyük bedenlere geri dönebilirsiniz. Daha bol ve daha büyük beden kıyafetler rahatsızlık vermediği için –hele de tartıya çıkmıyorsanız– kilo aldığınızı fark etmeden genişlemeye devam edersiniz. Kilo aldığınızda kolayca ulaşabileceğiniz büyük beden kıyafetler dolabınızın bir yerinde sessizce sizi beklerse, bir de bakmışsınız ki bu giyecekleri giymeye başlamışsınız. O nedenle, kilo verdikçe dolabınızdaki büyük beden kıyafetleri küçültün. Ya da onları başkalarına dağıtın. Bir daha asla onlara dönmeyeceğinizi bilmek daha büyük bir kesinlik içinde yol almanızı sağlar.

20. Sizi yemeye iten öncüllerin farkında olun

Başladığı zaman duramadan yiyenlerdenseniz, sizi yemeye başlatan öncülü doğru belirleyin. Kısa bir süre dahi olsa o öncülden uzaklaşın. O öncülden uzaklaşabilmek daha çok yemenizin önüne geçer. Mesela eşinizle tartıştıktan hemen sonra mı yeme atağınız başlıyor, evde tek başına olmak mı bu durumu tetikliyor ya da televizyonda gördüğünüz reklamlar mı buna neden oluyor? İşte ilk iş, sizde yemeyi tetikleyen faktörü doğru tanımlayacaksınız. Daha sonra bu faktörle baş edeceksiniz. Örneğin eşinizle tartıştınız, ilk işiniz mutfağa gitmek olmamalı... Ya bir film açıp seyrederek rahatlayacaksınız ya bir arkadaşınızı arayacaksınız ya da kendinizi dışarı atıp açık havada bir yürüyüş yapacaksınız. Mesela televizyon reklamları tetikleyiciniz ise, reklam başlar başlamaz kanalı değiştireceksiniz. Diyelim tek başınıza olmak yeme atağınızı tetikliyor. Evde tek başınızayken yiyebileceğiniz yiyecekleri yok edeceksiniz. "Göz görmezse gönül istemez" sloganını tekrar bir hatırlatmak isterim.

En çok yapılan

5 zayıflama hatası

ZAYIFLARKEN YANLIŞ YAPIYOR MUSUNUZ TESTİ

Genelde her pazartesi diyete başlarım.	Evet ❑	Hayır ❑
Diyete başladığımda hemen markete gider, bol bol diyet ürünleri alırım.	Evet ❑	Hayır ❑
Aldığım diyet ürünleri acıktıkça miktarına dikkat etmeden yerim.	Evet ❑	Hayır ❑
Diyete başladığımda kendim için özel yemekler yaparım ve herkesin yediği yemekten yemem.	Evet ❑	Hayır ❑
Çok fazla yemeyeyim diye genelde tek çeşit yemeye çalışırım.	Evet ❑	Hayır ❑
Diyete başladığımda hiç enerjim kalmaz, canım spor yapmak istemez.	Evet ❑	Hayır ❑
Diyet yaparken içtiğim şeyleri pek önemsemem.	Evet ❑	Hayır ❑
Diyete başladığımda ekmeği keserim, hiç ekmek yemem.	Evet ❑	Hayır ❑
Ben diyet yapsam da alışveriş yaparken evdekiler için çikolata gibi abur cuburları satın alırım.	Evet ❑	Hayır ❑

Yukarıdaki soruların 4'üne evet dediyseniz fark etmeden zayıflayayım derken yanlışı yapıyorsunuz demektir. Kilo verseniz bile bir müddet sonra aldığınız kiloları iki misliyle tekrar alabilirsiniz, dikkatli olun. O nedenle en çok farkında olmadan yapılan diyet yanlışlarına bir göz atalım isterseniz.

1. Her pazartesi diyete başlamak

Nasıl olsa pazartesi başlarım... Bu düşünce şekli en büyük yanlıştır. Neden mi? Çünkü zayıflamayı ertelemek ve nasıl olsa pazartesi başlayacağım diye düşünmek kendinizi iyice salmanıza neden olur ve pazartesiye kadar rahatça yediğiniz içtiğiniz için o birkaç gün içinde daha da çok kilo alırsınız. Pazartesi kararlılıkla başladığınız diyet gün içinde herhangi bir şekilde sabote olursa, nasıl olsa yapamıyorum diye düşünerek zayıflamaktan hemen vazgeçebilirsiniz de. Zayıflama girişimini ertelemeniz ve nasıl olsa bir gün kesinlikle yaparım diye düşünmeniz ise hep daha çok kilo almanıza neden olur.

Lütfen bu rahatlatıcı NASIL OLSA PAZARTESİ BAŞLARIM düşüncesine asla kapılmayın. Diyelim motivasyonunuz çok iyi ve kendinizi fazla yemekten alıkoyabiliyorsunuz; tebrikler, devam edin. Diyelim yemeği fazlaca kaçırdınız, bir sonraki öğünde daha az yemek için kendinize söz verin. Diyete hemen şu anda, bugün başlayın.

2. Zayıflamak için özel yemekler pişirmek

Diyet listeleri, detoks yöntemleri, sebze kürleri... İşte, zayıflamaya karar verdiğimizde yaptığımız en büyük yanlış... Kendi hayatımızdan çıkıp hayatımız boyunca yapamayacağımız işlerin peşine düşmek.

Şimdi düşünün, ev halkı dolmaları sarmaları yiyor, siz de bir köşede kendiniz için pişirdiğiniz lahana çorbasını kaşıklıyorsunuz. İkinci gün ev halkı köfte patates yiyor, siz hâlâ lahana çorbası içiyorsunuz. Üçüncü gün ev halkı börek çörek yiyor, siz lahana çorbasını içmeye devam ediyorsunuz. Bu böyle nereye kadar devam edebilir? Dördüncü gün siz de dayanamayıp ev halkı ile yemeye başladığınızda o birkaç gün içinde verdiğiniz kiloyu hızlıca geri alırsınız.

Bir gün ilk muayeneye gelen hastalarımdan biri, "Hocam, biz hep hızlı kilo vermenin peşindeyiz, sonrasını hiç düşünmüyoruz. Ben bir gün bir arkadaşımın tavsiyesiyle ünlü bir detoksçuya gittim. Detoks uygulamasına başladığımızda 170 cm boyunda, 75 kg ağırlığındaydım. Yaklaşık 3 ay bu detoks sistemini uyguladım. 58 kg'a düştüm. Yani 3 ayda yaklaşık 17 kg verdim. Ancak kilo verdikten sonra âdet görmemeye başladım. Yumurtlama fonksiyonlarımı kaybettiğimi düşünerek kadın doğum doktoruna başvurdum. Yapılan incelemelerde, hızlı yağ kaybına bağlı olarak yumurta rezervlerimde azalma olduğu ortaya çıktı. Bu durum beni çok korkuttu ve normal hayatıma döndüğümde o kadar hızlı kilo aldım ki yaklaşık 2 ayda hayatımda hiç görmediğim bir kilo olan 80 kg'a ulaştım. Detoks yapıp sağlığımı kazanmaya çalışırken neredeyse menopoza girecektim.

Eğer zayıflamak için hayatınızı ve yemek konusunu ikiye ayırıyorsanız, bu durum bittiği anda, istediğiniz kiloya ulaştığınızda eski hayat şeklinize geri döneceğiniz için verdiğiniz kiloları da hemen geri alırsınız.

3. Diyet ürünleriyle zayıflamaya çalışmak

Diyet yapmaya karar verdiniz, ilk iş olarak markete gidip bir market arabası aldınız ve içine diyet ürünleri doldurdunuz. Örneğin 1 büyük paket diyet kahvaltılık gevrek, birkaç paket diyet bisküvi, 1 paket diyet çikolata, 1 kutu sıfır yağlı süt, 1 paket az yağlı yoğurt, 1 paket grisini, *light* mayonez, diyet içecekler, diyet kola, diyet ayran, diyet meyve suyunu arabaya koydunuz ve evinize geldiniz. Karnınız acıktı, 1 paket diyet bisküvi yediniz; canınız sıkıldı, 1 paket diyet çikolata yiyip 1 kutu diyet kola içtiniz.

Kendinize ne yaptığınızın farkında mısınız?

- Şimdi ben size desem ki, 1 paket diyet bisküvi ve 1 paket çikolata yediğinizde tıpkı ince 1 dilim yaş pasta yemiş kadar kalori alıyorsunuz. Bir de üzerine *light* kola içtiğinizde yediğiniz yiyeceklerin şekeri vücuda daha çabuk karışıyor ve daha çabuk acıkıyorsunuz.
- Yiyeceğiniz bir paketli ürünün üzerindeki kalori değerini

okumayı alışkanlık haline getirin. Bu kalori değerini 1 dilim ekmeğin kalori değerine bölün ve kaç dilim ekmek kalorisi alacağınızı görün. 1 dilim ekmeği ortalama 70 kalori olarak düşünebiliriz. Mesela 1 diyet çikolatanın etiketini okudunuz ve 280 kalori olduğunu gördünüz. Bunu ekmeğin kalori değeri olan 70'e böldüğümüzde sadece 1 paket çikolata yiyerek 4 dilim ekmek kadar enerji aldığınızı fark edersiniz. Şimdi bir düşünün, diyettim diyoruz ve canımız çikolata istedikçe birkaç paket yiyiveriyoruz. İşte masum gördüğümüz bu atıştırmalar gizlice vücudumuza kalori olarak giriyor ve kilo vermemizi engelliyor. Sonra da suçu metabolizmamıza atıyor, su içsem yarıyor diyoruz.

- Burada dikkat edilmesi gereken en önemli nokta, diyet ürünlerin insanı zayıflatmadığıdır. Bunlar aynı yiyeceğin, enerjisi % 30 ila % 50 oranında düşürülmüş formatıdır. Yani bir yiyeceğin *light* olması bu yiyeceği sınırsızca tüketebileceğimiz anlamına gelmez. Bu ürünler genelde yağı ve şekeri azaltılmış ürünlerdir, sıfır kalorili değildir. *Light* çikolatalar, reçeller de aynı şekilde kalorisi dikkate alınarak yenmeli, abartıya kaçılmamalıdır. Kişinin sağlıklı beslenmesine hizmet edecek ürünün doğru miktarda, kontrollü seçimi önemlidir.
- En çok karışan kavramlardan biri de diyabetik ve diyetetiktir. Diyabetik ibaresi bulunan ürünlerde şeker yerine tatlandırıcı kullanılmıştır. Bu ürünlerin yağ içeriği yüksek olabilmektedir. Dolayısıyla bu ürünler tercih edildiğinde kan şekeri çok yükselmez ama çok yenirse içindeki yağdan dolayı kilo alımına neden olabilir. Diyetetik ürünlerde ise yağ ve şeker miktarı azaltılmıştır. Kan şekerini yükseltebilir, kalorisi diyabetik ürünlere göre daha düşüktür.

Daha önce de dediğim gibi su ve şekersiz çaylar hariç ağzınızdan giren her türlü yiyeceğin bir kalorisi vardır. Bunları üst üste ve büyük porsiyonlarda yerseniz kilo alımınız kaçınılmaz olur. O nedenle siz siz olun zayıflamaya karar verdiğinizde bu diyet ürünlere dikkatli yaklaşın.

4. Sıvı kalorilerin farkına varmamak

Hep yediklerimizi düşünüyoruz; daha az yemek için yollar ararken farkında olmadan içtiklerimiz kilo vermemizin önünde çok büyük bir engel oluşturabilir.

Bununla ilgili geçenlerde yaşadığım bir anımı sizinle paylaşmak isterim. 15 yaşında, 175 cm boyunda, 135 kg ağırlığında bir delikanlı hastamız vardı. Seanslara annesi ile birlikte devam ediyordu; sıvı kaloriler konusunun detaylarını birlikte çalışırken annesi birdenbire bir hayret çığlığı atarak, "Bütün sorumlu benmişim meğerse" dedi. "Çocuğuma sağlıklı içecekler içirdiğimi düşünürken ve hatta bunları içmesi yönünde onu telkin ederken en büyük zararı meğerse ben veriyormuşum." Biraz açıklamasını istediğimde, "Gazlı içecekler yerine çocuğuma hem öğlen hem de akşam yemeğinde *ice-tea* veriyordum, bir de her gün en az 2 bardak 1 yemek kaşığı bal eklenmiş süt içiriyordum, üstelik de genelde yatmadan önce" dedi... Çocuğunun beslenmesinde özenli davranmaya çalışan bu anne farkında olmadan çocuğuna büyük kalori yüklemeleri yapıyordu.

Son yıllarda sadece şekerli ve gazlı içecekler değil, kremalı, şekerli hazır kahveler, hazır salepler, çaya atılan şekerler, bozalar dört bir yanımızda... Bütün bunlara bir de alkollü içecekleri eklersek bu içecek dünyasının da kilo vermenin önünde çok büyük bir engel oluşturduğunu siz de göreceksiniz. Ne kadar diyet yaparsanız yapın, eğer içtiklerinize dikkat etmezseniz, o içeceklerden vücudunuza giren gizli kaloriler sessizce yağ hücrelerinizi büyütecektir.

5. Gizli yağların farkına varmamak

Benim yağlar konusunda sürekli kullandığım bir sloganım var: BİR İNSAN YAĞ YİYEREK YAĞLARINDAN KURTULAMAZ... Yağlarınızdan kurtulmak için daha az yağlı yemeyi öğrenmeniz gerekiyor.

Yağlar dünyadaki en yüksek kalorili yiyeceklerdir. Bir

yiyeceğin hacmini değiştirmeden kalorisini çok yükseltirler. Şimdiye kadar hep şu tavsiyede bulunduk: Yediğimiz yüksek kalorili yiyeceklerin miktarını azaltalım ve daha düşük kalorili yiyeceklerin miktarını artırarak doyalım. Yani hacmini küçültmeyi başardığınız şey yağlı bir yiyecekse, küçük miktarda yeseniz bile vücuda çok fazla kalori girmiş demektir. Mesela geçenlerde bir hastam diyordu ki: "Canım, küçücük bir kandil simidi, ne olacak ki, ateş olsa cürmü kadar yer yakar, derdim ama hiç de öyle değilmiş... Şimdi anlıyorum neden çok zor kilo verdiğimi, benim küçücük, ne olacak ki dediğim yiyecek aslında çok fazla kalori içeriyormuş."

İşte kilo vermeye çalışırken yaptığımız yanlışlardan bir tanesi de bu. Yiyeceğin miktarını göz önünde tutarken içerdiği gizli yağları göz ardı edebiliyoruz. Mesela sabahları leblebi gibi yediğimiz zeytinlerin 5 tanesi 1 tatlı kaşığı yağ demektir desem ya da akşamları televizyon seyrederken avuç avuç çitlediğimiz kabak çekirdekleri ya da ay çekirdekleri avuç avuç yağ yediğiniz anlamına geliyor desem... Daha dikkatli olursunuz değil mi?

Hepimiz biliyoruz değil mi ekmeğin üzerine yağ sürüp yememek gerektiğini ya da yiyecekleri kızartmadan hazırlamak gerektiğini... Peki gizli yağlar hakkında ne düşünüyorsunuz?

İşte size yiyeceklerdeki gizli yağları fark etmeniz için bazı ipuçları:

- YUMUŞAK YİYECEKLER YAĞLIDIR; poğaçalar, açmalar, mayonezler, kremalar, soslar... Önünüze gelen yiyeceklerin bu açıdan yağlarını kontrol etmeyi ihmal etmeyin.
- ISIRDIĞINIZDA AĞZINIZDA DAĞILAN YİYECEKLER YAĞLIDIR; kurabiyeler, milföyden yapılan börekler, kandil simitleri... Bir yiyeceği çatal bıçakla yemeyi düşündüğünüzde dağılıvereceğinden endişeliyseniz o yiyecek çok fazla yağ içeriyor demektir.
- DOKUNDUĞUNUZDA ELİNİZDE YAĞ BIRAKIYORSA YAĞLIDIR; pastaneden aldığınız börekler, çörekler, açma-

lar, poğaçalar, kıymadan yapılan etler, döner, Adana, Urfa, köfte... Bir yiyeceği elinize aldığınızda elinizi sabunla yıkayıp yağlardan kurtulabiliyorsunuz ama vücudunuza giren yağlar iç organlarınızın çevresinde birikiyor ve sizin yağlanmanıza neden oluyor.

- YEMEKLERİN SULARINA EKMEK BATIRMAYIN; bir yemeğin en kalorili tarafı ve en çok iştah açan tarafı yemeğin suyudur. Çünkü yemeğin bütün baharatı ve yağı suyuna geçer, bir de bu suya ekmek batırırsanız hem yemek yemeyi durdurmanız zor olur hem de çok yüksek kalori almış olursunuz. O nedenle siz siz olun tabağınıza yemeği en susuz tarafından alın ve ekmeği suyuna asla banmayın.
- EN BÜYÜK GİZLİ YAĞ KAYNAKLARINDAN BİRİ ŞARKÜTERİ ÜRÜNLERİDİR; salam, sosis ve sucuk... Bu yiyecekleri hazırlarken bile nasıl yağ bıraktığını gözlerinizle görürsünüz. Mesela sabah sucukları doğradınız tavaya koydunuz, iki dakika içinde nasıl yağ bırakır. Sonra siz o yağı yanlışlıkla lavaboya dökseniz ne olur? Lavabo tıkanır değil mi? İşte siz o sucukları yiyerek damarlarınızı da aynı şekilde tıkıyorsunuz ve o yağlar doğrudan kilo almanıza sebep oluyor.
- PEYNİR DEYİP GEÇMEYİN, YAĞINA DİKKAT EDİN; hiç farkında olmadan masumlaştırdığımız yiyeceklerin başında peynirler geliyor. Birçoğumuz peynir yerken, "Aman ne olacak canım, ha peynir yemişim ha süt içmişim" diyoruz. Halbuki sütten peynir yapılırken sütün suyu iyice buharlaşıyor ve geriye protein ve yağ deposu olan kısmı kalıyor. Yani hacmi küçülüyor, kalorisi büyüyor. Evinize peynir alırken, daha az yağ içeriği olan lor, çökelek, beyazpeynir veya üzerinde yağı azaltılmıştır ibaresi olan peynirlerden alın.
- ÇEREZLER VAZGEÇİLMEZİNİZ Mİ; canım, fındık, fıstık, çekirdek ne olacak ki... Her gün 1 kâse yemezsem kendime gelemiyorum mu diyorsunuz... Siz hiç farkında olmadan 1 kâse yağ içiyorsunuz demektir. Her ne kadar bu yağlı tohumlar küçük de olsalar kalorileri atom bomba-

sı gibidir ve yedikçe yedirir, dikkat edin derim. Mesela 5 tane kavrulmuş fındık = 5 tane kavrulmuş badem = 7-8 tane antepfıstığı = 3 tane bütün ceviz = 5 tane zeytin = 1 tatlı kaşığı yağ demektir. Şimdi siz bunlardan avuç avuç yerseniz ne olur dersiniz?

Metabolizma hızlandıran çorba tarifi

Malzemeler: 100 gr kıyma, 1 soğan, 2 domates, 1 kabak, 1 havuç, 1 küçük fincan bulgur, biraz ıspanak ve ½ bağ maydanoz.

Yapılışı: Soğan ve kıyma suyunu çekene kadar pişirilir, üzerine domates rendelenir, domates pişince 1,5-2 litre su koyulur. Su kaynayınca içine ince ince doğranan sebzeler ve bulgur ilave edilir. Pişince üzerine bol maydanoz serpilir

Zayıflatan yoğurt tarifi

Malzemeler: 1 kâse yoğurt, 2 dilim ananas, 1 kivi, 1 küçük muz, ½ limon suyu, taze nane, 15 tane badem.

Yapılışı: Meyveler küçük küçük doğranır, muz püre haline getirilir, üzerlerine limon suyu dökülür, daha sonra yoğurtla karıştırılır, bademler parçalara bölünür, karışımın üzerine eklenir, taze nane yaprakları ile süslenir.

En sağlıklı beslenme modeli hangisidir?

İnsan yaşamının süresinin uzadığı günümüzde en büyük ilgi alanlarından biri de, hastalıklardan korunmak amacıyla yaşam kalitesini artırabilmenin yollarını aramak oldu. Bu bağlamda da hastalıklarla savaşabilme, uzun yaşama, bağışıklık sistemimizin daha da güçlenmesi ve daha iyi kilo verebilmekle ile ilgili yeni yeni araştırmalar yapılıyor. Bu araştırmalar bağlamında, üzerinde en çok durmak istediğim iki beslenme şekli olan Akdeniz diyetini ve vejetaryen beslenmeyi biraz yakından inceleyelim. Bu iki beslenme şeklinin iyi yönlerini alarak kendi günlük beslenme modelimizi oluşturalım.

Akdeniz diyeti

Yüzyıllardan beri, Akdeniz'e komşu olan ülkelerdeki insanların hem daha uzun hem daha sağlıklı bir yaşam sürdürdükleri bilinmektedir. Bu durumun, bu insanların yaşam tarzlarının ve yeme alışkanlıklarının farklı oluşundan ileri geldiği düşünülmektedir.

Küçük bir araştırma yaptığımızda; bazı bölgeleriyle İtalya ile Fransa'nın, Lübnan, Fas, Portekiz, İspanya, Suriye, Tunus ve Türkiye'nin Akdeniz tipi beslenen ülkeler arasında olduğunu görüyoruz. Akdeniz ülkelerinde, diğer ülkelere göre, özellikle kalp damar sağlığı açısından problem yaratabilecek tansiyon, inme, felç ve bazı kanser türlerine daha az rastlanıyor.

Akdeniz diyeti denince aklımıza, işlenmiş yiyeceklerden uzak, mevsiminde yenen taze meyve sebze, beyaz et, özellikle balık ve zeytinyağı ağırlıklı bir beslenme şekli gelmeli. Tabii ki kuru baklagiller, makarna, bulgur ve tam buğday unundan yapılan ekmekleri de unutmamak gerekiyor.

Akdeniz diyetinin en önemli özelliği, yağ olarak zeytinyağı kullanılmasıdır. Ancak sıklıkla zeytinyağı önerilmesine rağmen vücudumuzun ihtiyaç duyduğu diğer yağ asitlerini de mutlaka almamız gerekiyor. Çünkü yağlar beslenmemizin temellerindendir. Hem A, D, E, K vitaminlerinin emilmesini sağlar hem birçok hormonun yapımı için gereklidir hem mide boşalma zamanını uzatıp bizi tok tutar hem de bağırsaklarımızın iyi çalışmasını sağlayarak boşaltım sistemimizi rahatlatır. Bütün bunların sağlıklı olabilmesi için de günlük beslenmemizin % 25-% 30 kadarı yağdan oluşmalıdır. Ancak olayı, vücudun temel yağ asitlerine ihtiyacı yönünde değerlendirdiğimizde üç temel yağ grubunu dikkate almamız gerekir.

Bunlardan birincisi, tam doymuş yağlar dediğimiz hayvansal yağlardır. İkincisi, tekli doymamış yağlar dediğimiz zeytin, fındık ve kanola yağlarıdır. Aynı zamanda avokado ve hindistancevizi yağları da bu grupta yer alır. Tekli doymamış yağlar karın bölgesindeki yağlanmayı azaltır. Öğünlerde yeterli miktarda tüketilmelidir. Kan şekerini kontrol altında tutar ve diyabet tedavisinde önemli bir rol oynar. Toplam yağ alımının % 15-20'si tekli doymamış yağlardan oluşmalıdır.

Üçüncüsü ise çoklu doymamış yağlar dediğimiz ayçiçeği, mısırözü ve soya yağlarıdır. Tekli doymamış yağlar olan zeytin, fındık ve kanola yağları omega-3 yağ asitleri açısından daha zengindir ve oransal olarak bizim bu yağ asitlerini daha fazla tüketmemiz gerekir. Yine iyi yağ kaynağı olarak ceviz, fındık, badem gibi yağlı tohumları unutmamak lazım. Bunlar aynı zamanda iyi birer omega-3 ve omega-6 yağ asidi kaynağıdır. Günde 2 adet bütün ceviz veya 10 adet çiğ badem veya çiğ fındık kolesterol dengesini olumlu yönde etkiler. Günde 10 adetten fazla olmamak kaydı ile tüketildiğinde vücudumuza yarar sağlar. Tükettiğimiz şey zeytinyağı ya da faydalı yağlı tohumlar bile olsa, sonuçta yağ ve enerji değerleri çok yüksektir. Çok fazla tüketildiklerinde ise enerji yoğun yiyecekler olduğu için kilo artışına neden olabilirler.

Akdeniz beslenmesinin en değerli protein kaynağı balık etidir. Haftada en az üç gün balık tüketilmesi önerilir. Balık ağırlıklı beslenen ülkelerde kalp damar hastalıkları daha az görülür. Balıkta temel olarak vücudumuzun sentezlemediği iki çeşit yağ vardır: Omega-3 ve omega-6. Bu iki yağ asidi damar koruyucu etkiye sahiptir. Aynı zamanda fosfor açısından çok zengindir. Balığı taze olarak tüketmek gerekir. Pişirme yöntemi olarak da fırın, ızgara veya haşlamayı tercih etmeliyiz.

Akdeniz diyetinde haftada 2-3 kez birer kadeh şarap içildiğini görüyoruz. Şarabın içinde kırmızı üzüm çekirdeğinin içeriği olan resveratrol maddesinin bulunmasının önemli olabileceği biliniyor. Bununla birlikte, taze sıkılmış meyve suları ve ayran da içecek olarak tercih edilebilir. Biz yine de alkolün vücudumuza olan zararlarını biliyoruz. Sağlıklı beslenme açısından, "mümkün olduğu kadar az alkol, mümkünse hiç" kuralını benimsiyoruz.

Akdeniz diyetinin olmazsa olmazı taze sebze ve meyvelerdir. Genellikle sebzeler pişirildiği zaman vitamin miktarlarından kaybederler. Özellikle yeşil yapraklı sebzeler için geçerlidir bu. O nedenle yeşil yapraklı sebzeleri mümkün olduğu kadar çiğ tüketmek daha faydalı olur. Pişirilecekse de mümkün olduğu kadar az suda ve sürede pişirmek daha doğrudur. Buharda pişirmek en sağlıklı yöntemlerden biridir. Bazı sebzeler ise pişirildiğinde vücudumuza yararlı olan maddeler ortaya çıktığı için bu sebzeleri pişirmek çiğ yemeye göre daha faydalıdır. Mesela domates. Domatesin pişirildiğinde daha yararlı olduğu, içinde bulunan ve kanserle savaşan likopen maddesinin açığa çıktığı biliniyor. Likopen A vitamini benzeri bir fitokimyasaldır. Yani iyileştirici ve koruyucu etkisi vardır. Çiğ domatese göre işlenmiş ürünlerde daha fazladır. Domates suyu, ketçap ve domatesten yapılmış soslarda. Yağ ile alınması özellikle likopenin gücünü artırır. Ayrıca karpuz, çilek, greyfurt gibi meyvelerde de likopen bulunur.

Bir sağlık klasiği olan Akdeniz diyetini daha yavaş yaşlanmanın da bir yolu olarak görebiliriz. Siz de biliyorsunuz ki yediğimiz yiyecekler hücrelerimizin yapıtaşını oluşturuyor. Vücudu yaşlandırmamanın en önemli kurallarından biri de, daha önceki bölümlerde tartıştığımız, beslenme yetersizliğine yol açmayan bir kalori kısıtlamasına gitmektir. Bu, bugün *anti-aging* teorilerinin en güçlüsüdür. Yani demek istediğim, bütün yiyeceklerden azar azar yemek; çeşitliliği bol, miktarı az olan bir beslenme tarzını benimsemek gerekir. Bununla birlikte, Akdeniz diyetinin temel bileşenleri olan tahıl, sebze, meyve, balık ve zeytinyağı ağırlıklı bir beslenmenin de bu sürece olumlu etkisi olacaktır.

İşte size bir günlük Akdeniz diyeti örnek mönüsü

Sabah

2 dilim tam tahıllı ekmek
1 kartvizit büyüklüğünde beyazpeynir
Bol domates, biber, maydanoz
5-6 tane zeytin veya 2 adet bütün ceviz

Öğlen

7-8 yemek kaşığı etsiz sebze yemeği
1 kâse cacık
4-5 yemek kaşığı kepekli peynirli makarna
1 tatlı kaşığı zeytinyağı ilave edilmiş karışık salata

İkindi

4 yemek kaşığı leblebi
1 bardak ayran
1 kırmızı elma ve 1 kivi

Akşam

1 orta büyüklükte fırında balık
1 tatlı kaşığı zeytinyağı ilave edilmiş karışık salata
1 dilim tam tahıllı ekmek
Buharda haşlanmış sebze
8-10 adet üzüm

Vejetaryen olmalı mı,

olmamalı mı?

İnsanın yaşam süresinin uzadığı günümüzde en büyük ilgi alanlarından birinin de, hastalıklardan korunmak amacıyla yaşam kalitesini artırabilmenin yollarını aramak olduğunu söylemiştik.

Daha sağlıklı yaşama deyince nedense insanların aklına hep vejetaryen beslenme gelir. Acaba vejetaryen beslenme gerçekten sağlıklı mı, yoksa sağlıksız mı? Haydi hep birlikte bu konuyu bu yazıda enine boyuna tartışalım.

Vejetaryen beslenme tiplerini inceleyecek olursak;

- **Balık yiyebilen vejetaryenler (pesketaryen):** Kırmızı et ve tavuk eti yemez, süt, süt ürünleri, yumurta ve balık yiyebilir.
- **Kırmızı et yemeyen vejetaryenler (semi-vejetaryen):** Sadece hayvansal gıda olarak kırmızı et yemez. Süt, süt ürünleri, yumurta, tavuk ve balık yiyebilir.
- **Yumurta ve süt tüketen vejetaryenler (lakto-ovo vejetaryen):** Hayvan eti yemez, süt, süt ürünleri ve yumurta yiyebilir.
- **Yumurta yemeyen ama süt tüketen vejetaryenler (lakto vejetaryenler):** Hayvan eti ve yumurta yemez. Süt ve süt ürünleri yiyebilir.
- **Süt tüketmeyen ama yumurta yiyen vejetaryenler (ovo vejetaryenler):** Hayvan eti, süt ve süt ürünleri yemez. Yumurta yiyebilir.
- **Sadece sebze ve meyve yiyen vejetaryenler (vegan):**

Hiçbir hayvansal gıdayı (et, süt, yoğurt, yumurta, peynir, balık, tavuk...) yemez.

Ben bu yazımda tam veganlığın, yani hiçbir hayvansal gıdanın alınmadığı beslenme biçiminin vücuda olumlu ve olumsuz etkilerini paylaşacağım. Kararı da size bırakacağım.

Tıbbi olarak bir insanın hiç hayvansal gıda almamasının vücutta ne gibi değişiklikler ya da hasarlar oluşturduğuna bir bakarsak, karşımıza en büyük sorun olarak B_{12} vitamini, demir, kalsiyum ve omega-3 eksikliği çıkar. Bu mikroelementlerin hepsinin ortak noktası ise hafıza, konsantrasyon ve sinir sistemi üzerine olan yapıcı ve onarıcı etkileridir. Yani her şeyden önce, daha sağlıklı bir sinir sistemi için bu mikroelementler elzemdir. Şimdi bu mikroelementlerin tek tek eksikliğini incelersek:

Demirin en önemli kaynağı, kırmızı et ürünleridir. Özellikle büyüme gelişme çağındaki çocukların büyüme ve gelişmesi yanında, âdet gören kadınlar, gebeler ve emziren anneler açısından çok gereklidir. Eksikliğinde kansızlık ortaya çıkar. Kansızlık durumunda ise, halsizlik, yorgunluk, saç dökülmesi, tırnaklarda kırılma, ağızda yaralar, unutkanlık, çocuklarda büyüme gelişme geriliği ve zekâda gerilik ortaya çıkabilir. Demir eksikliği klinik olarak kişide, çarpıntı, toprak yeme, kil yeme, buz yeme ihtiyacı olarak kendini gösterir.

Omega-3'ün en önemli kaynağı balıklardır. Haftada iki gün balık yemeyenlerde omega-3 eksikliği gelişebilir. Omega-3 damar sağlığı açısından, kanın damarlarda rahat akması için, özellikle hafıza ve konsantrasyon açısından çok önemlidir. Omega-3 eksikliği klinik olarak kişide unutkanlık, hafıza kusurları ve damar kireçlenmesine yatkınlık olarak kendini gösterir.

B_{12} vitaminin en önemli kaynağı yine kırmızı ettir. B_{12} vitamini vücutta sinir sisteminin en elzem vitaminidir. Eksikliğinde sinirler kendini onaramaz ve yine başta unutkanlık, konsantrasyon eksikliği olmak üzere, el ve ayaklarda uyuşma ve yanma, görme problemleri ortaya çıkar. Çok ciddi bir B_{12} eksikliğinde kemik iliğindeki kan yapan hücrelerin işlevsizliğine bağlı aplastik anemi denilen ciddi rahatsızlıklar yaşanabilir.

Büyüme gelişmenin ve kemik sağlığının bir numaralı mikroelementi kalsiyumdur. Kalsiyumun da en önemli kaynağı süt, yoğurt, ayran ve peynirdir. Vejetaryenlik nedeni ile eğer bu besinler hiç yenmezse diş çürümeleri, diş bozuklukları, kemikte mineral kayıpları, kemik erimesine eğilim ve çocuklarda boy kısalığı ve ince kemik yapısı ortaya çıkar.

Her ne kadar D vitamininin en önemli kaynağı güneş ışığı olsa da bir miktar D vitamini de vücuda süt ürünleri ve yumurta ile girer. D vitamininin vücutta başlıca görevi, gıdalar yoluyla vücuda alınan kalsiyum ve fosforun işlenmesidir. Başta kemik sağlığı için önemli olmakla birlikte eksikliğinin sinir sistemi üzerine de çok olumsuz etkileri vardır. Yapılan bir araştırmaya göre yeterli D vitamini almayan bireyler 11 kat daha fazla depresyona girme eğilimindedirler. Yani yeterli D vitamini kişiyi depresyondan da korur.

Yeteri kadar protein almamak, beslenmeye bağlı metabolizma hızını yavaşlatır. Aynı zamanda, daha fazla karbonhidrat yemeye bağlı olarak da kilo alımı daha kolay olur.

Vejetaryen beslenmenin sağlık üzerinde hiçbir olumlu etkisi yok mu derseniz, tabii ki var deriz. Şimdi bu olumlu etkileri incelemeye başlarsak:

Vejetaryen beslenenler karışık beslenenlere, özellikle eti çok tüketenlere göre daha az tansiyon ve kalp hastalığı riski ile karşı karşıyadır. Vejetaryen beslenenler et grubu besinleri tüketmedikleri için doymuş yağ ve kolesterol oranı düşük yiyeceklerle beslenirler. Yapılan araştırmalarda kalp hastalığının et yiyenlerde yemeyenlere göre % 30 daha fazla görüldüğüne işaret edilmiştir. Bu kişiler daha az kanser riski ile karşı karşıyadırlar. Vejetaryen diyetler düşük yağlı yüksek posalı diyetler oldukları için de bağırsak sistemi için çok faydalıdır. Vejetaryenler kabızlık yaşamazlar, aynı zamanda bu kişilerde böbrek taşları ve safrakesesi taşlarının daha az görüldüğü rapor edilmiştir.

En son katıldığım 22. Avrupa Obezite Kongresi'nde, en sağlıklı beslenme biçimini belirlemek için bütün beslenme akımları tek tek incelendiğinde ortaya çıkan sonuç şu oldu: YAĞI KISITLI AKDENİZ BESLENMESİ.

Kuşkusuz vejetaryen beslenmenin sağlığa yararlarını da göz önünde tutarsak, kalp-damar sağlığımız açısından haftanın 5 günü yağı kısıtlı Akdeniz beslenmesinin ve haftanın 2 günü ise süt ürünlerinin dahil olduğu bir kısmi vejetaryen beslenmenin en sağlıklı beslenme şekli olduğu kanaatindeyim. Vegan beslenmeyi benimseyenlerin ise mutlaka doktor kontrolünde olmalarını, eksik olan vitaminler ve mineraller açısından düzenli kontrollerini yaptırarak gerekli takviyeleri almalarını tavsiye ederim.

Günlük
yeme planı oluşturun

**Ne yiyeceğini ve ne kadar yiyeceğini planlamak...
Meselenin özü bu işte...**

Mesela birçoğumuz güne başlarken o günkü işlerimizi planlarız. Eğer çalışan biri isek, hangi saatte hangi işle ilgileneceğimize dair bir düşüncemiz vardır. Eğer ev hanımı isek, o günkü ev işleri, alışverişler, arkadaş dost ziyaretleriyle ilgili günlük aktivitelerimizi planlarız. Her akşam da çoğu zaman, üç aşağı beş yukarı planlarımızı uyguladığımızı görürüz.

Yaklaşık on yıl önce 35 kg veren bir hastam var. Bu hastam bir daha hiç kilo almadı. Her yıl bana *check-up* için gelir. Bu yılki muayenesinde, "Hocam bir daha kilo alacağımı hiç düşünmüyorum" dedi. Ben de, "Nasıl bu kadar emin olabiliyorsunuz?" diye sorduğumda, cevabı, "Çünkü her sabah uyandığımda, günlük yiyeceklerim ile ilgili plan yapıyorum ve her gece yastığa kafayı koyduğumda, yediklerimi bir film şeridi gibi gözümün önünden geçirip ertesi gün için tekrar kendime söz veriyorum" oldu.

İşte siz de tıpkı benim 35 kg veren hastam gibi kalıcı biçimde kilo vermek istiyorsanız, her yeni güne başlarken, nerelere gidebileceğinize ve gittiğiniz yerlerde ne tür yiyeceklerle karşılaşabileceğinize dair bir plan oluşturun. Her gece yastığa kafayı koyduğunuzda, bu planınıza ne kadar sadık kaldığınızı ve nerelerde kaçamaklar yaptığınızı düşünün. Ertesi gün için kendinize tekrar söz verin. Kendinizi kötü beslenmeden korumak için öncelikle zihinsel olarak planlama ve kontrol mekanizması oluşturun.

Öğünleri doğru planlamak; geleneklerden vazgeçebilmek; Akşam yemeğiniz ve sonrası kalori yükleme seansı olmasın

Hep duyuyorsunuzdur, "Sabah kral gibi, öğlen prens gibi, akşam fakir gibi ye!" sözünü...

Ancak bizim geleneksel yeme alışkanlıklarımıza baktığımızda bunun tam tersini görürüz. Sabah aceleyle evden çıkarken ya hızlıca bir iki lokma bir şeyler yeriz ya da bir pastaneden simit, açma, börek alırız. Öğlen dışarıdaysak ayaküstü bir şeyler atıştırır, evdeysek girip çıkıp bir şeyler yeriz. Yani gün boyu yemeğe o kadar önem verilmez. Ancak söz konusu akşam yemeği olunca maharetler ortaya dökülmeye başlar. Çorbası, zeytinyağlısı, ana yemeği, pilavı, böreği, salatası, ekmeği sofralarımızdan eksik olmaz. Evin beyi kaçta geliyorsa çoluk çocuk o saate kadar bekler, sonra hep birlikte yemeğe oturulur ve çeşit çeşit yiyecekler birbiri ardına yenir. Tıka basa sofradan kalkılır. Televizyonların başına geçilir. Uzaktan kumanda aleti ile televizyon kanalları değiştirilirken çay faslı başlar. Çayın yanında kurabiyeler, çerezler, börekler yenir. Daha sonra meyve ikramları başlar.

İnsanın aslında en az hareket ettiği zaman dilimidir akşam ve sonrası. Vücuda giren yiyecekler açısından ise, en büyük pay bu zaman dilimine aittir. O halde sağlıklı bir yaşam için bu döngüyü mutlaka kırmamız gerekir.

İşte size bu kalori yükleme seanslarından kurtulmak için öneriler:

- İlkönce aklınıza şunu yerleştirin, akşam yemeği ailenin buluşacağı öğün olmayacak. Aile öğünlerimiz bundan sonra sabah kahvaltılarımız olacak. Bunun için sadece yarım saat önce uyanacağız. Çok değer verdiğimiz ailemiz için güzel bir kahvaltı hazırlayacağız. Hiç kimsenin buna zamanı yok diyorsanız, akşamdan herkes için ayrı ayrı sağlıklı sandviçler hazırlayabilirsiniz.
- Genelde birçok ailede akşam yemekleri için evin babasının eve gelmesi beklenir. Baba 20.00'de eve geliyorsa 20.00'de,

21.00'de geliyorsa 21.00'de sofraya oturulur. Yatma zamanı 21.00-22.00 olan çocuklar cephesinden düşünün artık! Mideleri boşalmadan uykuya geçen minnacık yavrularımız uykuda kilo alır. Akşam yemeği için babanın eve gelmesini beklemeyin artık. Bizim evde, "Kim 19.30'dan önce gelirse akşam yemeğini yer, saat 19.30'da da mutfak kapanır" sloganı geçerlidir. Aile yemeklerimizi hafta sonu akşamları yeriz. Hafta içi akşamları eve 19.30'dan önce gelen akşam yemeğini yer ve 19.30'dan geç gelen de yemek yemez, meyve ve yoğurtla akşam yemeğini geçiştirir.

- Akşam yemeği için tek çeşit ana yemek kuralını uygulayalım. Çok ağır ve teferruatlı yemeklerden kaçınalım. Bu tek çeşit yemeğimiz etli bir sebze yemeği olabilir, zeytinyağlı bir sebze olabilir ya da fırında tavuk, balık veya et olabilir. Göz doygunluğunu ise salatalarımız, yoğurtlarımız, turşularımız ve ekmeklerimizle sağlayalım.
- Akşam yemekleri için ana yemeğin yanına pilav, makarna, börek, patates, erişte gibi karbonhidrat deposu yardımcı yemekler pişirmeyelim. Çünkü bu yemeklerin içindeki şekerler vücut yağlanmasını kolaylaştırır. Yardımcı yemeklerimizi mümkün olduğu kadar farklı sebze çeşitleri ve tarifleri ile yapalım.
- Çorbalar artık ön yemek olmaktan çıksın, ana yemek kategorisine girsin. Şöyle dumanı üzerinde 1 kâse çorba, yanına biraz haşlanmış sebze ve 1 kâse yoğurttan oluşan bir akşam yemeği kombinasyonu da kulağa çok kötü gelmiyor değil mi?☺
- Akşam yemeği servis sırasını da değiştirelim. Yemeğe önce salata, haşlanmış sebze ve yoğurt üçlüsü ile başlayalım. Bunlar bittikten sonra ana yemek servisimize geçelim. En sona da ekmeği bırakalım. Yani düşük kalorili yiyeceklerle doyalım, yüksek kalorili yiyecekleri tadalım.
- Yemek sırasında, ayran içer gibi yudum yudum su içmeyi unutmayalım.
- Akşam yemeğinden sonra lütfen mutfağı kapatalım. Akşam yemeğinden sonraki servisleri kaldıralım. Çayın

yanına kurabiyeler, çerezler koymaktan vazgeçelim. Akşam yemeğinden sonra asla meyve yemeyelim.

- Akşam yemeğinden sonra siyah çay ve kahve yerine bitki çayları içelim. Mesela rezene, ıhlamur, papatya gibi çaylar içmek hem sindirimi kolaylaştırır hem de vücudu rahatlatarak daha rahat uyumayı sağlar.
- Mideye giren yiyecekler mideyi terk etmeden yatmayalım. Midenin boşalma süresini ortalama üç dört saat olarak düşünürsek son lokmayı ağzınıza attıktan en az üç saat, mümkünse dört saat sonra uyumaya gidin. Ne diyoruz: AÇ UYUYALIM, GENÇ KALALIM.☺

Yaşamı uzatmanın ve ilelebet zayıf kalmanın sırrı: akşam yemeklerini atlayın

Akşam yemeği üzerine bu kadar konuşmuşken, haftada birkaç gün hiç akşam yemeği yemeseniz ne güzel olur desem, ne düşünürsünüz? Yok yok, bu kadar da olmaz ki demeyin hemen. Gerçekten haftada sadece birkaç gün akşam yemeği yememek ömrü uzatabiliyor.

Yüzyıllardır insanoğlunun en büyük emeli, ölümsüzlüğü bulmak olmuştur. Her ne kadar bu konuda bir başarı elde edilemese dahi son yüzyıl içinde ortalama yaşam süresi uzatılabilmiştir. Kuşkusuz birçok hastalığın tedavisinde kullanılan ilaç ve cerrahi yöntemlerdeki gelişmeler bu açıdan çok büyük bir rol oynamıştır. Ancak yaşam tarzının düzenlenmesi de en az ilaçlar ya da cerrahi yöntemler kadar değerli görülmektedir.

Yıllar geçtikçe teknolojideki ilerlemeler, besinlere çok kolay ulaşabilme ve hareketsizlik, şişmanlık gibi bir salgın hastalığın da ortaya çıkmasına ve her geçen gün bir çığ gibi büyümesine neden olmuştur. Bunca ilerlemeye rağmen, ortalama yaşam süresi üzerinde olumsuz bir faktör olarak şişmanlık hâlâ etkisini göstermektedir. Bugün dünyada en uzun yaşayan insanların hep daha zayıf olduklarını görebiliyoruz.

O zaman zayıf kalmayı başarmak, aynı zamanda bir uzun ömür garantisi olabilir mi?

Başa gelebilecek herhangi bir kazayı saymazsak, evet, zayıf kalmak daha önceki bölümde de anlattığım gibi ömrü uzatmanın bir yolu sayılabiliyor.

Zayıf kalabilmek için çeşitli moda diyetler her zaman gündemde olsa da artık diyet yaparak kalıcı zayıflamanın başarılamadığını biliyoruz. Kalıcı zayıflama için yapılacak en önemli iş, kuşkusuz yaşam tarzını değiştirmek olacaktır.

İşte bu doğrultuda, yaşam tarzını değiştirmek için uygulanabilir bir yöntem olarak akşam yemeğinin atlanmasını öneriyorum.

Çünkü akşam yemeği atlandığında vücutta olan şöyle değişiklikler olur:

- Hücre onarımında ve gençleşmede en önemli iki hormon olan *growth* hormonu ve melatonin akşam açlığında daha çok salgılanıyor. Bu iki hormon uykuda vücudu onarıyor ve hücresel bakımı sağlıyor. Gençleşmek için kullanılan yüksek maliyetli büyüme hormonu, vücudunuzda bu sayede maliyetsiz salgılanabilir.
- Günlük kalori tüketiminin % 14'ten azını akşam yemeğinde almak ciddi bir metabolik kontrol yaratıyor, kan şekerinin daha dengeli olmasını sağlıyor.
- Akşam yemeğini atlamak aynı zamanda kalori kısıtlaması için çok iyi bir alternatif. Kilo vermek için atılacak en önemli adımlardan biri.
- Akşam yemeğinden sonra tam bir şeker bombası olan meyveleri yemek ise vücuda fazladan insülin salgılatıyor ve fazla insülin hızlı yaşlanmaya neden oluyor.
- Akşam yemeği atlandığında uykular daha düzenli oluyor. Vücut, sindirim için harcayacağı çabayı kendini onarım için harcadığı için, kişi sabah daha dinlenmiş ve daha enerjik güne başlayabiliyor.

Her ne kadar günlük yaşantımızda akşam yemeği bir sosyalleşme ve tüm aile fertlerini bir araya getirme fırsatı gibi görülse de, daha fazla zaman kaybetmeden bu alışkanlığımızdan vazgeçmemiz gerekiyor. Akşam yemeğinizi mümkünse saat 17.00'den önce yiyin ve yedikten sonra da hiçbir şey yemeyin.

Açlık duygusu yaşadığınızda, bu durumu şekersiz bitki çayları içerek gidermeye çalışabilirsiniz. Saat başı içilecek sıcak çaylar hem sindirimi rahatlatır hem bağırsakları yumuşatır hem de tokluk duygusu verir. İlk günlerde çok acıkırsanız 1 tatlı kaşığı balla tatlandırılmış süt içebilirsiniz. Süt hem laktik asit seviyesini yükseltip vücudu gevşetir hem de açlıkta temel gereksinim olan şeker vücuda balla sağlanmış olur.

Akşam yemeğini mümkünse her gün atlayın. Böylece çok iyi kilo kontrolü sağlarsınız. Haftada en az iki gün yapabildiğinizde ise ortalama kilo kontrolü yapmış olursunuz ve iyi bir metabolik iyileşme elde edersiniz. O halde, AKŞAM YEMEĞİNİ ATLAMAK kalıcı biçimde kilo vermenin ve gençleşmenin en önemli anahtarı olabilir.

En önemli ama en çok geçiştirilen öğün kahvaltı

Kalıcı biçimde kilo vermek istiyorsanız güne iyi bir kahvaltı ile başlamayı alışkanlık haline getirin!

Sabah sabah hiç vaktim yok... Zaten canım sabahları bir şey istemiyor... Sabah kahvaltı hazırlamaya üşeniyorum mu diyorsunuz... Aman durun, hiç böyle söylemeyin derim.☺

Sabahları ne kadar aç uyanıyorsanız beslenme konusunda o kadar doğru yoldasınız. Sabahları ne kadar özenli bir kahvaltı yapıyorsanız o kadar doğru yapıyorsunuz demektir.

Geçenlerde okuduğum bir araştırma bu öneriyi o kadar güzel destekliyor ki; bu araştırma, İsrail'de Tel Aviv Üniversitesi'nde Haziran 2012 ile Ekim 2012 arasında 93 kadın hasta üzerinde yapılıyor. Hastalar 2 gruba ayrılıyor. Her iki gruba günlük olarak toplam 1.400 kalorilik diyet veriliyor. Ancak bu 1.400 kalori günlük öğünler arasında farklı dağıtılıyor. 1. grup hasta günlük toplam kalorinin % 50'sini sabah, % 36'sını öğlen, % 14'ünü akşam yemeği sırasında alıyor. 2. grup hasta günlük kalorinin % 14'ünü sabah, % 36'sını öğlen, % 50'sini akşam yemeği sırasında alıyor. 3. ayın sonunda, sabah daha kuvvetli kahvaltı yapan 1. gruptaki hastalar ortalama 10 kg veriyor. Günlük olarak aynı kaloriyi alan ama sabah daha az, akşam daha çok yiyen 2. gruptaki hastalar ortalama 4 kg veriyor. 1. gruptakilerin bel çevresi 8,4 cm incelirken 2. gruptakilerin bel çevresin 3,8 cm inceliyor. Kan yağı göstergelerinden biri olan trigliserit seviyesi 1. grupta 34, diğer grupta 15 mmol azalmış oluyor. Hayırlı kolesterol dediğimiz HDL seviyesindeki artış, açlık hormonu olan ghrelin seviyesi, açlık insülin ve kan şekeri regülasyonu 1. gruptakilerin beslenme tarzının daha doğru olduğunu gösteriyor ve yine 1. grubun gün sonuna kadar daha az yemek ihtiyacı duyduğu belirtiliyor.

Kalıcı biçimde kilo vermek için kahvaltınızda ve yaşam tarzınızda yapacağınız değişiklikler:

- Ne demiştik, sabah ne kadar aç uyanıyorsanız o kadar doğru yoldasınız. Çünkü insanın sabah aç uyanması akşam yemeğini hafif yediğini ve akşam yemeğinden sonra hiçbir şey yemediğini gösterir. Dolu mideyle yatan tok kalkar. Eğer siz de tok kalkıyorsanız akşam yemeği ve akşam yemeğinizden sonra yediklerinizi gözden geçirin. Bu yazıyı okuduktan sonraki ilk sabah bir dikkat edin bakalım, aç mı tok mu kalkıyorsunuz. Hedefimiz her sabah güne aç karnına başlamak olsun.
- Sabah kalkıp işe giderken yol üstünden aldığınız poğaça, açma, börek, simit gibi abur cuburları artık hayatınızdan çıkarın. Bu yiyecekleri her gördüğünüzde aklınıza ¼ paket margarin ve 2 yemek kaşığı şeker getirin. Bu yiyecekleri güne başlarken yerseniz gün içinde daha çok şeker düşmesi ve daha çok açlık hissedersiniz. Çünkü bu yiyecekler her ne kadar karnınızı doyursa da kalorileri, yani ihtiva ettikleri enerji oldukça yüksek, besleyicilik değerleri ise düşüktür. Bu yiyecekleri yediğiniz zaman vücudunuza karbon-

hidrat, yani şeker ve yağ girer. Vitamin, mineral ve lif nerede ise hiç yoktur. Genellikle bu yiyecekler tek başına yenmez. Yanına ya bir meyve suyu ya da kremalı ve şekerli bir kahve alınır. Bu da mevcutta vücuda giren şeker ve yağı ikiye katlamak anlamına gelir. O nedenle günün en önemli öğününü aceleye getirmeyin.

- Sabah yarım saat kadar erken uyanmanız kaliteli bir kahvaltı yapmak için size yeterli zamanı sağlar. Ben her zaman evde yapılan kahvaltıyı destekliyorum. Ama siz erken kalkamam ya da zaten evden çok erken çıkıyorum, daha da erken kalkamayacağım derseniz, o zaman akşamdan kendinize güzel bir sandviç hazırlamanızı tavsiye ederim. 2 dilim tam buğday ekmeğinin içine kalınca 1 dilim beyazpeynir, mozzarella veya dilpeyniri koyun. Bolca domates, marul, maydanoz, yeşil biber de ekleyin. Evden çıkarken sandviçinizi yanınıza alın. Bazen sandvicinizi acuka veya 1 tatlı kaşığı zeytin ezmesi sürerek de farklılaştırabilirsiniz. İşyerine gittiğinizde, 1 bardak sade günlük sütle yapılmış bir kahve ile kendi hazırladığınız sandvicinizi yiyerek güne daha sağlıklı bir başlangıç yapabilirsiniz.
- Siz de ne pahasına olursa olsun benim gibi illa evde kahvaltı yapmak isterim diyorsanız... Eğer kolesterol yüksekliği sorununuz yoksa, her sabah 1 tane haşlanmış yumurta yemeyi alışkanlık haline getirin. Güne yumurta yiyerek başlamak gün içinde kendinizi daha tok hissetmenizi sağlar. Yumurtanızın yanına ince bir dilim peynir, bol yeşillik, domates, salatalık, yeşil biber koymayı ihmal etmeyin. Kahvaltınızda 1 veya 2 dilim esmer ekmek tercih edebilirsiniz. Bir beslenme mucizesi olan zeytini de unutmayın. Zeytinde 10 taneyi aşmayın, siz yine de 5'ten şaşmayın. Hep ne diyoruz, yiyecekte çeşitlilik daha çok tatmin duygusu oluşturur.
- Kahvaltılarınızdan reçel, bal, pekmez gibi şeker oranı yüksek yiyecekleri çıkarın. Bu yiyecekler gün içinde daha çok acıkmanıza neden olur. Bal ve pekmezi, canınız tatlı

çektiğinde, meyve yerine tüketebilirsiniz. 1 yemek kaşığı bal veya pekmezi 1meyve olarak düşünebilirsiniz. 1 yemek kaşığı bal ve pekmezin yanına ekleyeceğiniz 1 tane ceviz daha iyi şeker kontrolü sağlar.

- Kahvaltıda şarküteri ürünlerine hayır diyoruz... Şarküteri ürünleri tam bir kolesterol, kalori, yağ ve sağlık için çok zararlı olan nitrit ve nitrat deposudur, aman dikkat!!! Salam ve sosisi hiç sofraya koymayın. İlla şarküteri ürünü yiyeceğim derseniz, pastırmayı tercih edebilirsiniz. Bazen sucuk yemek isterseniz de sucuğu doğrudan kızartmayın. Önce üzerine biraz sıcak su koyun, sucuğun iyice yağ bırakmasını sağlayın. Bütün yağlarını attıktan sonra üzerine yumurta kırabilirsiniz. Adam başı 2 veya 3 dilim olacak şekilde servis edebilirsiniz.
- Kahvaltılarınızdan börek, açma, poğaça, patates kızartması gibi yüksek yağ ve karbonhidrat içeren yiyecekleri çıkarın. Bu yiyecekler bazen kahvaltıyı ayaküstü geçiştirmek için yenir, bazen de pazar kahvaltılarında sofraya çeşit bol olsun diye konur. Geçenlerde bir pazar sabahı bir parkta yürüyüş yapıyordum. Güneşli ve güzel bir gündü, birçok aile parkta piknik masalarında kahvaltı yapıyorlardı. Gözucuyla acaba insanlar kahvaltıda ne yiyorlar diye baktığımda, birçoğu birbirinin aynı sofralar gördüm. Hemen her sofrada ekmek sepetinin içi simit, açma ve poğaça doluydu. Ayrıca üç beş çeşit börek göze çarpıyordu. Birçok sofrada patates kızartması, reçel, sürülebilir çikolata, tereyağı, zeytin ve helva vardı. Yumurta nerede ise hiç görmedim. Bir iki çeşit peyniri olan sofralar vardı. Bazı sofralarda ise sadece tek çeşit peynir bulunuyordu. Domates, salatalık ve yeşillikler sofrada çok az yer tutuyordu. Semaverde çay, paketli hazır meyve suları da içecek olarak göze çarpıyordu. Tabii eklemeden geçemeyeceğim, bir de her sofrada bir kâse küp şeker vardı. Bir pazar günü böyle bir parkta, açık havada, size bahsettiğim içerikte sofralar görseniz siz ne düşünürsünüz? Ben acı çektim doğrusu. Çünkü böyle yağ ve şeker deposu yiyecekle-

rin bu güzelim ailelerin vücuduna girmesi bana çok üzücü geldi. Siz siz olun, bu yiyeceklerin hepsini birden sofranıza koymayın. Kahvaltı sofralarınızda protein değeri yüksek yumurta ve peynir, besleyicilik değeri yüksek taze sebze çeşitleri ağırlıkta olsun. Karbonhidrat değeri yüksek olan yiyeceklerden de en fazla simit veya esmer ekmek veya ev yapımı az yağlı bir çeşit börek olsun.

- Yoksa siz hâlâ çayınıza şeker mi atıyorsunuz? 2 küp şeker 1 dilim ekmeğe eşittir. 1 bardak çayınıza 2 küp şeker atıyorsanız ve günde yaklaşık 5-6 bardak çay içiyorsanız, bu her gün yaklaşık 5-6 dilim fazladan ekmeğe karşılık gelir. ÇAYINIZA ATTIĞINIZ ŞEKERDEN VAZGEÇİN. Vazgeçmek kolay olmasa da size bunun mümkün olduğunu söyleyebilirim. Mesela ben de bu bilgilere sahip olmadan önce çayıma 2 küp şeker atıyordum. Ne zaman ki 2 küp şekerin 1 dilim ekmeğe eşit olduğunu öğrendim, o gün kendime dedim ki: "Bu şekerden şişmanlayacağıma bunun yerine börek yiyerek şişmanlamayı tercih ederim." Tabii şekeri çıkarıp onun yerine börek yemedim merak etmeyin.☺ Ama gerçekten şekerden vazgeçtim. Şekeri hayatımdan hemen çıkarmak çok kolay olmadı. İşe, çayıma 2 küp şeker yerine sadece ½ şeker atarak başladım ve çayımı karıştırmadım. Çayımı içerken büyük bölümünü şekersiz, alttaki çok küçük bir bölümü ise şekerli içeceğimi biliyordum. O yüzden şekersiz tarafı içerken sabırla, alıştığım lezzetin gelmesini bekliyordum. Böyle böyle yaklaşık 20 gün kadar sabrettim ve sonunda, "1 bardağın ¾'ünü şekersiz içmeye alıştım, son ¼'ünü de artık tamamen şekersiz içebilirim" dedim. O gün bugündür artık şekerli çay hiç içemiyorum. Siz de benim yaptığım gibi yaparak çayınıza attığınız şekerden vazgeçebilirsiniz. Unutmayın alışkanlıklar 21 günde değişir.

Öğlen yemekleri çok gerekli mi?

Sabah çok iyi bir kahvaltı yaparak güne başladıktan yaklaşık üç dört saat sonra detaylı bir öğlen yemeği vücut için çok gerekli mi? İşte bu soru çok önemli gerçekten. Çünkü özellikle çalışanlar için işyerinde çıkan tabldot yemekler tam bir enerji deposu gerçekten. Bazen işyerinde verilen öğlen yemekleri mönülerini incelediğimde gözlerim fal taşı gibi açılıyor. Nerede ise tek bir öğünde günlük ihtiyacımız olan kalori bir anda bize sunuluyor. Bu tabldot yemeklerin hepsini yiyen birinin bütün gün odun kesmesi ya da bir inşaatta bedensel olarak çalışması gerekir diye düşünüyorum.

Bazı işyerlerinde de öğlen yemeklerinde insanlar, arkadaşları ile yakın bir restorana giderek hazır yemekler tüketiyorlar. Her ne kadar bu yemekler tabldot yemeklere göre insana seçme şansı verse de, genellikle arkadaşlar birbirlerini baştan çıkararak, daha yüksek kalorili yiyecekleri yeme konusunda telkinde bulunuyorlar. Bu durumda kilo vermeye çalışan kişi tok olmasına rağmen iradesine yenik düşüyor ve planladığından daha çok tüketebiliyor.

Daha sağlıklı, daha tatmin edici ve daha düşük kalorili bir öğlen yemeğini nasıl planlayabiliriz derseniz:

- Eğer çok aç değilseniz, öğlen yemeği saatini geciktirerek işe başlayın. Örneğin öğlen molanız 12.00 ile 13.30 arası ise siz 13.00 civarında yemek faslına geçin. Eğer işyerinizin çevresinde yürüyüş yapabileceğiniz bir parkur varsa, yemekten önce güzel bir yürüyüş yapın, sonrasında yemeğe geçin. Yemekten önce yapacağınız egzersiz vücutta endorfin salgısını artırır ve yemeğe daha tok oturmanızı sağlar.
- Bence artık sefertaslarına dönme vakti geldi de geçiyor bile. Günümüzde yiyecekleri bozulmadan saklayabilen sefertasları var. Bana kalırsa en doğrusu, kişinin kendi yemeğini evden getirmesi. Üç gözlü bir sefertası alacaksınız. Birinci göze evde yaptığınız yoğurdu koyacaksınız. İkinci göze mutlaka her gün için farklı bir salata koyacaksınız. Üçüncü göze ise zeytinyağlı bir sebze yemeği koyacaksınız. Dilerseniz bunlarla beraber 1 veya 2 dilim ekmek yiyebilirsiniz.

- Ben sefertası ile uğraşamam, işteki tabldot yemekten başka şansım yok diyorsanız, bir gün önceden ertesi günün yemeğine bakacaksınız ve kendinize söz vereceksiniz. 1 çeşit etli ana yemeği alacaksınız. Çorba, pilav, makarna, erişte, patates ve tatlı gibi karbonhidrat değeri yüksek yiyeceklerden sadece bir tanesini tabağınıza koyacaksınız. Salata ve yoğurttan asla vazgeçmeyeceksiniz.
- Öğlenleri restoranda yiyorsanız, en az ve en sağlıklı yediğini düşündüğünüz arkadaşınızla yemeğe çıkmaya çalışın. Ya da yemekte onun yanına oturup mümkünse kendinize sossuz, etli veya peynirli veya tonbalıklı bir salata ısmarlayacaksınız. Bir dilim ekmek ve sade madensuyu eşliğinde yediğiniz böyle bir öğlen yemeği emin olun birkaç hafta sonra size çok fazla bile gelmeye başlayacak.
- Benim ne yaptığımı sorarsanız, sabahları yaptığım kahvaltı beni çok tok tuttuğu için öğlen yemeğimi ara öğün şeklinde planlıyorum. 1 kâse yoğurt ve beraberinde bir meyve ile 5-6 çiğ fındık hissettiğim hafif açlığa cevap oluyor.

Ara öğün olmalı mı, olmamalı mı?

Kilo vermeyi sağlamak adına doğru bilinen o kadar çok yanlış var ki... Bazen, sadece bu yanlışları düzeltsek insanların fazla kilo almasının önüne geçebiliriz diye düşünüyorum. İşte yerleşik bir düşünce halini almış bu yanlışlardan bir tanesi: "İki saatte bir ye... Mutlaka ara öğün ye, ara öğün yemezsen metabolizman çalışmaz." Artık bu fikrin doğru olmadığını biliyoruz. Yediğiniz herhangi bir lokma gerçekten ihtiyacınız olduğu için girsin vücudunuza.

İşte size ara öğünle ilgili tavsiyelerim:

- Ara öğün konusuna yaklaşımınız şöyle olsun: "İhtiyaç duyuyorsanız yiyin, duymuyorsanız yemeyin." Mutlaka ara öğün yemeliyim gibi bir fikir kişiyi sürekli yemek konusunda hayal kurmaya iter. Yemek konusunda kurulan bu hayaller kişinin iştahını daha da açar.

- İki saatte bir bir şeyler atıştırmak vücutta insülin hormonunun sürekli salgılanmasına neden olur. Bu da hem iştahı açar hem yağlanmayı artırır. Öğün araları ne kadar uzun olursa, yemeğe bağlı insülin salgılanması o kadar az olur. Kilo kontrolü o ölçüde kolaylaşır.
- Genelde sabahla öğlen arası uzun olmadığı için kuşluktaki ara öğünde insan çok acıkmaz, o nedenle sabah ve öğlen arasında ara öğün yapmayın. Ancak öğlen ve akşam yemeği arasındaki zaman çok uzun olduğu için o araya mutlaka bir ara öğün konulmalıdır. İkindideki ara öğünü atlarsanız akşam çok acıkabilirsiniz ve daha çok yiyebilirsiniz. O nedenle ikindi ara öğününüzü atlamayın.
- Siz siz olun, ara öğünü acıktığınızda yiyin. Güne başlarken kendinizi bir dinleyin ve gün içinde en çok ne zaman acıkabileceğinizi bir düşünün. O öğün için de evden çıkarken çantanıza kolayca yiyebileceğiniz alternatif yiyecekler koyabilirsiniz. Mesela 1 küçük süt + 2 kuru kayısı veya 2 mandalina +10 çiğ fındık veya 2 galeta + 1 ayran veya 1 muz + 2 ceviz gibi.
- Hep diyorum ya, "Acıkmadan yemeyin, açlık sürenizi uzatmayın" diye... Mesela dışarıdasınız, acıktınız ve yanınızda yiyecek bir şey yok. Eve gidince yerim deyip açlık sürenizi uzattığınızda, eve dönünce normal öğününüzün iki katı yiyebilirsiniz. O nedenle dışarıda da olsanız, bir sütlü kahve artık her yerde satılıyor. Ben de acıktıysam, dışarıdaysam ve yanımda yiyecek bir şey yoksa, hemen bir *cafe latte* ya da *cappuccino* alıyorum. Bunları içtiğimde açlık duygum tamamen yok oluyor.

Birçoğumuz genellikle bir yemeği yerken yeme eylemimizin farkında olmuyoruz. Neden yediğimizi bilmiyoruz! Geçenlerde tedavi süreci bitmekte olan bir hastam dedi ki: "Biliyor musunuz doktor hanım, ben burada acıkmanın ne olduğunu anladım. Hayatımda açlığın ne olduğunu bilmeden, hiç farkında olmadan sürekli yemişim. İki saate bir ara öğün yemek metabolizmayı çalıştırıyor diye duymuştum bir yerlerden. Ben de, iki saatte bir yemek böyle etkiliyse, sürekli bir şeyler yemek metabolizmayı daha çok çalıştırır diye düşünerek, sabahtan gece yatana kadar gördüğüm birçok şeyi ağzıma atmışım. Aç olmadan yediğim için de ne yediğimden zevk almışım ne içtiğimden. Şimdi bir lokmayı ağzıma atarken hemen duruyor, buna gerçekten şu anda ihtiyacım var mı diyorum. Aç değilsem yemiyorum. Açlık hissettiğimde de yediğim yiyeceğin daha çok lezzetini alıyorum." İşte biz de tıpkı bu hastam gibi ağzımıza sürekli bir şeyler atmayacağız. Ara öğün mevzusunda vücudumuzu dinlemeyi öğreneceğiz.

En iyisi günde 2 ana öğün, 2 ara öğün yemek

Günde 3 ana öğün, 3 ara öğün yiyin dendiğini hep duyuyorsunuz değil mi? Ben size diyorum ki 6 öğün çok fazla, gelin bunu biraz sadeleştirelim. Ara ve ana öğünlerden 1'er öğün atalım. 2 ana, 2 ara öğünü güne dağıtalım.

Sabah kahvaltımız olmazsa olmazımız olsun. En kapsamlı ve en değerli öğünümüz sabah kahvaltımız olmalı. Düşünsenize, bir arabanız var ve siz yeterli yakıtınız olmadan yola çıkıyorsunuz. Yolda da az az kalitesiz yakıt alırsanız arabanızla istediğiniz yere gitmek daha çok vaktinizi alır ve konforlu bir seyahat gerçekleştiremezsiniz. İşte vücudunuzu da arabanız gibi düşüneceksiniz. Yakıt deponuzu sabahtan en kaliteli yakıtla dolduracaksınız ki her benzin istasyonunda durmak zorunda kalmayasınız. İhtiyacınız olup durduğunuzda da kaliteli yakıtı koyacaksınız ki seyahatiniz konforlu olsun.

Sabah iyi bir yakıtla güne başladığınızda öğlen yemeği ihtiyacınız çok fazla olmaz. O nedenle öğlen yemeğinizi bir ara öğün gibi düşünmekte fayda var. Öğlen salata ve yoğurt veya sütlü bir kahve yanına yiyeceğiniz birkaç kuru meyve açlık hissinize yeterli bir yanıt olacaktır.

İkindi ara öğününü ana yemek gibi planlamak akşam yemeği ihtiyacınızı yok eder. Akşam yemeğinde yiyeceklerinizi ikindide yemenizi tavsiye edeceğim. Etli bir ana yemek, yanında salata, yoğurt, az ekmek ve haşlanmış sebzelerden oluşan bir akşam yemeği vücudunuz için gerekli besinleri sağlamakta yeterli olacaktır.

Akşam yemeğini ise bir ara öğün olarak planlamak iyi olur. Taze bir meyve ile yanına yiyeceğiniz bir kâse yoğurt yeterli olacaktır. Akşam yemeğini yedikten sonra hiçbir şey yememeyi alışkanlık haline getirin. Tabii bütün bunları yerken acıkma duygunuza göre davranmayı da ihmal etmeyin.

Kilo yönetiminin en azılı düşmanı; özel günler

Belki de birçoğumuz kararlılıkla başladığımız zayıflama sürecinde gideceğimiz bir davet, tatil veya bayram gibi günler için çok dertleniriz. Bir yanımız bu özel günlere katılmayı çok ister, bir yanımız kilo almaktan korktuğu için gitmek istemez.

Ama ben size, asla korkmayın diyorum. Eğer günlük yeme planlamanızı yapmayı başarırsanız hem bu özel günleri kaçırmamış olursunuz hem de kilo yönetimi işini kolaylıkla yapabilirsiniz.

İşte size özel günleriniz için çözüm önerileri:

Mümkün olduğu kadar bu davetlere çok aç gitmeyin. Çünkü çok aç gittiğinizde kendinizi kontrol etmeniz güç olur. Yemekten önce en azından bir sütlü kahve, ayran ya da yoğurt yemeyi alışkanlık haline getirin. Ne kadar aç gider, ne kadar yeme ihtiyacı duyarsanız o kadar çok yersiniz unutmayın.

Şimdi isterseniz böyle günlerdeki yeme planlamaları ile ilgili tavsiyelerime gelelim: Ben kendimden size örnekler vereyim. Siz de benim planıma bakarak kendi planınızı oluşturun.

EĞER SABAH KAHVALTISINA GİDİYORSAM; biliyorum ki sabah bir sürü ikramlık olacak, o nedenle öğlen ve akşam öğünlerini hafif tutmam gerekiyor. O nedenle kahvaltı masasına oturduğumda öncelikle sebze tarafına bir göz atıyorum. Tabağımın yarısını roka, tere, nane, maydanoz, semizotu, çeri domates, yeşil biber, salatalıkla dolduruyorum. Tabağımın geri kalan yarısına da bir çeyrek simit, küçük bir krep, yarım dilim kadar börek koyuyorum, karbonhidrat olarak... Et grubu olarak düşündüğümde bir dilim peynir alıyorum ama değişik peynir çeşitlerinden birer tatlı kaşığı. Böyle olunca hem bütün peynirlerin tadına bakmış hem de porsiyon kontrolümü yapmış oluyorum. Tabağıma ayrıca 2 yemek kaşığı kadar menemen, birkaç parça sucuk ve 2-3 tane de zeytin koyuyorum. Kahvaltımın sonunda tatlı olarak da 1 tatlı kaşığı bal ve 2 tane ceviz alıyorum.

Benim tabağıma bakan arkadaşlarım, "Ooo Ayça Hanım, Ayça Hanım, bayağı da iyi yiyormuşsunuz."☺ Ben de onlara, "Tabii tabii, biz sayarak yiyoruz, her şeyi yiyoruz, yemekten korkmuyoruz" diyorum. Yani herkesle beraberken ben de herkes kadar yiyorum ama sonrasında ikindi ve akşam öğünlerinde daha hafif yiyerek yeni kilo alımımı önlüyorum.

Daha sonraki öğünlerde ne yiyorum diye bakarsak; sabahki yediklerim çok tok tuttuğu için genellikle öğlen acıkmıyorum, o nedenle öğlen yemiyorum. İkindide acıktığımda sadece 1 fincan sütlü kahve içiyorum, akşam acıktığımda ise bir tabak haşlanmış sebze ve 1 kâse yoğurt yiyorum.

EĞER İKİNDİ ÇAYINA DAVETLİYSEM; ikindi çaylarında ikram edilen yiyecekler genelde karbonhidrat ağırlıklı olduğu için bu sefer sabah, öğlen ve akşamki karbonhidratlarımdan vazgeçip kendime şöyle bir günlük yeme planı oluşturuyorum:

Sabah kahvaltı olarak, 1 bardak süt ve 1 küçük muz yiyorum.

Öğlen yemeğinde 1 yumurta haşlıyorum veya 1 küçük kutu tonbalığı açıyorum. Yanına söğüş salata ve bir de 1 küçük kâse yoğurt koyuyorum. Bütün bunları yediğimde gördüğünüz gibi hiç karbonhidrat almamış olduğum ve biraz da protein ağırlıklı yediğim için davetli olduğum yere oldukça tok gidiyorum ve orada karbonhidrat haklarımı gönül rahatlığı ile kullanıyorum.

Davette tabağıma öncelikle sebze ve yoğurt ağırlıklı salatalardan alıyorum, tabağımın diğer kısmına da kontrollü olarak karbonhidrat değeri yüksek olan ikramlıklardan koyuyorum. Mesela 1 yemek kaşığı kısır, 1 yemek kaşığı patates salatası, 1 tane ince sarma, ½ dilim börek alıyorum. Ben tatlı sevmediğim için, tatlı yerine, yukarıda gördüğünüz gibi, tuzlu ikramlıkları alıyorum.

Akşam eve geldiğimde ise oldukça tok olduğum için sadece bitki çayı içiyorum. Gördüğünüz gibi bir öğünde fazlaca yiyorsam bir önceki ve bir sonraki öğünü daha hafif tutarak kendimi dengeliyorum.

AKŞAM YEMEĞİ DAVETLERİNDE NE YİYORUM DİYE BAKARSAK; akşam yemekleri genellikle yine tahıl ve et ağırlıklı olacağı için bu sefer sabah ve öğlenki haklarımdan kısıyorum. Mesela akşam kebapçıya gideceğim diyelim:

Sabah kahvaltıda, 1 fincan sütlü kahve, yanında 2-3 kuru kayısı yiyorum.

Öğlen yemeğinde, 4-5 yemek kaşığı zeytinyağlı bir sebze yemeği, yanına 1 küçük kâse yoğurt ve ½ dilim ekmek yiyorum.

İkindide, yemeğe gitmeden önce, 1 küçük kâse yoğurt ve 1 meyve yiyorum.

Gördüğünüz gibi akşam yemeğine kadar sadece ½ tahıl, 2 meyve ve 3 süt hakkımı kullanmış oluyorum. Et ve tahıl haklarım beni bekliyor akşam yemeği için.☺

Akşam yemeğinde kebapçıda ne ısmarlıyorum diye bakarsak; 1 küçük lahmacun, 1 çiğ köfte, 1'er yemek kaşığı –en yağsız mezelerden olan– haydari, patlıcan salatası ve acılı ezme alıyorum. Bunlarla ½ lavaş yiyorum. Eğer önden bu tür mezelerden yemişsem, et olarak yarım porsiyon –yağ oranı daha düşük olan– kuzu şiş, çöp şiş, bonfile veya biftek ısmarlıyorum. Yanında mevsim salatası yiyorum. İçecek olarak da kendime gerçek limon suyu sıkılmış doğal madensuyu alıyorum.

Eğer o akşam canım daha fazla et yemek istiyorsa, bu sefer önden yediğim mezelerden, lahmacun ve çiğ köfteden vazgeçip bir porsiyon et, salata, 1 lavaş yediğim oluyor. Burada en dikkat etmeye çalıştığım noktalardan biri de şu: Yağ oranı yüksek olan, kıymadan yapılan et yemekleri, mesela Adana, Urfa, döner, iskender, köfte sipariş etmiyorum. Hep ne eti olduğunu bildiğim etleri seçiyorum.

Tabii size verdiğim örnekler planlı günlerimde oluyor. Bazen de planlarımın istediğim gibi gitmediği günler oluyor. Mesela sabah peynir ekmek, öğlen kuru fasulye ve az pilav yiyorum, akşam sebze ve yoğurt yerim diye düşündüğüm halde kebapçıya gittiğim olabiliyor. O zaman bu durumda bir sonraki günü kurtarıyorum. Hemen KALSİYUM BESLENMESİ'ni yapıyorum.

Kalsiyum beslenmesi:
zayıflamaktan vazgeçmenin önüne geçen beslenme şekli

Aslında kilo vermekten vazgeçmemizin en sık nedeni, başaramama duygusudur. Azimle başladığımız ve günlük dengelemelerimizi yapabildiğimiz zayıflama serüveninde, gün gelir nefsimize yenilip aşırı miktarda yiyebilir ve hemen kendimizi başarısız hissedip, nasıl olsa ben yapamıyorum, en iyisi yiyeyim gitsin deriz ve belki de eskisinden daha çok yemeye başlarız.

Böylelikle de kilolar katlanarak artmaya devam eder. Aslında diyet listesi olmadan kişi beslenme planını kendisi oluştursa ve plana uymadığında ise ertesi öğün veya ertesi gün baştan başlamayı başarabilse kilolarından ömür boyu kurtulabilir. İşte bu ertesi gün baştan başlayabilmenin yolu kalsiyum beslenmesinden geçiyor.

Metabolizmamız için çok önemli bir mineral

Vücudumuz için en önemli elementlerden biri kalsiyumdur. Kalsiyum kemiklerimizin ve dişlerimizin ana maddesidir. Vücuttaki kalsiyumun % 99'u kemik ve dişlerde bulunur. % 1'i ise kanda ve yumuşak dokuda bulunur. Dolaşımdaki kalsiyumun başlıca görevi; kanın pıhtılaşmasını sağlamak, eklemleri ve kemikleri onarmak, kalp ritmini düzenlemek, sinir uyarılarının iletimini sağlamak, kasların kasılabilirliğini ayarlamak ve dokuların canlılığının sürdürülmesine katkıda bulunmaktır.

Vücut kalsiyum dengesini parathormon adını verdiğimiz bir hormon ile sağlar. Parathormon, boynumuzun hemen önünde, tiroit bezlerimizin arkasında yer alan paratiroit bezlerinden salgılanır. Vücut kalsiyumu az ise parathormon kalsiyum seviyesini yükseltmek için harekete geçer. Kalsiyum metabolizmasında böbrekler ve D vitamininin de önemi vardır.

Az kalsiyumun vücudumuza etkisi nedir?

Yeteri kadar kalsiyum almadığımızda, vücudumuz kan kalsiyum düzeyini ayarlamak için kemiklerimizden kalsiyum çalar. Bu da kemiklerimizin erimesine, dişlerimizin zayıflamasına, çürümesine ve dişeti hastalıklarının ortaya çıkmasına neden olur. Kalsiyum eksikliği devam ettiğinde, kaslarımızda kasılma bozuklukları, tekrarlayan kramplar ve kas ağrıları olur. Bununla birlikte tırnaklarımızda kırılmalar ve uyku bozuklukları da yaşam kalitemizi düşürür.

Yapılan bazı araştırmalar, kalsiyumu uzun süre çok fazla almanın da böbrek taşı riskini artırabildiği gösterilmiş. O nedenle böbrek taşı riski olanların günde 1.200 mg kalsiyumdan fazlasını almamaya özen göstermeleri doğru olacaktır.

Kalsiyum ve zayıflamak

Son zamanlarda yapılan araştırmalarda, kalsiyumun zayıflamaya yardımcı olduğuna dair kanıtlar var. Deneklerin bir kısmına yüksek kalsiyum içerikli düşük kalorili, diğer kısmına düşük kalsiyum içerikli düşük kalorili diyet uygulandığında, yüksek kalsiyum grubunun daha fazla kilo verdiği görülmüş. Özellikle ağırlık kaybının daha çok yağ kitlesinden olması da önemli. Kalsiyumun bu şekilde zayıflamayı kolaylaştırıcı etkisi, vücudumuz tarafından sentezlenen kalsitriol adlı hormon düzeyini dengelemesi ve vücudumuzdaki yağların depolanmasının azaltması şeklinde açıklanmaktadır.

Orta dereceli kalori kısıtlaması yapılan, az yağlı bir diyetin uygulandığı, kişiye özel beslenme programında, günde 3 bardak süt tüketimi yeterli olmaktadır. Sütün içindeki kalsiyumun zayıflamayı artırıcı etkisi diğer süt ürünlerinden bir miktar fazladır. Ancak süt yerine yoğurt, ayran, peynir tüketildiğinde de yağ yakımı hızlanmakta, kişilerde daha fazla doygunluk hissi oluşmaktadır.

İnsanın, günlük kalsiyum ihtiyacını karşılamak için ortalama 1000 mg kalsiyum alması gereklidir. Bu ihtiyaç gebelik ve süt verme döneminde 1500-2000 mg'a kadar çıkar.

En zengin kalsiyum kaynağı süt, yoğurt, ayran, peynir, hamsi, sardalye, somonbalığı, kuru baklagiller, badem, ceviz, brokoli ve ıspanak gibi yeşil yapraklı sebzelerdir.

Kalsiyum beslenmesini günlük yaşamda kullanma fikri

Bu diyet aslında kısmi vejetaryen bir diyettir. Bu diyette sadece et, tavuk, balık, yumurta yoktur, protein kaynağı olarak süt, yoğurt kullanılır. Ayrıca temel karbonhidrat kaynağı olarak ekmek, sebze ve meyve yenilebilir. Haftada iki gün sağlıklı bir beslenme şekli olarak benimsenebilir veya çok yenilen günlerde ertesi gün diyeti olarak düşünülebilir. Aynı zamanda, çok yediğiniz bir öğünden sonra kalan öğünlerinizde yine kalsiyum diyeti yapabilirsiniz. Haftanın diğer günlerinde kontrollü olarak et, tavuk, balık yediğinizde de genel sağlığınızda hiçbir etkilenme olmaz.

Dr. Ayça Kaya'nın kalsiyum diyeti

Sabah: 1 bardak süt, 4 yemek kaşığı yulaf ezmesi, 2 ceviz, 1 armut

Öğlen: 1 dilim ekmek, 5-6 yemek kaşığı etsiz sebze yemeği, 1 kâse yoğurt

Ara: 1 fincan sütlü kahve, 3 kuru kayısı

Akşam: 1 kâse mercimek çorbası, 5-6 yemek kaşığı etsiz sebze yemeği, salata, 1 kâse yoğurt

Bu liste kadınlar içindir. Erkekler miktarı iki katına çıkarabilir.

Çantanızdaki ilk yardımcınız olacak beslenme paketi

Çantanızda olması gereken ve açlık hissettiğinizde yardımınıza koşacak dörtlü acil yardım poşetinde şunlar bulunmalıdır: 4 ceviz, 2 yemek kaşığı beyaz leblebi, 4 gün kurusu kayısı, 10 badem. Bu poşeti cep telefonunuz gibi sürekli çantanızda taşıyın. Çok acıktığınızda sizi abur cubur yemekten kurtarır. Yanına bir bardak da ayran içerseniz bir öğün olarak bu bileşimi kullanabilirsiniz ve kalsiyumla metabolizmanızı çalıştırmış olursunuz.

Greyfurtlu ıspanaklı kalsiyum salatası

İşte size kalsiyum dolu çok güzel bir salata tarifi: Bu salatadan büyük bir tabak dolusu alabilirsiniz. Yanında 1 bardak ayran veya 1 kâse yoğurtla birlikte yiyebilirsiniz. Hem sağlıklı hem doyurucu bir öğün olur.

1 kilo ince kıyılmış ıspanak, ½ bağ yeşil soğan, ½ bağ maydanoz, 1 bardak ıslatılmış bulgur, 1 nar, 1 çay bardağı dövülmüş ceviz, küçük küçük doğranmış 1 greyfurt, 2 yemek kaşığı nar ekşisi, 1 limon suyu, 1 yemek kaşığı zeytinyağı.

İşte size verdiğim bu bilgiler ışığında, ben de yemeği çok kaçırdığım günlerde kalsiyum beslenmesini nasıl yapıyorum derseniz; sabah 1 bardak ılık süt, 2 yemek kaşığı yulaf ezmesi, 3 mürdümeriğiyle güne başlıyorum. Öğlen 1 dilim ekmek, 4-5 yemek kaşığı etsiz sebze yemeği, salata ve 1 kâse yoğurt yiyorum. İkindide 1 fincan sütlü kahve, yanına 3 kuru kayısı yiyorum. Akşam yemeği olarak da 1 kâse çorba, haşlanmış sebze, yoğurt ve salata yiyerek kendimden özür diliyorum.

Siz de kendi porsiyon ölçülerinizi nasıl ayarlayacağınızla

ilgili, ilk yazdığım kitap olan *Sayarak Zayıfla 5333*'ten faydalanabilirsiniz.

Özel davet günlerimizi ve yemeği çok kaçırdığımız günleri bu şekilde planlamayı başardık diyelim; gelelim geleneksel özel günlerimize...

Özel ayımız ramazan:
vücudunuzu oruç tutmaya hazırlayın

Oruç tutmak bütün dinlerin ortak paydalarından biridir. Şekil ve içerik olarak farklılıklar gösterse de tüm dinlerde vücudu arıtmanın bir yolu olarak görülür.

Oruç tutmanın vücuda çok fazla yararı vardır. Özellikle son yıllarda yapılan birçok araştırmada, canlıların yaşam süresini uzatmanın en iyi yollarından birinin, kalori kısıtlaması yapmak olduğu gösterildi. Bu açıdan baktığımızda, beslenme yetersizliğine yol açmayan kalori kısıtlamasına gitmek, doğrudan yaşam süremizi uzatıyor ve metabolik hastalıklara yakalanma riskimizi azaltıyor.

Oruç tutmak da bir tür kalori kısıtlaması yapmaktır aslında. Ancak biz kendi kültürümüzde orucu, manasını kaybederek tutuyoruz; şöyle ki, çoğu zaman sahura kalkmıyoruz ve iftarda kendimizden geçmişçesine pilavlar, börekler, etler, pideler ve çeşit çeşit tatlılar yiyerek orucun vücudumuza vereceği yararı yok edip kendimize zarar veriyoruz.

Özellikle oruç tutacağımız dönem yaz aylarına denk gelirse günler çok uzun ve çok sıcak olacağı için gerekli önlemleri baştan almayı bilmezsek birçok sağlık problemi yaşayabiliriz.

O nedenle siz siz olun, ramazan ayı başlamadan, daha sağlıklı oruç tutabilmek için vücudunuzu hazırlayın ve beslenme içeriğinizi biraz değiştirin.

- Her gün sekiz bardak su içmeye özen gösterin. Eğer su içmeyi sevmiyorsanız, su içmeyi sevmek için çeşitli yöntemler deneyebilirsiniz. 1 litre suyu bir sürahiye koyun ve içine taze meyve (çilek, elma, limon, nane) dilimleyin. Sürahiyi her zaman görebileceğiniz bir yere koyun ve vücudunuzu suya doyurun. Oruç tutmaya başladığınızda da, bunu alışkanlık haline getirdiğiniz için, iftarda ve sonrasında su içmeyi ihmal etmezsiniz.

- Her sabah muhakkak kahvaltı yapın. Kahvaltıda az yağlı peynir, haşlanmış yumurta ve bol domates, biber, salatalık gibi su oranı yüksek sebzeleri tercih edin. Bir hafta öncesinden başlayarak bu şekilde kahvaltı yapmaya alışırsanız, sahura kalkma ihtiyacı duyarsınız ve sahursuz oruç tutmamaya çalışırsınız.
- Özellikle akşam yemeklerini, oruca başlamadan önce daha hafif yemeye özen gösterin. Çorba, etli bir sebze yemeği, yoğurt ve ekmekten oluşan bir akşam yemeği hazırlayın. Ramazandan önce akşam yemeklerinizi bu şekilde yemeye başladığınızda, vücudunuz alışacağı için ister istemez iftarda ağır yemekler yiyemeyeceksiniz.
- Akşam yemeğinden sonra hiçbir şey yiyip içmeyin. Gece yatmadan üç saat önce besin alımını kesin. Akşam yemeğinden sonra yeme içme alışkanlığınızdan kurtulabilirseniz, iftardan sonra da bir şey yemez ve daha rahat bir mide ile oruç tutabilirsiniz.
- Çay, kahve tüketiminizi sınırlayın. Çünkü çay ve kahve vücuttan su atar. Yaz aylarında vücudun suya daha çok ihtiyacı olduğu için bu tür içecekler fazla tüketilirse susuzluk daha çok görülebilir. Özellikle oruç tutmaya başlamadan önce bu alışkanlıklarınızdan uzaklaşırsanız, ramazanda daha rahat edersiniz.
- Her gün yürüyüş yaptığınızda vücut direncinizi artırırsınız. Daha dayanıklı olursunuz. Kendinizi daha güçlü hissedersiniz. Ramazan ayında da yürüyüşlerinizi yapmaya devam edin. İftardan iki saat sonra yapacağınız en az yarım saatlik yürüyüş metabolizmanızı düzenler.

Oruç tutarken daha tahammüllü olabilmek için öneriler

Oruç tutarken çoğu zaman tahammül aralığımız daralıyor ve eskiden hiç tepki vermediğimiz birçok şeye sinirleniyor, tahammül edemiyoruz. Çoğu zaman bu durum şeker düşmesinden ve susuzluktan kaynaklansa da, bazı yiyeceklere sahurda ve iftarda daha çok yer vererek bu durumlara düşmekten kurtulabiliriz.

- Şeker oranı yüksek yiyecekleri sahurda yemeyin. Beyaz sofra şekeri katılmış yiyecekler, beyaz unla yapılmış pide, börek, kek, kurabiye ve pirinç sahurda tüketilirse vücut bunların içindeki şekeri çok hızlı kullanır ve gün içinde şeker düşmesini daha çok yaşayarak daha sinirli olursunuz.
- Şekeri yüksek yiyecekler sadece unlu yiyecekler değildir aslında. Çok masum gördüğümüz meyveler bağışıklık sistemimizi iyileştirir, içindeki lifler bağırsaklarımızın dostudur ancak unutmamak gerekir ki meyvenin içindeki şeker de bildiğimiz sofra şekerinin ikiz kardeşidir. Yani eğer meyve yerken porsiyon kontrolünü kaybederseniz, bu durum gün içinde şekerinizin daha çok düşmesine, hatta kilo almanıza neden olur. Meyve yiyecekseniz iftarla sahur arasında yemenizi tavsiye ederim. Meyveyi badem veya yoğurtla birlikte tüketirseniz metabolizmanızı çalıştırır ve daha uzun süre tok tutar. Ayrıca daha ekşi ve koyu renkli meyveler kan şekerini daha az etkiler.
- Sahurda akşamdan kalan yiyecekler tercih edilmemelidir. Çünkü iftar yemekleri yağlı, tuzlu ve bol karbonhidratlı olur, bu durumda gün içinde daha çok susarsınız ve daha tahammülsüz olursunuz. Sahurda illa ki kahvaltı yapın.
- Yoğurt ve süt iki mucize yiyecektir. İçeriğinde hem karbonhidrat hem protein hem de yağ vardır. O nedenle kan şekerini dengeler. Sahurda kahvaltı yapıp üzerine 1 kâse yoğurt yediğinizde gün içinde daha rahat olur ve daha az sinirlenirsiniz. Çünkü yoğurdun ve sütün içindeki laktik asit vücudu gevşetir.

İftar ve sahurda doğru bildiğimiz yanlışlar

Hem ibadet etmek hem de bedenimize sağlık kazandırmak istiyorsak, oruç tutarken beslenme yetersizliğine yol açmayacak şekilde bir kalori kısıtlaması yapabiliriz. Yıllardır, oruç tutarken yaptığımız bazı yanlışlar var.

Bu doğru bildiğimiz yanlışları beslenme yetersizliğine yol açmayacak şekilde düzeltmenin yolları:

Oruç tutmak akşama kadar aç kalıp iftar sofrasında bin bir çeşit yiyeceği yemek değildir. Bu ramazanda iftar sofralarımızı sadeleştirelim.

- ZENGİN BİR İFTARİYELİK TABAĞI İFTAR SOFRALARININ VAZGEÇİLMEZİDİR; YANLIŞ. İşe iftariyelik tabağından başlayalım. İftar için hazırlanan çeşit çeşit peynir, hurma, zeytin, salam, sosis, sucuk, pastırma, bal, kaymak ve tereyağı tabaklarını aynı anda sofraya koymayalım. Çünkü bunların birçoğu çok fazla tuz ve çok fazla yağ içerir. Tuz, su ihtiyacımızı daha çok artırır, yağ ise çok fazla kalori içerir. Her birinden birer lokma almak bile vücuda ciddi oranda kalori girmesine neden olur. Doğru iftariyelik tabağında adam başı 1 adet hurma, 1 zeytin, az tuzlu bir çeşit beyazpeynir, domates, salatalık ve yeşillikler bulunmalıdır.
- Başlangıç olarak çorba iyi bir seçimdir. Ancak yapacağımız çorbalar krema ve yağdan fakir olsun. Et suyu kullandığımız çorbalara ekstra yağ koymayalım. Sebze çorbaları, domates çorbası, yoğurt çorbası, ezogelin ve mercimek çorbası daha doğru seçimlerdir. Çorbaların içinde ayrıca et, kıyma veya tavuk kullanmamaya özen gösterelim. Et yemeğini ayrıca yapabiliriz. Çorbada porsiyon kontrolü yapmak önemlidir. Kadınlar için 1 kepçe, erkekler için 2 kepçe çorba yeterlidir.
- EN AZ 2 ÇEŞİT ETLİ ANA YEMEK OLMALIDIR; YANLIŞ. Ana yemek olarak 1 çeşit et, tavuk veya balık içeren bir yemek yapılabilir. Bu et yemekleri özellikle seb-

zeyle birlikte yapılırsa vücudun lif ihtiyacına da cevap verir. Ama et ve sebze yemeğini ayrı olarak yapalım diyorsak; et yemeklerinde seçimi fırında, ızgara veya haşlamadan yana yapmalıyız. Yanına bir çeşit az yağlı bir zeytinyağlı sebze yemeği de yapabiliriz. Kalori kısıtlaması açısından porsiyon büyüklüğü, kadınlar için bir avuç içi, erkekler için ise onun iki katı olabilir.

- HER SOFRADA PİDE OLMALIDIR; YANLIŞ. Ramazanın baş tacı pideyi de artık tahtından indirme zamanı geldi. Çünkü pide beyaz undan yapıldığı için hem kan şekerini hızlı yükseltiyor hem de porsiyon kontrolü yapmak zor oluyor. O nedenle esmer undan yapılmış ekmeklerden vazgeçmeyelim. Eğer ekmek yiyorsak da ayrıca pilav, makarna veya börek tüketmemeye özen gösterelim. İlla da pide diyorsanız, haftada 1 kezle sınırlayın. Porsiyon büyüklüğü, kadınlar için bir avuç içi, erkekler için ise onun iki katı olabilir.
- İFTARLARIN VAZGEÇİLMEZİ BÖREK, PİLAVDIR; YANLIŞ. Her sofranızda börek, pilav veya makarna olmasın. Bu tür yiyeceklerin karbonhidrat değeri çok yüksek olduğu için, çorba ve pideyle birleştiğinde vücuda ciddi kalori girmesine neden olur. Yapacaksanız da sadece bir çeşidini yapın ama bu tür yiyecekleri tükettiğinizde ayrıca ekmek, pide veya tatlı yememeye özen gösterin.
- SALATASIZ DA İFTAR OLUR; YANLIŞ. Yemekte mutlaka az yağlı bir mevsim salatanız olsun.
- YOĞURT GAZ YAPAR, İFTARDA YOĞURT YEMEYİN; YANLIŞ. Yoğurt, cacık veya ayrandan vazgeçmeyin. Bu yiyecekler hem protein açısından hem kalsiyum açısından zengindir. Metabolizmayı çalıştırır, harareti dindirir. Gaz yapmasın istiyorsak yemeklerde kimyon kullanabiliriz.
- TATLISIZ İFTAR OLMAZ; YANLIŞ. İftar sofralarınızda çeşit çeşit tatlı bulundurmayın. Yemekten bir iki saat sonra meyve yediğinizde hem tatlı ihtiyacınızı karşılarsınız hem de vücudunuza bol miktarda lif girer.
- ÇAY İFTARIN VAZGEÇİLMEZİDİR; YANLIŞ. Yemekten hemen sonra çay içmek, susuzluğunuzu derinleştirir.

Özellikle kansızlığı olanlarda demir emilimini önler. O nedenle ıhlamur, adaçayı, rezene gibi hafif bitki çayları içmek hem mideyi hem bedeni rahatlatır.

- AKŞAMDAN KALAN YEMEKLER SAHURDA YENİR; YANLIŞ. Sahura kalkılmalıdır; sahurda akşamdan kalma yemeklerden vazgeçin. Akşamdan kalan yemekler hem yağlı hem tuzlu olur. En ideali, kahvaltı yapmaktır. Kahvaltıda mutlaka haşlanmış yumurta, 1 dilim az yağlı peynir, domates, bolca salatalık, 1-2 dilim ekmek, 1 bardak yoğurt ve 2 kuru hurma tüketin. Yoğurt, peynir ve yumurta tok tutar. Domates, salatalık su ihtiyacınıza cevap verir. Hurma da lif içeriği nedeni ile tokluğunuza katkıda bulunur. Daha tahammüllü oruç tutmanızı sağlar.
- SAHURDA ÇAY İÇİLMEZSE ORUÇ TUTMAK ZOR OLUR; YANLIŞ. Sahurda çay ve kahve içmekten vazgeçin. Çünkü bu içecekler vücuttan su atar ve daha çok susamanıza neden olur. Sahurda 4 bardak kadar su içmeye özen gösterin.

Daha doğru yiyecekler, daha sağlıklı oruçlar

Eğer doğru yiyecekleri doğru miktarlarda tüketerek oruç tutmayı başarırsak hem ibadetimizi yapmış hem de vücudumuza sıhhat kazandırmış oluruz.

İşte sizlere daha sağlıklı oruç tutmak için daha doğru beslenmenin ipuçları:

- Oruç tutarken en dikkat etmemiz gereken nokta, yeterli miktarda su içmek olacak. Ramazan sıcak yaz günlerine geldiğinde, en çok suya önem vermek gerekiyor. Açlığa 40 gün dayanabilen vücut, susuzluğa sadece 7 gün dayanabiliyor. O nedenle, "İftarda ne yiyeceğim?"den ziyade, "Ne zaman ve ne kadar su içeceğim?" diye kafa yormak daha doğru. Benim tavsiyem, her gün en az 2,5 litre suyu içmeniz. Ortalama 10 bardak su demektir bu. İftar açarken 2 bardak, yemek sırasında 2 bardak, gece yatana kadar 4 bardak ve sahurda 2-3 bardak su içebilirsiniz. Susuzluğu artıran çay, kahve, limonata, şerbet, şekerli hazır meyve suları, tuzlu şalgam ve turşu sularından muhakkak uzak durun. Hele hele turşuları ve salamura yiyecekleri ramazan ayında asla sofranıza koymayın. Eğer tansiyon, kalp, böbrek rahatsızlığınız yoksa 2 şişe madensuyu da günlük terle kaybettiğiniz elektrolitleri yerine koyar.

- Beslenme yetersizliğine yol açmayacak bir kalori kısıtlaması yapmaya çalışıyorsanız, daha sade sofralar kurmaya özen gösterin. Mesela sofradan iftariyelik olarak bilinen sucuk, pastırma, çeşit çeşit peynir, kaymak, tereyağı, bal ve reçeli kaldırın.
- İftarda sofrada en fazla beş çeşit yiyecek olsun. 5 formülünden şaşmayın. Sofraya 1 çeşit çorba, 1 çeşit et yemeği, 1 çeşit sebze yemeği, salata ve yoğurt koymaya çalışın. Çeşit çeşit pilavları, makarnaları, börekleri mümkün olduğu kadar az yapmaya veya yapmamaya özen gösterin.

- İftarda muhakkak bir çeşit çorbanız olsun. Ancak mümkün olduğu kadar kremalı ve bol yağlı çorbalardan kaçının.
- Ramazanda kuru baklagillere sofralarda daha çok yer açmak gerekiyor. Kuru baklagiller hem protein hem karbonhidrat hem de lif açısından çok zengindir. Kendi yiyeceğiniz salatanıza haşlayarak 2 yemek kaşığı kadar nohut, kuru fasulye, yeşil mercimek, kuru barbunya, kuru börülce koyabilirsiniz. Benim tavsiyem, kuru baklagilleri haşlayın, buzdolabı poşetlerine pay ederek buzluğa koyun. Böylece her defasında vakit kaybetmemiş olursunuz. Haftada en az 3 gün kırmızı mercimek çorbası yapın. Diğer günlerde de yaptığınız çorbalara yine kırmızı veya yeşil mercimek ekleyebilirsiniz.
- Salatalar vazgeçilmeziniz olsun, her iftarda muhakkak salata tüketin. Salatalarınızı ızgara sebze, peynir veya kuru baklagillerle zenginleştirebilirsiniz. Ama yağ ve sos konusunda dikkatli olun. Adam başına 1 tatlı kaşığı hesabıyla zeytinyağı koyabilirsiniz. Bununla birlikte her salatanıza mutlaka, adam başına ½ limon hesabıyla taze sıkılmış

limon suyu koyun. Çünkü limonun içindeki C vitamini hem yemeğin içindeki demirin vücut tarafından kullanılmasını kolaylaştırır hem de metabolizmayı hızlandırır.

- Sebze yemeklerimiz baş tacımız. Her iftarda ister kıymalı ister zeytinyağlı, mutlaka 1 çeşit sebze yemeğimiz sofralarınızda olsun. Eğer kıymalı sebze yemeği yaptıysanız ayrıca et yemeği yapmanıza gerek yok. Sebzeler hem su oranı hem lif oranı yüksek yiyeceklerdir, midemizde ve bağırsaklarımızda hacim oluştururlar, hem tok tutarlar hem de bağırsakları çalıştırırlar.
- Yoğurt, ayran veya cacıksız bir iftar ve sahur sofrası olmasın. Çünkü bu yiyecekler protein, karbonhidrat, yağ ve kalsiyum açısından çok zengin yiyeceklerdir. Hem hararetinizi alır hem tok tutar hem de metabolizmanızı çalıştırır. Özellikle her sahurda 1 bardak yoğurt yemeye özen gösterin.
- Sofralarda ete mutlaka yer açmak gerekiyor. Proteinler doygunluk süresini uzatır, yani daha tok tutar. Kaslarımızın yapıtaşıdır. Özellikle kırmızı et B12 vitamini ve demir açısından çok zengindir. Haftada 3 gün kırmızı et, 3 gün balık, 1 gün de tavuk eti tüketin.
- Yumurta, sahurlarımızın vazgeçilmezi olsun. Haşlanmış, kayısı kıvamında bir yumurtayı eğer kolesterol probleminiz yoksa her gün, eğer kolesterol probleminiz varsa haftada 3 gün yiyebilirsiniz.
- Milli alışkanlıklarımız olan çaya ve kahveye dikkat edin. Özellikle sahurda içilen çay ve kahve, gün içinde kendinizi daha fazla susuz hissetmenize yol açar. İftardan hemen sonra içilen çay ve kahve vücuttan demiri atar. En iyi çay saati olarak, iftardan en az iki saat sonrayı benimseyin. Sahurda da ıhlamur, papatya, adaçayı gibi daha yumuşak bitki çaylarını tercih edin. Hem mideniz rahat eder hem de kendinizi daha az susuz hissedersiniz.
- Omega-3 oranı yüksek yiyeceklerin de damarları koruduğunu sinirleri gevşettiğini biliyoruz. Ceviz, fındık, semizotu, balık yağı bu yiyeceklerin başında gelir. Sahurda yapacağınız kahvaltıya ek olarak 3 bütün ceviz veya 10 badem

veya 5-6 fındık hem midenizin boşalma süresini uzatıp daha tok hissettirir hem de damarları yumuşatıp kolesterolü düşürür. İftar sofralarınızda bol yeşil yapraklı semizotu, ıspanak, maydanoz da bu açıdan faydalı olur.

- Çok masum gördüğümüz meyveler bağışıklık sistemimizi iyileştirir, içindeki lifler bağırsaklarımızın dostudur ancak unutmamak gerekir ki meyvenin içindeki şeker de bildiğimiz sofra şekerinin ikiz kardeşidir. Yani eğer meyve yerken porsiyon kontrolünü kaybederseniz, bu durum gün içinde şekerinizin daha çok düşmesine, hatta kilo almanıza neden olur. Meyve yiyecekseniz iftarla sahur arasında yemenizi tavsiye ederim. Meyveyi badem veya yoğurtla birlikte tüketirseniz metabolizmanızı çalıştırır ve daha uzun süre tok tutar. Ayrıca daha ekşi ve koyu renkli meyveler kan şekerini daha az etkiler.
- Sahurda akşamdan kalan yiyecekler tercih edilmemelidir. Çünkü iftar yemekleri yağlı, tuzlu ve bol karbonhidratlı olur, bu durumda gün içinde daha çok susarsınız ve daha tahammülsüz olursunuz. Sahurda illa ki kahvaltı yapın.
- Eğer beslenme yetersizliği yapmayacak bir kalori kısıtlaması yaparak oruç tutmak istiyorsanız her türlü sofra şekeri katılmış yiyeceği de (baklavalar, güllaçlar, sütlaçlar...) sofranızdan kaldırmanız gerekiyor. Kendinize, "Bu ramazanda hiç tatlı yemeyeceğim" diye söz verebilirsiniz.

İşte size sağlıklı bir ramazan geçirmenizi sağlayacak, beslenme yetersizliğine yol açmayan kalori kısıtlaması için günlük yeme planları:

Örnek 1

Sahur: 1 dilim esmer ekmek, 1 dilim beyazpeynir, 1 haşlanmış yumurta, domates, salatalık, yeşil biber, maydanoz, roka, tere, 1 bardak yoğurt, 3 bütün ceviz, 2-3 bardak su

İftar: 1 kâse çorba, 4-5 ev köftesi, 3 yemek kaşığı etsiz sebze yemeği, 1 kâse cacık, kuru baklagilli salata, 3-4 bardak su

Ara: 1 meyve, 1 çay kaşığı tarçın, 10 çiğ bademle yapılmış 1 meyveli yoğurt

Örnek 2

Sahur: 2 hurma, 1 haşlanmış yumurta (kolesterol problemi olanlar haftada 3 kez yiyebilirler), domates, salatalık, 1-2 dilim esmer ekmek, 1 bardak yoğurt veya ayran, 3-4 bardak su. Sıcak içecek olarak; rezene, ıhlamur veya adaçayı

İftar:1 hurma, 1 bardak su, 1 kepçe çorba, 1 dilim az yağlı peynir, domates, 5-6 yemek kaşığı kıymalı kabak yemeği, 1 dilim esmer ekmek, 1 kâse cacık ve salata

Ara: 1 şeftali veya 15 kiraz. Yatana kadar 6-7 bardak su

Örnek 3

Sahur: 2 dilim ekmek, 1 haşlanmış yumurta, 1 dilim peynir, domates, salatalık, biber, maydanoz, 1 şeftali veya 1 armut veya 1 bardak taze meyve suyu, 1-2 bardak su (çay içilmeyecek)

İftar: 1 kâse mercimek çorbası, 1 dilim ekmek, 5-6 yemek kaşığı etli patlıcan güveç, 1 kâse cacık, bol salata

Ara: 1 bardak süt veya ayran veya yoğurt, 1 büyük şeftali veya 4 kayısı

Şeker gibi bayramınız olsun ama şekeri az olsun

Bir aydır tuttuğumuz oruçtan sonra gelen bayram günlerinde birdenbire çok lezzetli yemeklerle karşı karşıya kalırız. İkramlar, ziyaretler, davetler derken, eğer dikkat etmezsek yediğimiz yiyecekler bünyemize ağır gelebilir ve çeşitli sağlık sorunları yaşayabiliriz.

İşte size daha sağlıklı bayramlar geçirmeniz için öneriler:

- Genellikle adı da kendi gibi şeker yüklü bu bayramda ilk yapacağınız değişiklik, bayram tatlısı olarak artık baklava yapmaktan vazgeçmek ya da miktarı çok az tutmak. Çünkü baklavayı incelediğimizde, şeker, un ve yağdan oluşan tam bir kalori bombası olduğunu görürüz. 1 baklava 1 dilim ekmeğe eşittir. 1 baklavayı eritebilmek için de en az on dakika tempolu yürümeniz gerekir. 3 baklava için yaklaşık otuz dakika yürümeniz gerekir. Bu kalori bombası tatlı evlerimizde tepsi tepsi yapılır ve bayram geçip gittikten sonra da yemeye devam edilir. O nedenle baklava yapmaktan vazgeçmek istemiyorsanız 1 tepsiden fazla yapmayın. Gittiğiniz yerlerde de bir gün içinde 3 dilimden fazla yemeyin. Esasında baklava yerine daha hafif olan sütlü veya meyveli tatlıları tercih edin. Hatta daha da iyisi, taze meyve ikram etmek ve yemek olacaktır.

- Evlerimize çikolatalar ve şekerlemeler almaktan vazgeçelim. Kapıyı çalan çocukların ellerine de bu şekerlemeler yerine taze meyve, mendil ya da cep harçlığı vermek daha uygun olacaktır. Böylelikle hem çocukların daha sağlıklı beslenmesine katkıda bulunursunuz hem de bayramdan kalan çikolataları ve şekerlemeleri kendiniz yememiş olursunuz.
- Bu bayramda suböreği yapmak ve ikram etmek de en yerleşik âdetlerimizden biridir. Hamuru ve yağı bol böyle bir börek yapmaktansa, sebzesi bol, hamuru ve yağı daha az olan sebzeli börekler yapmaya gayret edelim. 1 dilim suböreği yediğinizde 4 dilim ekmek ve 1 yemek kaşığı yağ yediğinizi unutmayın. Bu böreği yakmak için de yine en az yarım saat yürümeniz gerektiğini göz önünde bulundurun.
- Tansiyon, şeker, kolesterol ve kalp hastalarının da dikkatli olmasında fayda var. Yüksek karbonhidratlı ve yağlı yiyeceklerin porsiyon kontrolü yapılmaz ve fazla miktarda tüketilirse, tansiyon ve şekerde yükselme, bayılmalar, kalpte ritim bozuklukları ortaya çıkabilir. Bayram hastane acillerinde geçirilebilir. O nedenle daha az yağlı, daha az tuzlu ve daha az karbonhidratlı yemeye özen göstermek gerekir.
- Bayramı spor için de bir fırsat olarak görmeli ve güneşin fazla etkili olmadığı sabahın erken saatlerinde veya akşamüstü en az yarım saat, mümkünse, bir saat hareket etmeliyiz.

Bayramda kilo kontrolüne dikkat

Ramazan ayı boyunca değişen yeme şekline bağlı olarak, çoğu zaman vücut ağırlığında azalmalar ortaya çıkar. Ancak oruç döneminden sonra tekrar eski yeme şekline dönülmesiyle birlikte, verilen kilolar fazlasıyla geri alınabilir. Özellikle orucun hemen akabinde şeker bayramı bir ödül gibi gelir; adı şeker, kendi de şeker yüklü olan bu bayramda, verilen kilolar yavaş yavaş geri gelmeye başlar.

Özellikle yapımında fazla miktarda yağ, şeker ve un kullanılan hamurlu-şerbetli tatlılardan, kızartmalardan ve hamur işlerinden uzak kalmakta fayda var. Enerji değeri çok yüksek olan bu yiyecekleri bir gün içinde birkaç porsiyon tüketirsek, bel çevremizin genişlemesi muhakkaktır. Bel çevresi genişlemesi de başta insülin direnci, karaciğer yağlanması, tansiyon yükselmesi gibi metabolik hastalıkların ortaya çıkmasını kolaylaştırır. Birkaç noktaya dikkat ederseniz bayramda da kilo kontrolünü sağlayabilirsiniz.

Bayramda kilo almamak için birkaç öneri:

- Eş dost ziyaretlerine asla aç gitmeyin: Eğer aç giderseniz, ikram edilen yiyeceklerden iki kat daha fazla yiyebilirsiniz. İkramlar karşısında asla, "Ben diyet yapıyorum, rejimdeyim" cümlesini kullanmayın. Bu cümleyi kullandığınızda herkesin söz birliği yapmışçasına size yedirmeye çalıştığını görürsünüz. Siz de bir müddet sonra dayanamaz ve yersiniz. O nedenle, "Ben birazdan yiyeceğim" veya "Birazdan kendim alırım" deyin, o zaman hiç kimsenin yemeniz konusunda ısrar etmediğini görürsünüz. Siz de rahat rahat neyi ne kadar yiyeceğinize karar verirsiniz.
- Güne hafif bir kahvaltıyla başlayın: Gün içinde yaptığınız ziyaretlerde ikramlar olacaktır. Her ikrama hayır diyemeyeceğimiz için önlemi baştan almakta fayda var. O nedenle sabah kahvaltısını hafif yapın. 1 kâse yoğurt, beraberinde 1 mevsim meyvesi ve 3-4 bademle yapılan kahvaltı yeterli olur.
- Öğlen yemeğini acıktığınızda yiyin: Etli, peynirli veya tavuklu bir salata ile 1 bardak ayran içtiğinizde açlığınıza çok iyi bir cevap vermiş olursunuz. Burada dikkat edilecek nokta, bu salatanın yanında ekmek, pilav, makarna türü bir yiyecek yememektir.

- Öğleden sonraki bayram gezmelerinizde de ikram edilen yiyeceklerden 4 dilim baklava, 3 dilim börek, 2 dilim kek yerine; mümkünse bir porsiyon sütlü tatlı, 1 dilim börek ve 1 ince dilim kek tercih edilebilir. Tüketilen tatlı miktarının günde iki porsiyonu geçmemesine özen göstermek gerekir. Şeker hastaları, kalp hastaları, tansiyon hastaları bu yiyeceklerden uzak durmalıdır.
- Gün içinde gazlı içecekler, konsantre meyve suları, şekerli limonatalar yerine su, şekersiz meyve çayları, taze sıkılmış meyve suları ve ayran tüketmek daha iyi olur.
- Akşam yemeğini az yemenin faydası var: Gün içinde tüketilen ikramlıklardan sonra akşam yemeğini az yemek gerekir. 5-6 yemek kaşığı zeytinyağlı sebze yemeği ile 1 kâse cacık ve bir porsiyon meyve yemek yeterli olacaktır.
- Hareket etmenin kilo kontrolünde önemli bir yeri olduğunu da unutmamak gerekir. Bayram tatilini fırsat bilerek günlük aktivitemizi artırmak, yediklerimizi dengelemek açısından önemlidir.
- Oruç ve bayram döneminde aldığınız önlemler yeterli olmadıysa ve kilo artışınız devam ediyorsa, bu konuda muhakkak tıbbi yardım almanız gerekir.

Ramazanda ve bayramda vücuda iyi gelecek birkaç tarif

Mide rahatlatan soğuk çorba

Malzemeler: 1 çay bardağı haşlanmış aşurelik buğday, 2 su bardağı yoğurt, küp şeklinde doğranmış 3 salatalık, küp şeklinde doğranmış 1 salçalık kırmızıbiber, ½ demet nane, az tuz.

Yapılışı: Tüm malzeme karıştırılır. Taze nane yaprakları ile servis edilir. Özellikle yaz mevsimine rastlayan oruç günlerinde sahurda tercih edebilirsiniz. Susamayı azaltır ve gün içinde kendinizi daha tok hissetmenizi sağlar.

Tokluk salatası

Malzemeler: Küçük parçalara ayrılmış 4-5 brokoli, küp şeklinde doğranmış 2 havuç, 2 yemek kaşığı kırılmış ceviz, 2 yemek kaşığı kuru üzüm, 1 yemek kaşığı sirke, ½ limon suyu.

Yapılışı: Tüm malzemeyi karıştırılır. Çiğ olarak servis edilir.

Formda tutan kabak

Malzemeler: Yuvarlak doğranmış 4 kabak, jülyen doğranmış 1 kuru soğan, yuvarlak doğranmış 2 havuç, halkalar halinde doğranmış 2 kırmızı salçalık biber, halka halka doğranmış 3 domates, 5-6 diş kabukları soyulmuş sarmısak, 2 yemek kaşığı zeytinyağı, az tuz, toz kırmızıbiber.

Yapılışı: Çelik tencerenin en altına soğanlar, sonra sırasıyla havuçlar, salçalık biberler, kabaklar, en üste de domates ve sarmısak konulur. Kısık ateşte kırk dakika pişirilir. Piştikten sonra zeytinyağı ve tuz eklenir.

Hücre temizleyen yeşil iksir

Malzemeler: ½'şar bağ pazı, ıspanak, maydanoz, tere, 1 yeşil elma, 2 salatalık, kabuğuyla birlikte 1 limon, az taze zencefil.

Yapılışı: Tüm malzeme katı meyve sıkacağından geçirilir.

Yoğurt soslu muz tatlısı

Malzemeler: 4 muz, 1 bardak yoğurt, 2 yemek kaşığı bal, ceviz ve taze nane.

Yapılışı: 1 muz, 1 bardak yoğurt ve bal blendırda çekilir. Kalan 3 muz yuvarlak doğranır ve servis kabına alınır. Üzerine hazırlanan yoğurt dökülür. Ceviz ve nane yapraklarıyla servis edilir.

Sağlınızı kurban etmeyin

Toplumsal dayanışmanın en güzel örneklerinden biri, kurban bayramımızdır. Eğer kurban bayramında dikkatsiz beslenirsek birçok sağlık problemi yaşayabiliriz.

Geleneksel olarak bazı yörelerimizde kurbanın kesilmesiyle birlikte sabah kahvaltısı dahil neredeyse her öğünde yüksek miktarda et tüketilmesi çok ciddi sonuçlar doğurabiliyor.

Kurban bayramında sağlığınızı korumak, kilo kontrolünüzü elinizde tutup şişmanlamamak için alınabilecek önlemler:

- Koyun etinin yağlı kısmını ayırarak tüketin. Koyun eti daha yağlı olduğu için, yüksek kolesterolü, kalp-damar hastalığı olanlar, daha az yağlı olan dana etini tercih etmeliler. Biz genelde et tüketiminde danayı tercih ediyoruz, çünkü dana eti daha az yağlı bir ettir, sindirimi daha kolaydır. Özellikle çocuklara hazım açısından dana eti yedirilmesi daha iyi olur.
- Kurban etini dinlendirmeden yemeyin. Taze eti hemen tüketmek çeşitli sindirim problemlerine neden olabilir. Çünkü serttir, çiğnemesi ve hazmı zordur. O nedenle ilk gün mümkün olduğu kadar bundan kaçınmak iyi olur. İlle de tüketilecekse bunun kıyma olarak tüketilmesi daha yerinde olur. Parça eti en az yirmi dört, mümkünse otuz altı saat dinlendirmeliyiz.

- Kırk sekiz saat içinde tüketilemeyecek miktardaki etler ise, 250-300 gr'lık paketler halinde buzdolabı poşetlerine konularak daha sonra tüketilmek üzere derin dondurucuya kaldırılmalıdır.
- Mümkünse aile yemeklerini öğlen yemeği olarak organize edin. O günlerde sabah kahvaltısını tahıl gevreği, yoğurt ve meyve ile yapın. Öğlen yemeğinde 150-200 gr'ı geçmeyecek şekilde et tüketebilir, beraberinde bol salata ve biraz pilav yiyebilirsiniz. İçecek olarak, yüksek kalorili gazlı içecekler yerine taze sıkılmış meyve suları ve ayran iyi bir seçimdir. İkindi öğününde meyve yemek iyi olur. Akşam yemeklerinde muhakkak etsiz sebze yemeği ve yoğurt tüketmeye çalışın.
- Kurban etini pişirirken, haşlama, ızgara veya fırında pişirme yöntemlerini tercih edin.
- Mangal yapacaksanız (haftada 2'den fazla olmamalıdır), kömürün iyice yanmasını bekleyin ve etleri mümkün olduğu kadar kömürden uzak tutarak pişirin.
- Bayram yemeğinizi, kurban etinin yağsız tarafıyla pişirmeye dikkat etmelisiniz. Özellikle kavurma yapılırken etin içine içyağı, kuyruk yağı, tereyağı gibi yağlar konulmamalıdır. Et sadece kendi suyu ile pişecek şekilde kavurma yapılmalıdır.
- LİMON KURBAN ETİNİ HAZMETTİRİR. Kurban etini bol limon eklenmiş salata ve sebzelerle birlikte tüketirseniz hazmı kolaylaşır.
- Etle beraber taze sıkılmış meye suyu içmek hem et sonrası duyulan tatlı ihtiyacını azaltır hem de sindirime yardımcı olur. Tansiyon ve kalp hastalığı olmayan kişiler madensuyu içebilir.
- ETİN ÜSTÜNE ÇAY İÇMEYİN! Etin hemen üzerine çay-kahve içmek de etin içindeki demirin emilimini azaltır. O nedenle çayı veya kahveyi yemekten en az üç saat sonra içmek daha sağlıklıdır.
- Diyabet ve hipertansiyon hastaları dikkat! Kurban bayramında, günlük alınan protein miktarı normal hayata nazaran daha çoktur. Proteinlerin doymuş yağ oranları fazla

olduğu için yüksek kolesterolü ve kalp hastalığı olanlarda vücuda ekstra yük biner. Hipertansiyonu olan hastalarda, kavurmalarla birlikte fazla yağ ve tuz tüketimi kan basıncını çok artırarak hipertansif krizler, beyin kanamaları ve kalp krizleri gibi istenmeyen klinik durumlara yol açabilir. Ayrıca gut hastalarının da fazla protein alımı, protein metabolizmasının son ürünü olan ürik asit birikimine ve buna bağlı gut atağının ortaya çıkmasına neden olur. Bu üç grup hastanın, tükettiği et miktarını çok kısıtlı tutması iyi olur. Diyabet hastalarına gelince, eğer tansiyon ve yüksek kolesterol problemleri yoksa daha ılımlı et tüketebilirler. Diyabet hastalarının özellikle pilav, makarna, börek, kurabiye ve ekmek gibi karbonhidratlardan zengin yiyecekler konusunda dikkatli olmaları gerekir.

- EGZERSİZE ARA VERMEYİN. Kurban bayramı yeme içme ağırlıklı bir bayram olduğu için, kilo problemi yaşayanların bu konuda daha dikkatli olmaları gerekir. Büyük tatillere denk gelen bayraklarda, daha fazla aktivite yapmak kilo kontrolünü elde tutma konusunda da fayda sağlar.
- Günü en az 4 öğüne bölün. Özellikle ikramların bol olduğu akraba ziyaretlerine herkesten geç yani hayır denilemeyen yiyeceklerin ikramlarından sonra gitmek, hem ısrara maruz kalmayı önler hem de yiyeceklerin hepsini birden göz görmeyince gönül istemez.
- Kendi öğününüzü seçin. Mesela günde bir öğünü kendinize baz alın ve o öğünde diğer öğünlere göre sevdiğiniz yiyeceklere daha çok yer verin. Diğer öğünlerde ise acıktıkça meyve, yoğurt, ayran gibi nispeten daha düşük enerjili yiyecekleri tercih edin.
- Bir aile yemeği yapılacaksa, öğlen öğününü tercih etmek daha sağlıklı olur. Yemek öncesi çok teferruatlı kahvaltı yapılmadan, sadece meyve, yoğurt tüketilebilir. Öğlen yemeğinde et yemeği, salata, biraz pilav, börek ve cacık, ikindide de sütlü tatlı yenilebilir. Ama özellikle akşam yemeğinde çok ağıra kaçmadan, etsiz sebze yemeği, yoğurt ve meyve yemek daha iyi olur.

- Tatlıyı fazla kaçıranlar... Bayramda et yedikten sonra fazla proteini dengelemek için insanların canı tatlı çeker. Burada da kontrollü olmak çok önemlidir. Hamurlu-şerbetli tatlılardan ziyade sütlü tatlıları, dondurmaları veya kuru meyveleri tercih etmek daha iyi olur. Ama bu yiyeceklerde de porsiyon kontrolünü elden bırakmamak gerekir.
- Ayrıca bu yiyeceklere eğilimi azaltmak için eti tek başına değil, muhakkak 1-2 dilim ekmek veya 4-5 yemek kaşığı pilav, beraberinde bol salata ve taze sıkılmış meyve suyu ile yemek daha iyi olur. Bayramda özellikle meyve tüketimini artırmak, şekersiz bitki çaylarını günde 2-3 fincan içmek, bol yürüyüşler yapmak çok faydalı davranışlardır.

Kurban Bayramı'nda metabolizmayı çalıştıracak ve kilo verdirecek beslenme önerileri:

- Yoğun işgünlerinde çoğumuz güneş ışığına hasret kalıyoruz. Güneş ışığı deyip geçmeyelim, onda öyle bir vitamin var ki, vücudumuzu çalıştıracak bir benzin adeta. Sabahın ilk ışıkları ile yollara düşüyoruz, kapalı mekânlarda çalışıyoruz ve akşamın bir vakitlerinde tekrar yollara düşüp eve dönüyoruz. O nedenle gün ışığından yeteri kadar faydalanamıyoruz. Bu da metabolizmamızın yavaşlamasına neden oluyor. Depresyona karşı eğilime, kemiklerimizin erimesine, kaslarımızın yumuşamasına yol açıyor. Bunları düşünerek mutlaka güneş ışığından faydalanmaya çalışalım. Bu bayram tatilini fırsat bilelim ve kollarımızı ve bacaklarımızı, güneş kremi sürmeden, doğrudan güneş alabilmesi için yirmi dakika kadar güneşte tutalım. Bu arada yüzünüzü korumayı unutmayın, çünkü doğrudan güneşe maruz kalma yüzde güneş lekeleri oluşmasına neden olabiliyor. Koruyucu krem sürebilirsiniz veya yüzünüzü kapatabilirsiniz.
- Vücudumuza bayram yaptırmak için beslenmemize çok özen gösterelim. Özellikle kurban bayramında, proteinden zengin beslenmeye geçeriz. Zaten her gittiğimiz yerde kavurmalar, haşlamalar, kebaplar gibi etin bin bir türlüsü ile ağırlanırız veya biz misafirlerimizi ağırlarız. Eti çok fazla

tüketmek, eğer tansiyon, kolesterol, gut, kalp hastalığı gibi sorunlarımız varsa, bu hastalıkların şiddetlenmesine neden olur. Günlük tüketeceğimiz eti kısıtlamak için alacağımız birkaç önlem bu işte başarılı olmamızı sağlar. Örneğin bayram tatili boyunca kahvaltıda peynir, yumurta, sucuk, salam, sosis, pastırma gibi protein değeri yüksek gıdaları kısıtlayın. Onların yerine kahvaltılık gevrek, yulaf, müsli ve taze meyve yemeye özen gösterin. Eti öğlen yemeğinde tüketin. Akşam ise mutlaka sebze yemeği ile yoğurt yemeye çalışın. Bir öğünde bile buna dikkat etmek vücudunuzun aşırı protein ile kirlenmesini önlemeye yardımcı olur.

- Eğer kansızlık sorununuz varsa etin yanında mutlaka limonlu bir salata yiyin. Çünkü hem limonun hem de salatanın içindeki C vitamini demirin vücut tarafından daha iyi kullanılmasını sağlar. Etle birlikte yoğurt yemek veya ayran içmek demir emilimini azaltır. İçecek olarak taze sıkılmış meyve suyu tüketmek yine yüksek C vitamini ve yüksek demir emilimi sağlar. Etin üzerine hemen çay-kahve içmeyin. Bu durumda yine demir vücuttan atılır. Çay ve kahveyi eti yedikten en az üç saat sonra içmelisiniz.
- Eğer tansiyon, kalp, böbrek hastalığı ve kemik erimesi probleminiz varsa etin yanında tuz oranı yüksek yiyecek ve içecek özellikle tüketmemeye çalışın. Turşu, şalgam suyu, salamura edilmiş sebzeler ve tuzu yüksek ayranlar tansiyonu çok yükseltir ve bütün bayramı acil servislerde geçirmek zorunda kalabilirsiniz. Yüksek protein ve yüksek tuzu birlikte tüketmek de böbrek ve kemik erimesi olanlarda kemik erimesinin şiddetlenmesine neden olabilir.
- Kurban bayramında et tüketimi artar. Eğer yeteri kadar sebze, meyve yemez ve yeteri kadar su içmezsek kabızlık kaçınılmaz olur. Hele hele bir de şehir değiştirmiş isek bu durum en büyük problemimiz haline gelebilir. O nedenle lif oranı yüksek meyvelerden (armut, kivi, portakal, mandalina) en az üç porsiyon yemeye dikkat etmek gerekir. Etin yanında haşlanmış kabak, havuç, yeşil fasulye gibi lif oranı yüksek garnitürler koymayı alışkanlık haline getir-

meye çalışalım. Her gün en az 10-12 bardak su içmeye çalışalım. Ekmek olarak da tam buğday ekmeği veya etin yanında bulgur pilavı ilk tercih edilecekler olmalıdır.

- Özellikle mangalda etleri pişirirken çıkan kömür dumanının ve kömürün kendisinin kanserojen etkisi çok fazladır. Etleri hem kömür dumanından korumak hem de doğrudan kömürle temas ettirmemek gerekir. Etleri terbiye ettiğinizde, kömürden gelen zararlı maddelerin ete nüfuz etmesini önlersiniz. Aynı zamanda eti terbiye ederken yağ kullanmaz ve etin yağlarını da iyice temizlerseniz, mangal sırasında duman oluşumunun önüne geçersiniz. Bu da dumandan vücudunuza girecek kanserojen maddelerin azalmasını sağlar. En iyi terbiye malzemesi olarak yoğurt suyu, soğan suyu ve domates salçasını tavsiye ederim.

HER GÜN ET YEMEK İSTEYENLER

(Bayramın birinci ve ikinci günü)

Sabah: 3-4 yemek kaşığı kavurma et, bol limonlu domates, salatalık, biber, 2 dilim ekmek

Öğlen: 1 dilim ekmek, 150-200 gr ızgara yağsız köfte, salata, yarım porsiyon sütlü tatlı

İkindi: 1 dilim sebzeli börek ve 1 bardak ayran veya 1 fincan sütlü kahve, yanına 3 kuru kayısı

Akşam: 1 kâse çorba, 2 avuç büyüklüğünde fırında et, bol salata, 1 bardak taze sıkılmış meyve suyu

SABAH KAHVALTIDA ET YEMEK İSTEYENLER

Sabah: 4-6 yemek kaşığı kavurma, 2 dilim ekmek, bol limonlu domates, biber, maydanoz

Öğlen: 1 dilim ekmek 5-6 yemek kaşığı sebze yemeği, salata

İkindi: 1 sütlü tatlı

Akşam: 1 kâse çorba, 1 kâse cacık, 1 büyük elma

ÖĞLEN ET YEMEK İSTEYENLER

Sabah: 4 yemek kaşığı müsli, 1 bardak süt, 1 muz

Öğlen: 250 gr fırında veya haşlanmış et, bol salata, 1 bardak taze sıkılmış meyve suyu

İkindi: 1 bardak ayran, 2 grisini.

Akşam: 2 dilim tahıllı ekmek, 6 yemek kaşığı etsiz sebze yemeği, 1 kâse cacık, salata

AKŞAM YEMEK İSTEYENLER

Sabah: 2 dilim ekmek, 1 dilim peynir, domates, salatalık, biber

Öğlen: 1 dilim ekmek,5-6 yemek kaşığı etsiz sebze yemeği, 1 kâse yoğurt

İkindi: 1 kâse yoğurt, 1 büyük armut veya elma

Akşam: 4-5 yemek kaşığı pilav, 200 gr fırında sebzeli et, haşlanmış sebze, salata, 1 kâse yoğurt

HER ÖĞÜN ET YEMEK İSTEYENLER İÇİN ERTESİ GÜNKÜ DENGELEME DİYETİ

Diyelim ki kendinizi tutamadınız bütün öğünler et yediniz, işte size ertesi gün diyeti!

Sabah: 1 bardak süt, 4 yemek kaşığı yulaf ezmesi, 1 küçük muz

Öğlen: 2 dilim ekmek, 5-6 yemek kaşığı zeytinyağlı sebze yemeği, salata, yoğurt

İkindi: 1 fincan süt içine az kahve, ½ paket diyet bisküvi, 3 kuru kayısı

Akşam: 1 dilim ekmek, 1 kâse çorba, 4-5 yemek kaşığı zeytinyağlı sebze yemeği, cacık

EN SAĞLIKLI KURBAN ETİ YEMEK TARİFLERİ

Bu yıl kurban kavurmanızı sebzeli yapın

Sebzeli kurban kavurması

Malzemeler: 1 kg kurban eti, 2 soğan, 6 yeşil biber, 3 kırmızı salçalık biber, 2 pırasa, 2 havuç, 3 domates, bol maydanoz, kırmızıbiber, karabiber

Yapılışı: Küçük küçük doğranmış etler, suyunu çekene kadar, ince doğranmış pırasa, soğan ve küçük küçük doğranmış havuçla birlikte pişirilir.

Sebzeli etli kat kat güveç

Malzemeler: 2 patlıcan, 200 gr yeşil fasulye, 1 büyük soğan, 2 patates, 2 havuç, 2 kabak, 6 domates, 8-10 diş sarmısak, 4-5 yeşil biber, 1 kg et, 1 yemek kaşığı biber salçası, tuz, kırmızıbiber

Yapılışı: Etler tencerenin en altına konur, biber salçası ve kırmızıbiber ile ovulur, üzerine sırasıyla hepsi halka halka doğranmış soğan, havuç, patlıcan, patates ve kabaklar konur, soyulmuş sarmısaklar, yeşil biberler ve küp küp doğranmış domatesler ilave edilir, kısık ateşte bir buçuk saat pişirilir.

Tencerede patlıcan kebabı

Malzemeler: 1 kg az yağlı kıyma, 1 soğan, 1,5 kg patlıcan, ½ kg domates, 250 gr yeşil biber, 12 diş sarmısak, tuz, kırmızıbiber, karabiber

Yapılışı: Kıymayı rendelenmiş soğan suyu, karabiber, kırmızıbiber ve tuzla yoğurup küçük köfteler yapın. Patlıcanları pijamalı soyup halka olarak 3 cm'lik parçalar halinde kesin, on dakika tuzlu suda beklettikten sonra suyunu iyice sıkın ve yatay bir tencerede 1 patlıcan, 1 köfte şeklinde yuvarlak olarak dizin. Dizme işi bittikten sonra üzerine rendelenmiş domates, doğranmış sarmısak ve yeşil biberleri ekleyerek, kısık ateşte bir saat pişirin.

Ispanaklı narlı denge salatası

Malzemeler: 1 kg ince kıyılmış ıspanak, ½ bağ yeşil soğan, ½ bağ maydanoz, 1 bardak ıslatılmış bulgur, 1 nar, 2 yemek kaşığı nar ekşisi, 1 limon suyu, 1 yemek kaşığı zeytinyağı

Yapılışı: Islatılmış bulguru ince kıyılmış yeşil soğan, nar ekşisi, zeytinyağı ve limon suyu ile iyice yoğurun. Sonra kıyılmış ıspanak, maydanoz ve narları ekleyerek harmanlayın.

Etli zayıflatan salata

Malzemeler: 150-200 gr haşlanmış veya fırınlanmış parça et, karabiber, 1 bağ maydanoz, 4 közlenmiş kırmızıbiber, 1 limon, 1 tatlı kaşığı zeytinyağı, 1 yemek kaşığı nar ekşisi, 1 tatlı kaşığı tuz.

Tok tutan salata

Malzemeler: 250 gr haşlanmış karnabahar, 250 gr haşlanmış brokoli, 3 haşlanmış havuç, 1 kâse sarmısaklı yoğurt

Eti yumuşacık yapacak terbiye tarifi

Malzemeler: 1 bardak yoğurt suyu, 1 rendelenmiş soğan, ½ yemek kaşığı zeytinyağı, karabiber, kekik

Ete en çok yakışan 4 baharat: kırmızıbiber, kırılmış karabiber, kekik, biberiye.

Özel günler

Yılbaşını kilo almadan atlatmanın yolları

Yılbaşı, hepimiz için özel bir gündür. Ancak ne yazık ki bu özel günün anlamını yemeye, içmeye yüklüyoruz.

Günlük hayatımızda tüketmediğimiz kadar yüksek enerjili yiyecekleri ve içecekler tüketiyoruz. Durum böyle olunca hem kilo alıyoruz hem de ertesi gün, çeşitli mide-bağırsak sistemi rahatsızlıkları, baş ağrısı, baş dönmesi, bulantı-kusma problemleri yaşayabiliyoruz. O zaman ne yapalım da hem yiyip içelim hem kilo almayalım hem de bu tür rahatsızlıkları yaşamayalım?

İşe yılbaşı akşam mönüsünü planlayarak başlayın. Geleneksel olarak pişirilen hindi ve pilav ikilisi oldukça masum yiyeceklerdir. Fırında pişirilmiş hindinin derisiz kısmından el büyüklüğünde bir porsiyon, 4-5 yemek kaşığı pilav ve beraberinde salatayı ana yemek olarak tüketebilirsiniz. Ancak genelde yılbaşı gecesi problemler mezelerden, tatlılardan, içkilerden ve kuruyemişlerden kaynaklanır. Meze olarak sebze ve yoğurt ağırlıklı kereviz, patlıcan, acılı ezme, haydari gibi salataları yiyebilirsiniz. Mayonezli ve kızartılarak yapılan mezelerden uzak durmaya dikkat edin. İçecek olarak taze sıkılmış meyve suları, ayran, madensuyu, şekersiz bitki çayları tercih etmeniz yemek sindiriminizi kolaylaştırır. Alkollü içki almak isterseniz, alkol oranı daha düşük olan bira veya şarap tercih etmek, 2 kadehi geçmemek, hem daha az kalori almanıza neden olur hem de ertesi gün semptomlarını daha az yaşarsınız.

Yılbaşı akşamlarının vazgeçilmezi hindi eti oldukça sağlıklı bir ettir. Protein değeri yüksek, kolesterol değeri düşüktür. Vitamin ve mineraller açısından zengindir. Aslında sadece yılbaşı gecelerinde değil günlük yaşantımızda da hindi etini daha sık kullanmak sağlık açısından faydalıdır.

İşte size günlük yaşamınızda uygulayacağınız hindi tarifleri:

Hindili salata

Malzemeler: 400 gr hindi göğüs eti, 1 su bardağı haşlanmış bulgur, 2 orta boy nar, 1 avuç kıyılmış maydanoz, nane, yeşil soğan, 1 avuç ceviz
Sos için: 2 yemek kaşığı zeytinyağı, 1 limon suyu, 1 tatlı kaşığı balzamik sirke

Yapılışı: Hindiyi ızgarada pişirip küçük dilimlere bölüyoruz. Haşladığımız bulguru, 1 narı ve diğer malzemelerin hepsini karıştırıyoruz. Sosu ilave edip tekrar karıştırıyoruz.

Fırında hindi

Malzemeler: 500 gr dilimlenmiş hindi göğüs eti, 3-4 diş sarmısak, ½ soğan, 1 çay kaşığı karabiber, 1 çay kaşığı kırmızı toz biber, 2 yemek kaşığı zeytinyağı, 1 su bardağı yoğurt

Yapılışı: Bir kapta hindi, yoğurt, dövülmüş sarmısak, kırmızıbiber ve karabiberi karıştırıp marine ediyoruz. Fırın poşetine ince doğranmış soğan ile marine edilmiş hindi göğüs etini koyup 200 derece fırında yaklaşık bir saat pişiriyoruz.

YILBAŞI GÜNÜ GÜNLÜK YEME PLANI

Sabah: 1 su bardağı az yağlı süt, 2 yemek kaşığı yulaf ezmesi, 3 kuru kayısı

Öğlen: 1 kâse çorba, salata

İkindi: 1 kâse yoğurt, 2 mandalina, 10 badem

Akşam: 1 el büyüklüğünde tavuk, balık veya köfte, 4 yemek kaşığı pilav, 1 yemek kaşığı haydari, 1 yemek kaşığı patlıcan ezmesi, 1 yemek kaşığı acılı ezme, 1 yemek kaşığı yoğurtlu havuç salatası, bol mevsim salatası

Ara: 1 avuç çerez, 1 dilim büyüklüğünde sütlü tatlı

İçecek tercihleri: Madensuyu, taze sıkılmış meyve suyu, ayran, light içecekler...

- Yılbaşı gecesi çok yenilip içildiyse ertesi gün için alınacak bazı önlemler bünyeyi rahatlatır.
- Kahvaltıyı hafif tutun. Peynir, ekmek ve yumurtalı klasik bir kahvaltı yerine, 1 bardak az yağlı süt ile 1 küçük muz ya da güzel bir meyve salatası ile 4-5 fındık veya badem yiyerek daha hafif bir kahvaltı yapın. Bu şekildeki bir kahvaltı mideyle ilgili semptomları azaltır.
- Kahvaltı sonrası açık havada yapılacak kırk beş dakikalık bir yürüyüş metabolizmanın canlanmasını sağlar.
- Acıkıldığında yenilecek öğlen yemeğinde etsiz bir sebze yemeği ile bir kâse cacık tercih edilebilir.
- Gün boyu bol bol su, sade madensuyu ve şekersiz bitki çayları içilebilir.
- Akşam yemeğinde çorba, salata ve meyve.

YILBAŞININ ERTESİ GÜNÜ İÇİN ÖRNEK YEME PLANI

Sabah: 2 dilim ananas, 2 dilim portakal, 1 kivi, ½ elmadan oluşan meyve salatasıyla birlikte 5 badem

Ara: 1 fincan vücut dinlendirici çay

Öğlen: 1 kâse ertesi gün çorbası, salata ve yoğurt

Ara: 1 bardak arındırıcı limonata, 2 grisini

Akşam: 1 kâse ertesi gün çorbası, bol limonlu salata ve 1 kâse yoğurt

Ara: 1 fincan vücut dinlendirici çay

Gün içinde mutlaka bir saat açık havada yürüyüş yapmaya özen gösterin ve 2,5 litre su için.

Ertesi gün çorbası

Malzemeler: ½ kereviz, 4 yaprak lahana, 1 havuç, 1 dilim balkabağı, 1 tutam ıspanak, 1 yemek kaşığı bulgur, 1 yemek kaşığı kırmızı mercimek, 1 yemek kaşığı yeşil mercimek, 1 bardak süt, 5 bardak su

Yapılışı: Bütün malzemeler çiğ halde suya koyulup pişirilir. Pişince blendırdan geçirilir, az tuz, 1 bardak süt ve 1 yemek kaşığı zeytinyağı ilave edilir. İsteğe göre baharatlar konarak servis edilir.

Arındırıcı limonata

Malzemeler: 1 şişe madensuyu, ½ limon, 1 havuç, 1 yeşil elma, 1 kivi

Yapılışı: Havuç, elma ve kivi katı meyve sıkacağıyla sıkılır. 1 şişe madensuyuna karıştırılır, ½ limon suyu ilave edilir. İstenirse üzerine taze nane eklenir.

Yılbaşı cipsi

Malzemeler: 2 yufka, 2 yemek kaşığı lor peyniri, kekik, kırmızıbiber

Yapılışı: 1 yufka serilir, üzerine kekik, kırmızıbiber ve lor peyniri karışımı sürülür. Küçük kareler halinde kesilir, yağlı kâğıtta fırın tepsisine konur, 200 derecede yirmi dakika pişirilir.

Vücut dinlendirici çay tarifi

Malzemeler: 1 tutam ıhlamur, 3 dilim yeşil elma, bir parça rulo tarçın, 1 tatlı kaşığı bal

Yapılışı: Elmalar ve rulo tarçın birlikte beş dakika kaynatılır, son bir dakikada da ıhlamur atılıp üstü kapatılır, içerken içine 1 tatlı kaşığı bal ilave edilir.

Kilo aldırmayan yılbaşı çikolatası

Malzemeler: 1 kırmızı elma, 2 limon lifli diyet bisküvi, 2 tatlı kaşığı kakao, 1 yemek kaşığı hindistancevizi

Yapılışı: Elma rendelenir. Kısık ateşte hafifçe pişirilir, elma sulanınca içine bisküviler ufalanıp, kakao ilave edilir. Karışımdan yuvarlak toplar yapılır, bu toplar hindistancevizine bulanır ve servis edilir.

14 Şubat sevgililer gününde sevgiliye "sağlıklı" romantik masa

"Sevgi" dünyanın en güzel kavramıdır. Sevmeye başladığınızda daha fazla sevginin size geri döndüğünü göreceksiniz. William Shakespeare'in dediği gibi: "Sevgi ektiğimiz yerde, sevinç büyür."

Bu anlamlı günde ne sağlığınızdan ne de hoş vakit geçireceğiniz akşam yemeğinizden vazgeçin. Sadece dengeli ve doğru tercihler yapın. Unutmayın ki doğru seçimler sağlıklı bir yaşama sebep olur. Sevgililer gününde sağlıklı beslenerek hem kendinizin hem de sevdiğiniz insanların bedenine iyilik yapabilirsiniz.

Sevgililer gününde sevdiğinizle sağlık dolu bir gün geçirmenin yolları:

- Sevdiğinizle birlikte daha sağlıklı ve daha mutlu bir gün geçirmek istiyorsanız öncelikle günlük beslenmenize çok dikkat etmeniz gerekiyor.
- Genelde kutlama akşam yemeğinde olacağı ve o yemekte daha kuvvetli yeneceği için önceki öğlen ve sabah öğününü hafif tutmakta fayda var.
- Güne yulaf, yoğurt ve 1 elmadan oluşan bir kahvaltı ile başlayın. Öğlen yemeğinde zeytinyağlı bir sebze yemeği ve yoğurttan oluşan hafif ve dengeli bir öğünle devam edin. Akşam yemeğine çıkmadan önce içeceğiniz 1 fincan kahve hem akşam yemeğinizde iştahınızı kontrol altına alır hem de metabolizmanızı canlandırır.
- Akşam yemeğinde ise restoranda yemek yerine evde yemeyi tercih etmeniz daha sağlıklı olur. Çünkü restoranda ısmarladığınız yiyeceklerin hem miktarı daha fazladır hem de daha yağlı oldukları için bütün gece hazımsızlık ve rahatsızlık duymanıza neden olabilir.
- Restoranda yemek yemeyi tercih ederseniz de ya yemekten önce yenilen mezelerden vazgeçip sadece ana yemeği yiyin ya da sadece yemek öncesi mezeleri yiyip ana yemekten vazgeçin.

- Alkol oranı yüksek olan rakı, viski gibi içeceklere mesafeli olmakta fayda var. Sonrasında baş ağrısı ve mide bulantısı yüzünden geceniz mahvolabilir. İlla alkollü içecek almak isterseniz sadece kırmızı şarap içebilirsiniz. Bununla birlikte eğer tansiyon ve kalp hastalığınız yoksa yemek sırasında 1-2 şişe sade madensuyu içmeniz yediğiniz yiyecekleri daha kolay hazmetmenizi sağlar.
- Sevgililer günü aşk günü, aşkın belirteci kalp ve kalp sağlığının bir numaralı yiyeceği de balık olduğu için siz siz olun, 14 Şubat akşamı ana yemek olarak balık yiyin. Fırında, ızgara ya da buğulama olarak tercih edeceğiniz balığın yanına bol salata tüketmeyi ihmal etmeyin.
- Afrodizyak etkili olduğu bilinen bal, zencefil, incir, kırmızıbiber, çilek, fındık, vanilya, muz, kakao gibi yiyeceklere sofranızda daha çok yer açın.
- Sevgilinizle birlikte çıkacağınız akşam yemeğinden önce, gün içinde açık havada yaklaşık bir saatlik bir yürüyüş yapmayı ihmal etmeyin. Açık havada yapacağınız bir saatlik yürüyüş hem metabolizmanızı canlandırır hem de vücutta endorfin düzeyini yükselterek o gün içinde kendinizi daha mutlu ve enerjik hissetmenizi sağlar.

Sadece sevgililer gününde değil bütün hayatınız boyunca kalbinizden sevgi, yüzünüzden gülümseme, sofranızdan sağlıklı yiyecekler eksik olmasın.

En sevdiğimiz ve en korktuğumuz dönemlerimiz tatillerimiz

Her ne kadar tatil denince ilk aklımıza gelen dinlenmek, eğlenmek, rahatlamak olsa bile bir yandan da kilo alma endişesi yaşarız. Açık büfede birbirinden lezzetli görünen börekler, kızartmalar, etler, tatlılar en dirayetli denilebilecek insanları bile çoğu kez baştan çıkartmada etkili olur. Bununla birlikte, deniz kenarına gidilse bile, yüzmek yerine şezlongda güneşlenmek tercih edildiği için kilo alımı kaçınılmaz olur.

Tatilde kilo almamak için her şeyden önce doğru tatil planı yapmak daha uygun olur. Örneğin sürekli uyaranların olduğu, açık büfe ve her şey dahil konseptli oteller yerine, butik otelleri veya sadece oda-kahvaltının ücrete dahil olduğu konaklama yerlerini tercih etmek daha doğru olur.

Tatili aktiviteyi artırmak için bir fırsat olarak da değerlendin. Bütün gün şezlongda güneşlenmek yerine, bol bol yüzmek, plajda top oynamak, sörf, yelken, dalma gibi su sporlarını yapmak veya bunları öğrenmeye çalışmak da çok etkili kilo kontrol yöntemleridir.

Her şey dahil konseptinde bir otele gidiyorsanız yanınıza muhakkak spor ayakkabılarınızı ve spor çoraplarınızı almayı unutmayın. Çünkü bu otellerde mutlaka *fitness* merkezleri, basketbol sahaları, tenis kortları vardır. Siz de en azından günde bir saatinizi spora ayırabilirsiniz.

Tatilde yeme içme alışkanlıkları da tümden değişir. Normal hayatta yenilmeyen yiyecekleri sürekli görmek, ister istemez onlara olan ilgiyi artıracaktır. Özellikle "her şey dahil" konseptli otellerde mantılar, gözlemeler, tatlılar, patates kızartmaları, hamburgerler, dondurmalar sürekli gözünüzün önündedir. Bu tür yiyeceklerden uzak durabilmenin en etkili yolu, bunları görmemektir. Yani bu tür gıdaların olduğu bölümlere gitmeyin. Unutmayın ki, göz görmezse gönül istemez.

Öğün planlarını da baştan yapmak daha doğru olur. Acıkmadan, sırf saati geldi diye yemek yemek doğru olmaz. Üç ana öğünü dolu dolu yemek yerine, kendinize günde en keyif alacağınız bir öğünü belirleyin. Diyelim ki akşam yemeğinde uzun oturmayı seviyorsanız, sabah kahvaltısını hafif tutarak güne başlayabilirsiniz. Sabah kahvaltı öncesi otelin *fitness* salonunu ziyaret edin ve güne güzel bir koşu ile başlayın. Spor sonrası kahvaltıyı süt ve meyve yiyerek hafif tutun. Daha sonra doğru plaja, harekete... Bol bol denize girin ve yüzün. Öğlen yemeğinde daha çok zeytinyağlı ve yoğurtlu salataları tercih edin. Pilavlardan, kızartmalardan, makarnalardan ve tatlılardan uzak durun. İkindi çayında yağsız yarım gözleme ile ayran içebilirsiniz. Akşam yemeğinde ise et, salata yiyebilir ve dilediğiniz bir içecekten 1 bardak içebilirsiniz.

Çok sık yolculuk yapıyorum bahanesi yok artık

Birçoğumuz yolculuğa çıkacağımız zaman endişeleniriz. Özellikle tansiyon, kalp, şeker hastalıklarımız var ise ya da kilo vermek için çabalıyorsak, seyahatimiz sırasında sağlığımızın bozulacağından korkar ya da kilo alacağımızı düşünerek mutsuz oluruz.

Uzun süren yolculuklar sağlıklı beslenmemize engel olmamalıdır. Bulunduğumuz ortamda en iyisini her zaman yapabileceğimizi bilelim. Böyle durumlarda pratik ve sağlıklı tercihler yapabiliriz. Böylelikle uzun süren seyahatlerde yaşayabileceğimiz baş ağrısı, vücutta şişlikler, yorgunluk, kan şekeri dalgalanmaları veya tansiyon düşüp yükselmeleri gibi sağlık problemlerine karşı da önlem almış oluruz.

Öncelikle seyahat öncesi beslenmeye önem vermek gerekir. Yolculuğa çıkmadan önce hafif besinler tüketilmelidir. Ayrıca çok tok veya tam tersine çok aç kalmamak gerekir.

Eğer yaşınız 45-70 arasında ise, şeker hastalığınız veya tansiyon hastalığınız var ise ya da kilo almaktan korkuyor ve seyahat sırasında bir sağlık problemi yaşamak istemiyorsanız işte size alacağınız önlemler:

- Seyahatten önce yapacağınız besin değeri yönünden güçlü bir kahvaltı sizi uzun süre tok tutacaktır. Kan şekeri dalgalanmalarınızın ve tansiyon atağı yaşamınızın önüne geçecektir. Bunun için ise yapacağınız şey; beyaz ekmeğe sandviç veya ayaküstü yenen poğaça, açma, börek gibi karbonhidrat ağırlıklı besinler içeren bir kahvaltı yerine, daha çok protein ağırlıklı bir kahvaltıyı seçmek olacaktır. Örneğin, yumurta, peynir, domates, salatalık ve tam buğday ekmeğinden oluşan bir kahvaltı en güzel seçenektir. Doyma hissini artırır ve günün diğer saatlerinde atıştırma isteğini azaltır. Sosis veya salam gibi işlenmiş gıdalardan özellikle uzak durulmalıdır. Bu besinler doymuş yağlardan ve tuzdan çok zengin olduğu için tansiyonu yükseltebilir.

- Eğer yumurtalı bir kahvaltı tercih etmezsek, diğer bir seçenek, meyveli-yulaflı yoğurt olabilir. Özellikle havaalanlarında bu tarz seçenekler bulmak artık daha da kolaydır. İçinde ekstra şeker bulunmamasına özellikle dikkat etmelisiniz. Bunun için de kutunun üzerindeki besin değeri kısmı mutlaka incelenmelidir. Dilerseniz evde kendiniz de istediğiniz meyve ile yoğurt yulaf karışımını hazırlayıp yanınızda taşıyabilirsiniz. Hem pratik hem daha sağlıklı olacaktır.
- Seyahat ederken yanınızda bulunduracağınız bazı besinler uzun süre açlık durumunu kontrol altına almanızı sağlar. Aynı zamanda eğer şeker hastalığınız varsa, kan şekeriniz düştüğünde vücudunuza hemen cevap verebilmeniz açısından da yararlı olur. Örneğin meyveler açlığınızı kısmen yatıştırır ve susuzluğunuza karşı iyi bir seçenektir. Muz magnezyum yönünden zengindir ve oluşacak baş ağrısı veya yorgunluk hissini ortadan kaldırır. Tansiyonu olanlar için de mükemmel bir tansiyon dengeleyicidir. Kuru meyvelerin ve kuruyemişlerin hem taşınması kolaydır hem de sağlıklı bir çözüm sunarlar. Burada önemli olan, porsiyon miktarlarıdır. Özellikle kilo verme sürecinde olanlar ve şeker hastalığı olanlar bu meyveleri daha kontrollü bir şekilde tüketmelidirler. Kuru meyvelerin şeker miktarı yaş meyvelere göre daha fazladır. Bu yüzden insülin direnci ve diyabeti olan kişiler, yanlarında yağlı tohum, yani ceviz, badem, fındık gibi besinler de taşımalıdırlar. Kuru meyveleri bu yağlı tohumlarla beraber tüketmeye özen göstermelidirler. Bu şekilde ikisi birlikte tüketildiğinde kan şekeri daha iyi kontrol altına alınır ve tokluk süresi uzatılmış olur.

- Seyahatlerde bir başka sağlıklı ara öğün seçeneği de sütlü bir kahve olabilir. Kolay bulunabilmesinin yanı sıra sütün içerdiği protein miktarı da tok kalmanıza yardımcıdır. Ayrıca sütlü kahve kan şekerini dengelediği için şeker hastalarına göre sağlıklı bir ara öğün seçeneği olacaktır.
- Uzun saatler süren yolculuklarda ikram edilen hazır meyve suları veya gazlı içeceklere karşı dikkatli olunmalıdır. Çünkü bu içeceklerin şeker oranı yüksektir ve kişiyi çabuk acıktırır. Çay, kahve veya asitli içecekleri çok fazla tüketmek vücutta su kaybına yol açar. Su kaybının olması ödeme, yani vücudun şişmesine sebep olur. Aynı zamanda bu içecekler, kafein oranları fazla olduğu için çarpıntıya ve tansiyon yükselmesine de neden olabilirler.
- Özellikle otobüs seyahatlerinde veya uçakla uzun mesafe yolculuklarında çok oturmaktan dolayı bazı insanlarda ayaklarda şişme, yani ödem meydana gelir. Ödemden kaçınmak için su tüketimi önemlidir. Hazır meyve suları veya asitli içecekler yerine su, madensuyu veya bitki çayı tercih edilmelidir. İçeceğiniz limonlu bir yeşil çay oluşabilecek ödemi vücuttan atmanıza yardımcı olur. Bununla birlikte arada ayağa kalkmak ya da ayakları hafifçe öne uzatmak da dolaşımı hızlandırarak ödem şikâyetlerinin azalmasını sağlar.
- Seyahat sırasında *fast food* tarzındaki yiyeceklerden kaçınılmalıdır. *Fast food* yiyeceklerin tuz miktarı fazladır. Bu yiyecekler hem tansiyon dengesizliğine hem vücutta ödeme hem de besin zehirlenmesine sebep olabilir. Ayrıca *fast food* yiyecekler kişiyi uzun süre tok tutmaz, çabuk acıktırır. İçerdikleri aşırı yağ ise özellikle kolesterol hastaları için oldukça tehlikelidir. Aynı zamanda bu yiyeceklerde çok fazla kalori olduğundan, kilo verme sürecinde olanlar da bu tarz besinlerden kaçınmalıdır.
- Çorba midede hacim kaplaması yönünden güzel bir seçenek olabilir. Yanında tüketeceğiniz 1 bardak ayran ile tokluk süresini uzatır. Izgara etler de sağlık açısından tercih edilebilir. Kolesterolü yüksek olanlar kırmızı ette

porsiyon miktarına dikkat etmelidirler. Kırmızı eti köfte, Adana, Urfa veya döner olarak değil, kuzu şiş, bonfile, biftek çöp şiş gibi parça etlerden tercih etmek daha az yağlı yemeyi sağlar. Bazen de kırmızı et yerine balık tercih edilebilir. Balıkta bulunan omega-3, kötü kolesterol dediğimiz LDL'yi düşürürken iyi kolesterol olan HDL'yi yükseltir. Ayrıca şeker hastalarında omega-3 kan şekeri seviyesinin daha iyi kontrol altına alınmasını sağlar.

- Bu besinlerin dışında salata tüketmek istersek dikkat edeceğimiz en önemli nokta, salatanın içindeki sos miktarıdır. Salata her ne kadar sağlıklı bir seçenek olarak tercih edilse de özellikle içerdiği soslara dikkat edilmelidir. Hazır salatalar genelde yüksek kalori içerir. Eğer salata tercih edecekseniz sossuz olarak isteyebilir veya sosunu kendiniz ilave edebilirsiniz.
- Özellikle yaz aylarında sıcak hava nedeniyle bazı yiyeceklerin bozulma ihtimali yüksektir. Kıyma, peynir, tavuk gibi çabuk bozulabilen besinlere dikkatli yaklaşın. Ayrıca poğaça, açma tarzında yağ içeriği yüksek yiyeceklerden de uzak durun. Çünkü bu besinler yolculuk sırasında midenize ağır gelebilir, sindirim problemleri ya da ishal sorunu yaşayabilirsiniz.
- Probiyotik açısından zengin besinler tüketmek yolculuk sırasında midenizin rahatlamasını sağlar. Bu besinler ayrıca sizi uzun süre tok tutar. Yolculuk sonrası oluşabilecek kabızlık gibi sorunların da önünü alır. Kefiri veya probiyotik içeren yoğurtları tercih edebilirsiniz.

Seyahat sırasında sağlıklı alternatifleri seçmek önemlidir. Doğru seçilmiş yiyecekler hem seyahat esnasında hem de sonrasında kendinizi daha iyi hissetmenize yardımcı olacaktır.

3 Günlük arınma diyeti

Şimdiye kadar anlattığımız özel günlerde diyelim ki kendinizi kontrol edemediniz. Çok yediniz ve kilo aldınız. Lütfen hemen pes etmeyin. "Üç günlük arınma diyeti"nizi yaparak, zayıflamaya kaldığınız yerden devam edebilirsiniz.

İşte size üç gün boyunca uygulayacağınız örnek beslenme planı.

1. Gün

Sabah: 1 bardak süt, 2 yemek kaşığı yulaf ezmesi, 2 kuru incir

Öğlen: 1 dilim tam buğday ekmeği, 4-5 yemek kaşığı zeytinyağlı taze fasulye, 1 kâse cacık

İkindi: 1 kâse yoğurt, 1 galeta, 1 yeşil elma

Akşam: 1 kâse mercimek çorbası, haşlanmış sebze (kabak, brokoli, karnabahar...), 1 kâse yoğurt ve çobansalatası

2. Gün

Sabah: 1 dilim ekmek, 1 haşlanmış yumurta, 1 yemek kaşığı lor peyniri, bol yeşillik, domates, salatalık

Öğlen: 1 dilim ekmek, 4-5 yemek kaşığı zeytinyağlı kabak yemeği, 1bardak ayran

İkindi: 1 bardak taze sıkılmış sebze suyu ve 3 bütün ceviz

Akşam: 1 dilim ekmek, 4-5 yemek kaşığı zeytinyağlı kabak, 1 kâse yoğurtlu semizotu, roka salatası

3. Gün

Sabah: 1 bardak süt, 2 yemek kaşığı yulaf ezmesi, 2 dilim ananas

Öğlen: 1 bardak ayran, tonbalıklı salata

İkindi: 1 bardak taze sıkılmış sebze suyu, 10 çiğ badem

Akşam: 1 dilim ekmek, 1 enginar, karışık salata, közlenmiş kırmızıbiber, 1 kâse cacık

Kilo vermeye yardımcı
yiyecek ve içecekler

Kilo kontrolü yapmaya çalışırken hep ne yiyelim de zayıflayalım, ne yiyelim de kendimizi daha tok hissedelim ve ne yiyelim de iştahımız kesilse diye düşünürüz.

Kilo vermenin önündeki en büyük engellerden biri, iştahlı bir şekilde yemek hayali kurmaktır ya da sürekli açlık hissedip değişik yiyeceklere aşermektir. Ama benim size bir müjdem var. Artık iştahı kontrol edebilen, acıktırmayan ve daha tok tutan yiyeceklerin de olduğunu söyleyebiliriz. Dilerseniz bu kısımda bu yiyecekleri hep birlikte gözden geçirelim.

En büyük diyet yanlışı: Zayıflarken ekmek yememek Zayıflarken ekmek yiyelim ama hangisini tercih edelim? Ekmek suçlu mu?

İnsanoğlunun avcı-toplayıcı toplumundan tarım toplumuna geçişinin nedeninin buğdayın evcilleştirilmesi olduğunu biliyor muydunuz? Yani buğdayın evcilleştirilmesi insanlık tarihinde nerede ise bir çağı açtı, başka bir çağı kapadı.

Tarım toplumuna, dolayısıyla yerleşik hayata geçişle birlikte insanlar nüfus olarak çoğaldılar ama daha çok hasta oldular, bebek ve çocuk ölüm oranları arttı.

Bu durum tabii ki buğday yemekten değil yiyecek çeşitliliğinin azalmasından kaynaklandı. Çünkü avcı-toplayıcı toplumunda insanlar daha çeşitli meyve, sebze ve et bulurken, tarım toplumuna geçişle birlikte meyve, sebze, et bulmak için harcayacakları vakti, toprakla uğraşarak tarım yöntemleri geliştirmeye, çiftlikler kurmaya, çiftlikleri yabani hayvanlardan ve düşmanlarından korumaya harcadıkları için yiyecek çeşitliliğini azalttılar. Temel besin maddesi sadece buğday ve türevlerine bağlı oldu. Tek yönlü beslenme sonucunda da hastalıklar, bağışıklık sistemlerinin zayıflaması ve erken ölümler baş gösterdi.

Günümüzde ise artık her tür yiyeceği üretebiliyoruz. Yiyeceklerdeki çeşitlilik, dünya tarihinde olabildiği en yüksek noktaya ulaşmış durumda. Teknolojinin ve tıp tekniklerinin de ilerlemesi sonucu insan ömrü uzadı. Ancak eskiden olmayan birçok hastalık da günümüzde tanımlanır oldu. Kalp-damar hastalıkları, çeşitli kanser türleri, şeker hastalığı ve şişmanlık gibi... İnsanın yaşam kalitesini son derece

düşüren bu hastalıklarda, yaşam tarzının ve beslenme alışkanlıklarının da çok önemli bir yeri olduğunu artık biliyoruz. Yüzyıllar önce tıbbın babası Hipokrat'ın söylediği, YİYECEKLER İLACINIZ OLSUN sözünün değerini çok iyi anlıyoruz.

İlaç gibi yiyeceklerin başını da aslında karbonhidratlar çekiyor. Karbonhidrat dediğimiz yiyecekler, topraktan gelen (sebze, meyve, buğday, yulaf, pirinç...) yiyeceklerdir. Bu yiyecekler vücudumuzun en önemli yakıtı olan şekeri, vitaminleri, mineralleri ve lifleri vücudumuza verirler. Yani bu yiyecekler olmadan sağlıklı bir hayat sürdürmek mümkün değildir. Karbonhidratları bu bağlamda ikiye ayırabiliriz; su oranı yüksek olan karbonhidratlar (sebze-meyve) ve su oranı düşük olan karbonhidratlar (buğday, pirinç, arpa, yulaf, mısır, patates, pancar ve pancardan üretilen şeker) olarak.

Karbonhidratları yiyeceğiz ama bilerek yiyeceğiz. Genel beslenmemizde yaptığımız büyük yanlış ise, su oranı düşük olan ekmek, pilav, makarna, börek, pirinç, patates, pancar gibi karbonhidratların çok fazla ve birlikte tüketilmesidir.

Çünkü bu yiyecekler birlikte ve büyük porsiyonlarda tüketildiğinde vücudu şeker bombardımanına tutuyor. Böyle bir beslenme şekli de doğrudan obeziteye ve obezitenin bağlantılı olduğu birçok hastalığa (diyabet, yüksek tansiyon, kalp hastalıkları...) davetiye çıkarıyor. Sorun şişmanlık olunca da devreye diyet listeleri ve farklı beslenme önerileri giriyor. Bu önerilerin ortak noktasına baktığımızda, ilk suçlananın ne yazık ki su oranı düşük bir karbonhidrat olan EKMEK olduğunu görüyoruz. Halbuki ekmeğe bu kadar yüklenmek haksızlık. Çünkü günlük beslenmemizde ekmek yerine farkında olmadan yediğimiz o kadar çok farklı su oranı düşük karbonhidrat var ki... Bütün gün farkında olmadan yediğimiz bu karbonhidratları alt alta topladığımızda onlarca dilim ekmek yemiş gibi oluyoruz.

Madem su oranı düşük olan karbonhidratları çok tüketiyoruz, onları biraz daha yakından tanıyalım. Ben su oranı düşük karbonhidratları ikiye ayırıyorum; EKMEK ve EKMEK DIŞI TAHILLAR olarak.

Ekmek dışı tahıl olarak tanımlayacağımız yiyecekler pilav, makarna, börek, tatlılar, kurabiyeler, hamurişleri, patates, dolma-sarma türü yiyeceklerdir. Kısacası, içine pirinç, bulgur, un, patates ve şeker giren her tür yiyecek ve içeceğe ekmek dışı tahıl diyebiliriz. İşte biz ekmek yemekten korkuyoruz ama bu karbonhidratları farkında olmadan fazlaca tüketebiliyoruz. Örnek veriyorum: Sabah kahvaltısında 1 simit yediğinizde 4 dilim ekmek yemiş kadar vücudunuza karbonhidrat giriyor. Öğlen 1 kâse çorba ve 2 biber dolması yediğinizde 3 dilim ekmeklik karbonhidrat almış oluyorsunuz. Hiç ara öğün yemediniz kabul edelim, akşam da 1 tabak kuru fasulye ve pilav yediğinizde ortalama 6 dilim ekmek yemiş oluyorsunuz. Bakın teorik olarak düşündüğümüzde siz hiç ekmek yemediniz ama işin aslı, bir gün içinde vücudunuza yaklaşık 13 dilim ekmek girmiş oldu. Kendi kendinize diyorsunuz ki, hiç ekmek yemiyorum, abur cubur yemiyorum, kızartma yemiyorum, neden kilo alıyorum anlamıyorum. Nedenini ben size söyleyeyim: Vücudunuza tam 13 dilimlik ekmeğin karbonhidratı girdi, siz ondan kilo alıyorsunuz.

İşte bizi şişmanlatan ve birçok hastalığa davetiye çıkaran yiyecekler, farkında olmadan yediğimiz, geleneksel beslenmemizin belki de en büyük yanlışı, EKMEK DIŞI TAHILLARDIR.

İzninizle ekmek ve ekmek dışı tahılları bir kıyaslamak istiyorum. Ekmeği yaparken genelde hiç yağ kullanmayız ama ekmek dışı tahıllarla yemek yaparken (mesela pilav, makarna gibi) yağ kullanırız. Ekmek yerken porsiyon kontrolünü daha kolay yaparız ama pilav ve makarna gibi ekmek dışı tahıllarda porsiyon kontrolünü yapmak ekmekteki kadar kolay olmaz. Ekmek yemek, kişiyi, ekmek dışı tahılları yemeye göre daha uzun süre tok tutar. Ekmek ve ekmek dışı tahılları kalori, yani enerji değeri olarak karşılaştırırsak; 1 dilim ekmeğin karşılığının 2 yemek kaşığı pişmiş pilav ya da makarna olduğunu biliyor muydunuz?

Şimdi sorarım size, 2 kaşık pilav yediğinizde mi doyarsınız ve daha çok tatmin olursunuz, yoksa 1 dilim ekmek yediğinizde mi? Birçoğunuzun ekmek dediğini duyar gibiyim.

Haydi o zaman vücudumuz, özellikle beynimiz için, en gerekli yakıt olan, şekeri vücudumuza veren en temel besin maddesi olan ekmeği bir inceleyelim:

Yüzyıllardan beri en temel besin maddesi olan ekmekten artık korkar olduk. Biraz şehir efsanesi şeklinde olan bu bilgi kulaktan kulağa yayıldı ve rejime başlayan, diyete giren herkesin ilk vazgeçtiği temel yiyecek maddesi ekmek oldu.

Ancak son yıllarda yapılan birçok araştırma bunun tersini gösterdi ve ekmek aklandı. Ben de kendi klinik ve pratik hayatımda gördüğüm şu ki, yemeğin yanında pilav, makarna, börek yerine ekmek tercih edenler daha iyi ve daha nitelikli kilo kaybı sağlıyorlar.

Ekmeğin kökeni buğdaydan gelir. Buğday öğütülerek un elde edilir ve bu undan ekmek yapılır. Ortaya çıkan un bazen ayrıştırılır, beyaz ekmek olur; bazen tam buğdaydan ayrıştırılmadan yapılır, tam buğday ekmeği olur; bazen ayrıştırılan beyaz una kepek ilave edilir, kepekli ekmek olur; bazen çavdardan yapılır, çavdar ekmeği olur; bazen mısırdan yapılır, mısır ekmeği olur; bazen ekmeğin rüşeymi özel olarak eklenir, rüşeymli ekmek olur; bazen tam buğday ununun içine çavdar, yulaf, kepek ve yağlı tohumlar katılarak ekmeğin besin kalitesi yükseltilir, o zaman da çok tahıllı ekmek olur.

En yararlı ekmek hangisi bunların içinden diye sorarsanız, ben, beyaz ekmek dışında hepsinden dönüşümlü kullanmak daha iyi olur derim. Yine de benim en çok tercih ettiğim, tam buğday ekmeği, çok tahıllı ekmek ve çavdar ekmeği oluyor.

Buğdayın yapısını incelediğimizde üç bölümden oluşuyor. Birinci bölüm, buğday tanesinin kabuğu, yani lifin ve posanın depo edildiği yer; ikinci bölüm, buğdayın kendi beslendiği yer olan, buğdayın özü anlamına gelen rüşeym, ki bütün vitaminlerin, özellikle B vitaminleri ve başta kalsiyum, demir, magnezyum, çinko, selenyum, krom gibi mineraller burada depo ediliyor; üçüncü bölüm ise, buğdayın içi, yani endosperm denilen yer, burası da daha çok nişasta ve daha az protein içeren bölüm.

İşte buğday ayrıştırılırken kabuğu ve özü atıldığı için geriye, buğdayın içi olan daha çok nişasta ve daha az protein içeren bölümü kalıyor ve bundan beyaz ekmek yapılıyor. Buğdayın kabuğunda yer alan lifler atıldığı için tok tutucu özelliği azalıyor. Rüşeymi atıldığı için buğdayın tüm vitaminlerini ve minerallerini kaybetmiş oluyoruz. Geriye kala kala sadece kalori içeren bölümü kalıyor. Hem daha vitaminsiz hem de daha az tok tutan, daha çabuk acıktıran bir ekmek ortaya çıkıyor. Halbuki buğday ayrıştırılmadan tam kullanıldığında, yani tam buğday ekmeği olarak yapıldığında buğdayın hem kabuğunu hem özünü kaybetmemiş oluyoruz. Bu durumda ekmek daha besleyici ve daha tok tutucu özellik gösteriyor.

Bazen de beyaz una, yani ayrıştırılmış una kepek ilave ediliyor ve ortaya diyetlerin vazgeçilmez efsanesi olan kepekli ekmek çıkıyor. Bu ekmekte ise evet, diyete yardımcı lifler beyaz ekmeğe göre daha çok oluyor ancak bu ekmek, vitamin ve mineral açısından tam buğday ekmeğine göre daha fakir. Bir de söylemeden geçemeyeceğim, kepekli ekmek yemek demir eksikliği yapar, kalsiyumu düşürür gibi bir şehir efsanesi var. Bu ekmeğin içindeki kepeğin yiyecekle birlikte vücudumuza giren demiri bağladığı ve vücut tarafından kullanılmaz hale getirildiği söyleniyor, ancak son yıllarda yapılan araştırmalardan, kepekli ekmek mayalanarak yapıldığı zaman, mayalanma sırasında kepeğin bu demiri, kalsiyumu bağlayıcı özelliği olan fitatların parçalandığını ve kepek ekmeğinin bu özelliğinin de çok azaldığını artık biliyoruz. Tam buğday ekmeği kadar besleyici olmasa da, kepekli ekmeğin de tok tutucu özelliğini göz önünde bulundurmakta fayda var.

Bütün bunlarla beraber esmer ekmekler besleyicilik olarak beyaz ekmekten daha kıymetli olsalar da esmer ekmeklerin vücudumuz ve kilo kontrolümüz için başka farklı yararları da var. İşte size esmer ekmek yemek için nedenler:

- Zayıflarken çok yardımcıdır. Çiğnemesi beyaz ekmeğe göre daha zordur, çiğneme duygusunu tatmin edeceği için daha az yemeye neden olur.
- Esmer ekmek daha zor ve daha çok çiğnendiği için, çiğneme sürecinde leptin hormonunun görevinin tam yapmasını ve nöropeptid Y düzeyinin düşmesini sağlar. Bu yolla da iştahımızı baskılar.
- Posa bakımından zengindir. Posalar, vücutta sünger ve süpürge etkisi gösteren, besinin komponentleridir. Yani ekmeğin içindeki posalar midede sünger gibi şişerek daha çok doygunluk sağlar. Aynı zamanda bağırsakta da hacim oluşturduğu için bağırsaklarda süpürge etkisi yapar ve bağırsak kanserine karşı koruyucu etki gösterir.
- Esmer ekmeğin içindeki bu posa diğer yiyeceklerin ve kendisinin içerdiği şekerin kana karışmasını yavaşlattığı için daha uzun süre tokluk sağlar. Bu nedenle kişi çabuk acıkmaz.
- Rüşeymli ekmeğin ve tam tahıl ekmeğinin içindeki B grubu vitaminler özellikle çocuklarda öğrenme ve kavrama yeteneğini geliştirir.
- Günlük tuz tüketimi konusunda dikkatli olunmalıdır.

Çünkü günlük tükettiğimiz tuzun % 32'si ekmekten geliyor. 100 gr ekmek, 1,5 gr tuz içeriyor. Vücut için günlük ortalama 4-6 gr arasında tuz tüketmek yeterli. Fazlasının kemiklerimiz için, damarlarımız için ve böbreklerimiz için zararlı olduğunu biliyoruz. O nedenle beraberinde ekmek tüketilen öğünlerde mümkünse yemeği tuzsuz tercih etmek daha doğru olur. Bununla beraber tansiyon, kalp-damar hastalarının, böbrek hastalarının ekmek yerken dikkatli olması gerekiyor. Mümkünse tuzsuz esmer ekmek seçmeleri daha doğru olur.

Glütensiz diyet tuzağına düşmeyin

Son yıllarda gerek fazla kilolar için gerekse gaz, ödem ve şişkinlik için bir suçlu bulundu ve toplumumuza GLÜTENSİZ BESLENME moda diyetleri empoze edildi.

Şimdi bu konuya çok ciddi bir açıklama getirmek gerekiyor. Aslında glütene karşı intoleransı olan hastalar, modern tıpta tanımlanmış olan çölyak hastalarıdır. Görülme sıklığı % 0,1-3 arasında olan bir hastalıktır bu. Bu hastalarda, yani gerçekten glüten hassasiyeti olan hastalarda bu durum çocukluğundan itibaren görülür. Çölyak hastası olup glüten alerjisi bulunan kişiler glütenli gıdaları sindiremez ve bağırsaklarda besinlerin emilimi sağlanamaz. Bu hastaların şikâyetleri sık ishal, şişkinlik, gaz, zayıflık ve büyüme-gelişme geriliğidir. Buradaki temel sorun, buğdayın içindeki gliadin dediğimiz maddeye karşı vücudun savunma hücreleri oluşturarak sindirim bozuklukları meydana getirmesidir. Bu bozukluklar sonucunda bırakın şişmanlamayı, kişi zayıflar, sık ishal atakları geçirir, vitamin ve mineral eksiklikleri, kansızlık gibi sorunlar ortaya çıkar. Glüten hastalığı olan kişilerin yememesi gereken yiyecekler buğday, arpa, çavdar ve bunları içeren tüm besinlerdir.

Bir insanda çölyak rahatsızlığı gerçekten var mı sorusuna cevap verebilmek için, kişiyi çok ayrıntılı bir şekilde muayene etmek ve gerekli tıbbi testleri yapmak gerekir. Burada son yıllarda çok moda olan besin intolerans testlerine de güvenmemek lazımdır. Öncelikle tıbbi testlerin muayene dahilinde, hastaya göre planlanması şarttır.

Sırf popüler veya zayıflatıyor mantığı ile glütensiz beslenmeye başvurulduğunda, birçok sağlık problemi ortaya çıkmaktadır.

Zayıflama endüstrisinin son yıllarda insanları glütensiz beslenmeye özendirmesi ne gibi etkiler yapıyor diye baktığımızda:

- Glütensiz beslenme uğruna tek yönlü diyetler yapıldığı için beslenme sıkıntıları ortaya çıkıyor.
- Glüten genelde karbonhidrat değeri yüksek yiyeceklerde olduğu için kişiler daha çok protein ağırlıklı beslenmeye başlıyorlar; bu durumda kabızlık, kan yağlarının, ürik asidin yükselmesi gibi daha ciddi sağlık problemlerine maruz kalıyorlar.

- Glütene karşı önyargı olduğu için, yiyeceklerle ilgili psikolojik takıntılar oluşturmaya başlıyorlar.
- Glütensiz beslendiklerinde yağlı tohum dediğimiz badem, fındık, ceviz türevi yiyecekleri daha çok tüketiyorlar ve kilo artışı ortaya çıkabiliyorlar.
- Glütensiz beslenmek için, glütensiz adı altında satılan daha pahalı yiyecekleri satın alıyorlar ve kişilerin bütçesine ekstra maliyet biniyor.
- İnsanlar glüteni hayatlarından çıkararak aslında yararlı karbonhidratları, yani tam tahılları da hayatlarından çıkarıyorlar ve bu sebeple posa, lif alımı azalıyor, kabızlık gibi sorunlar meydana geliyor.
- Glütensiz diyetler Tip 2 diyabet riskini artırıyor. Ayrıca tiamin, riboflavin, B6 gibi bazı vitaminlerin eksikliğine yol açıyor.
- Eğer kişiler her ne kadar glütensiz beslendiklerinde kendilerini daha iyi hissettiklerinden bahsetseler de, bu durumda plasebo etkisini göz önünde bulundurmak gerekiyor. Aslında burada yaşanan iyileşme de plasebo etkisi

sonucudur; yani kişinin, inandığı için semptomlarının azaldığını hissetmesidir. Kısacası, yaşanan iyileşme gerçek bir tedavi sonucu değildir.

Kaldı ki yapılan son çalışmalarda, glütenden fakir beslenmenin, yani glütensiz diyetin kalp hastalıkları riskini artırdığı da gözlemlenmiştir. Sonuçları yeni yayımlanan, Lebwohl B. ve arkadaşlarının yaptığı 25 yıl takipli araştırmada, 110.000'den fazla kadın ve erkeğin beslenme alışkanlıklarına bakılmıştır. Kişiler glüteni hayatlarından çıkarıp, tam tahıllardan yoksun bir beslenme programına uyduklarında kalp hastalıkları riski artmıştır. Bunun en büyük sebebi, tam tahıllardan eksik bir beslenmede, sağlığımız için önemli olan posa, lif alımının az olmasıdır. Ayrıca tam tahıllardan eksik beslenme durumunda, çok ciddi vitamin, mineral kayıpları yaşanmaktadır. Bu da kalp hastalıkları riskini artırmaktadır. Bu sonuçlar doğrultusunda araştırmacılar, çölyak hastası olmayan kişilerin glütensiz beslenmesinin doğru olmadığını savunmuşlardır.

Zayıflarken baş tacı yiyecek, yoğurt

Özellikle acıktığınızda, sofraya oturmadan önce yiyeceğiniz 1 kâse yoğurt veya içeceğiniz 1 bardak ayran açlığınızı bastıracak ve sofraya oturduğunuzda daha az yemek yemenizi sağlayacaktır. Akşam yemeklerinde, yemekle beraber yiyeceğiniz yoğurt içerdiği yüksek kalsiyum ile metabolizmanızı çalıştıracaktır. Aynı zamanda içerdiği yüksek laktik asit nedeniyle de daha rahat uyumanızı sağlayacaktır.

Zayıflarken, doğru yiyeceği doğru zamanda doğru kombinasyonla yemek de çok önemli. Ülke olarak en yanlış alışkanlıklarımızdan biri de, akşam yemeğinden sonra meyve yemektir. Meyve yeme zamanını ikindiye almak daha doğru olacaktır. Bunun yanı sıra, meyve ile beraber yoğurt yemek, meyvenin içindeki şekerin kana daha yavaş karışmasını ve daha uzun süre tok kalmayı sağlar. Bir de bu meyve-yoğurt karışımına 7-8 çiğ badem eklemek, mide boşalma süresini uzatarak insana kendini daha tok hissettirir. Baharat olarak tarçın kullanılırsa, tatlı isteği de azalır.

Kilo kontrolü yapmaya çalışırken birçoğumuz, yağlı olduğu gerekçesiyle, yoğurdun ve sütün az yağlı olanını tercih ederiz. Ancak İspanya'da 8500 kişi üzerinde 7 yıl süresince yapılan bir araştırmada, tam yağlı yoğurdun az yağlı yoğurda oranla daha iyi zayıflattığı ortaya çıktı.

Tam yağlı yoğurt yiyerek zayıflamanın metabolizma üzerine olan etkilerine bakarsak:

- Yoğurt, içerdiği süt şekeri olan laktoz sayesinde, yemekten sonraki tatlı ihtiyacını azaltıyor.
- Yüksek protein içeriği nedeniyle kişiyi daha uzun süre tok tutuyor.
- Tam yağlı yoğurdun içerdiği yağ sayesinde mide boşalma süresi uzuyor ve acıkma duygusu azalıyor. Kişi az yağlı yoğurt yediğinde, mide boşalma süresi daha kısa oluyor ve kişi daha çabuk acıkıyor.
- Yoğurdun içerdiği iyi bakteriler sayesinde, bağırsak florası iyileşiyor ve bağışıklık sistemi üzerine olumlu etkiler ortaya çıkıyor.
- Çok iyi bir kalsiyum kaynağı olan yoğurdun damar üzerindeki koruyucu etkisi ile metabolizmayı hızlandırıcı etkisi birleşiyor ve zayıflama süreci hızlanırken damarlar da korunmuş oluyor. Kalsiyumun aynı zamanda kemikler üzerinde de koruyucu etkisi var.
- Yoğurdun içerdiği konjüge linoleik asit bel çevresi yağlarının azılı düşmanı.
- Yoğurt üç temel beslenme bileşenini, yani protein, yağ ve karbonhidratı aynı anda içeren yegâne besinlerden biri. Yani sadece yoğurt tüketmek bile beslenme açısından üç majör besin bileşenini vücuda kazandırıyor.
- Yoğurt demir emilimini azaltabiliyor. Kansızlığı olanların ana öğün yerine ara öğünde yoğurdu tercih etmesi daha doğru.

- Eğer kansızlığınız yoksa her yemekten sonra 1 su bardağı tam yağlı ev yapımı yoğurt yemeyi alışkanlık haline getirin ki, zayıflama süreciniz hızlansın, damarlarınız korunsun, kemikleriniz güçlensin, bağırsaklarınız iyi çalışsın, bağışıklığınız kuvvetlensin.

Zayıflarken sütü de baş tacı yapmayı ihmal etmeyelim

Yıllardan beri üzerinde en çok tartışılan besinlerin başında süt ve süt ürünleri geliyor. Az yağlı mı içelim, yarım yağlı mı içelim, yoksa yağsız mı içelim...

Son yapılan araştırmalar ışığında sütle ilgili doğrular:

1. Süt içerdiği süt şekeri, yağ ve protein açısından çok faydalı bir besindir. Günlük yemeklerinizde bulundurmanız, dengeli beslenme açısından çok büyük yarar sağlar.
2. Sütle ilgili yeni yapılan 16 araştırmanın sonucunda tam yağlı süt ve süt ürünleri kullananlarda obezite, diyabet ve kalp-damar hastalığı riski daha düşük bulundu. Tam yağlı süt ürünlerinin bu şekilde etki göstermesi sütün içindeki bütirat, fitanik asit, trans palmitoleik asit ve konjüge linoleik asit gibi faydalı yağ asitlerinden kaynaklanıyor.
3. Tam yağlı sütün içindeki trans palmitoleik asit kan yağlarını azaltıyor, insülin direncini düşürüyor. Diyabet gelişme riskini % 60 oranında azaltıyor.
4. Tam yağlı süt ürünlerinde bulunan başka bir yağ asidi olan bütirat da bağırsak hücrelerinde enerji dengelemesi sağlayarak iltihaplanmayı azaltıyor. Bütiratın bu güçlü etkisi özellikle Crohn hastalarında kendini gösteriyor. Günde 4 gr bütirat verilen bu hastalarda atak sayısını azaltıyor.
5. Süt ürünlerinde bulunan konjüge linoleik asit yağ yakımını hızlandırıyor. Kalp hastalığı, diyabet ve kanser riskini azaltıyor.
6. Sütün içindeki bu iyi yağ asitleri mide boşalma süresini uzatarak tokluk hissini artırıyor.

7. Harvard School of Public Health'teki bir araştırmaya göre günde iki veya daha fazla sayıda düşük yağlı süt ürünü kullanmak kısırlık riskini % 85'lere varan oranda artırıyor.
8. Her gün düzenli olarak 3 bardak süt veya süt ürünü içenlerde kemik erimesi riski azalıyor.

En iyi yağ yakan içecek, su: doğru su içmenin püf noktaları

İnsan yaşamı için oksijenden sonra en değerli madde sudur. İnsan açlığa kırk gün dayanabilirken susuzluğa en fazla yedi gün dayanabilir. Vücuttaki bütün metabolik faaliyetler için su gereklidir. Hücrelerin temizlenmesi, bağırsakların çalışması, vücuttaki elektrolit dengesinin kurulması, kanın akışkanlığının sağlanması, beynin çalışması, böbreklerin zararlı atıkları vücuttan uzaklaştırması, işte tüm bunlar ve daha fazlası su ile gerçekleşiyor.

Günlük suyu daha çok idrarla kaybederiz. Bununla birlikte büyük aptesimizi yaparken, terleme ve solunumla da su kaybederiz. Tüm bu metabolik faaliyetler sonrasında ortalama günlük 2-2,5 litre su ihtiyacımız olur.

Günlük yaşantımızda kullandığımız suyu üç başlıkta düşünebiliriz. Doğal kaynak suları, şehir şebeke suları ve doğal mineralli sular. Birçoğumuz şehir şebeke suyuna kuşkuyla yaklaşırız ancak Dünya Sağlık Örgütü'nün önerisine göre eğer bir su, musluktan bizim kullanımımız için evimize kadar geliyorsa, sağlıklı olmak zorundadır. Bu suların sağlıklı olması için zaman zaman klorlama ve dezenfeksiyon yöntemleri kullanılabilir. Ancak şehir şebeke sularının içerdiği elektrolit kombinasyonu doğal kaynak suları veya doğal mineralli sular kadar zengin değildir. Hele hele bir de üzerine evde arıtma cihazları kullanılıyorsa bu suyun içindeki minerallerin tamamen kaybına neden olmakta, bu cihazlar suyu, içimi kolay saf hale getirse de besleyicilik oranının düşmesine neden olur. Yine bu arıtma cihazları, bakımı iyi yapılmazsa, suyun mikrop yuvası haline gelmesine neden olabilir.

Doğal kaynak suları ve doğal mineralli sularda kalsiyum, magnezyum, bikarbonat, demir gibi elementler bulunur. Suyun içindeki kalsiyum miktarı 250 mg'a, magnezyum miktarı 75 mg'a, bikarbonat miktarı 600 mg'a yakınsa, bu su elektrolit açısından zengindir diyebiliriz.

Suyun sertliği kalitesini belirler. Sert sular sağlıklı sulardır. Ancak sert suyun içimi biraz daha zordur. Aynı zamanda sabunla zor köpüren sular da sert sulardır.

Suyun vücut için değerliliğini belirleyen bir diğer etmen de pH derecesidir. Bu konuyla ilgili şehir efsaneleri üretilmekte, suyu alkali hale getirebilmek için damlalar satılmakta, karbonatlar önerilmektedir. Ancak suyun kendi alkalilik değerini okuyarak da bu konuda bir yorum yapılabilir. pH 7'yi nötr kabul ediyoruz. pH'ın 8,5'a kadar olması da vücut için daha sağlıklı olduğu anlamına geliyor. Yani satın aldığınız suyun üzerindeki pH 7,2'den başlayarak 8,5'a kadar olabilir. Suyu ayrıca alkali hale getirmek için bu tür damlalar ve karbonatlar kullanmaya gerek yoktur.

Suyu en iyi saklama yolu cam şişedir. Ancak kullanım ve taşıma kolaylığı açısından çoğu zaman da pet şişler veya polikarbon şişeler avantaj sağlar. Eğer suyu bu şişelerde satın alıyorsanız, evde kullanırken cam şişeye boşaltabilirsiniz.

Su içerken nelere dikkat edelim?

- Suyu susama hissini beklemeden içmek gerekir. Vücudun suya doyduğu, idrar renginden belli olur. İdrar renginin koyu olması, yeteri kadar su içilmediği anlamına gelir. İdrarın berrak ve kokusuz olması, yeteri kadar su içildiğinin göstergesidir. Özellikle çocukların yeteri kadar su içip içmediğinin takibi açısından bu önemlidir.
- Suyu günde en az 8 bardak, mümkünse 10 bardağa yakın içmek gerekir. Sabah aç karnına oda sıcaklığında su içilmesi bağırsaklar açısından çok faydalıdır. Bununla beraber her öğünde 2'şer bardak yudum yudum su içmeye özen göstermek gerekir.

- Eğer tansiyon, böbrek veya kalp yetmezliği gibi bir hastalık yoksa günlük su tüketiminin 600 ml'sini doğal mineralli kaynak suları (madensuları) oluşturabilir.
- Su satın alırken, pH değeri 7,2'nin üzerinde olan suları tercih etmek gerekir.
- Su tadı nedeniyle içilemiyorsa, içine çilek, limon, portakal gibi taze mevsim meyveleri konularak tatlandırılabilir.

Zayıflatan mucizelerden biri, kahve

Kilo problemi yaşayan birçok insan hep, ne yesek veya ne içsek de zayıflasak diye düşünür. Yeşil çay, badem ve limonun zayıflama üzerine etkisini biliyoruz. Ama son yıllarda yapılan birçok araştırmada, her gün içilen 2 fincan kahvenin de zayıflama sürecinde kişiye yardım edebileceği gösterildi.

Kahve içerdiği kafein, niasin, mikroelementler ve antioksidanlar nedeni ile;

- Metabolizmayı hafif de olsa hızlandırıyor, kişinin istirahatte harcadığı enerjiyi artırıyor.
- Özellikle beyinde kan dolaşımını artırıyor, kişiyi daha dinç hissettiriyor, dikkatin daha da yoğunlaşmasını sağlıyor.
- Kahve sütle birlikte içilip de, vücuda dengeli protein, karbonhidrat ve yağla birlikte girince kişiyi daha uzun süre yok tutuyor.
- İnsülin direncini kırıcı etkisi nedeni ile kişinin tatlı ihtiyacını azaltıyor. Özellikle canı sık tatlı isteyenler, tatlı yerine kahve içerlerse bu ihtiyacın kaybolduğunu göreceklerdir.
- Yapılan birçok araştırma, şeker hastalığını önleyebildiğini gösteriyor.
- Düzenli tüketilirse Alzheimer ve Parkinson hastalıklarına karşı koruyucu etkisi olabileceği de belirtiliyor. Yaşlılarda hafızayı güçlendiriyor.
- Sık migren atağı geçirenlerde beyin damarlarında kasılma

yaptığı için migren atağını önleyebiliyor. Ancak çok sık kahve içenler kahveyi aniden bırakırlarsa migren ataklarının sıklığı artabiliyor.

- Bağışıklık sistemini güçlendirdiği ve hastalıklara karşı koruyucu etkisi olduğu da biliniyor.

Ancak kahve yüksek miktarda tüketilirse zararlı etkileri de olabiliyor.

- Kalpte ritim problemi olanlarda çarpıntıyı tetikleyebiliyor.
- Kontrolsüz tansiyonu olanlarda kan basıncını artırabiliyor.
- Günde 5 fincan ve üzeri tüketildiğinde kemik erimesine neden oluyor.
- Günde 3 fincan ve üzeri kahve tüketimi doğurganlığı olumsuz yönde etkileyebiliyor.
- Akşamları kahve tüketimi uykusuzluğa neden olabiliyor, aşırı kahve tüketimi sinirlilik ve tahammülsüzlük yapıyor.
- Kahve vücuttan su atımını artırarak idrara çıkma ihtiyacını çoğaltır. Kalp ve böbrek hastalarında elektrolit dengesizliğine yol açabiliyor.
- Hazır kahvelerde kullanılan krema, şurup, şeker miktarına göre, alınan kaloride ciddi artışlar meydana geliyor. Kremalı-aromalı-şuruplu büyük boy kahve içtiğinizde vücudunuza, kocaman bir hamburger yemiş kadar kalori giriyor ve sizi şişmanlatıyor.

Hem tok tutsun hem metabolizmamı çalıştırsın hem dikkatimi artırsın diyorsanız, kahveyi şekersiz, kremasız, şurupsuz, günlük sütle ya da sade olarak tüketmenizi tavsiye ederim.

Zayıflatan mucize, yumurta

Kilo vermeye çalışan birçok kişi, ya doymadığı için çok fazla yemek yer ya da az yese bile daha çabuk yağlanma eğilimindedir.

Herkesin nasıl ki parmak izine varıncaya kadar tüm vücut yapısı farklıysa, metabolik durumları da farklılık gösterir. Birçok kişi de en fazla, "Acaba hangi yiyecek bana yarar? Hangi yiyeceği seçersem daha tok kalabilirim? Hangi yiyecek yağlarımı daha çok yakar?" sorularına kafa yorar.

Bu mucize yiyeceklerden birini hemen söyleyelim: YUMURTA.

Kendinizi daha tok hissetmek ve vücut yağlarınızdan kaybetmek istiyorsanız her gün 1 yumurta yemeyi alışkanlık haline getirin. Çünkü yumurta;

- Bilinen en güçlü protein kaynaklarından biridir. Anne sütünden sonra en değerli proteindir ve yumurtanın bütün protein içeriği vücut tarafından % 100 kullanılır.
- Yapılan birçok araştırmada, sabahları 1 yumurta yiyen kişilerin gün içinde daha az acıktıkları ve yeme konusunda kendilerini daha kolay kontrol edebildikleri gösterilmiş. Amerika'da Rochester Obezite Merkezi'nde yapılan bir araştırmada ise, güne yumurta yiyerek başlayan kişilerin, yumurta yemeden başlayan kişilere göre, günlük 400 kalori daha az yedikleri belirlendi.
- Yumurtanın tok tutma nedeni olarak, içerdiği protein yüksekliği ve bunun yanı sıra, midede bulunan ghrelin açlık hormonu seviyesini düşürmesi gösteriliyor.
- Yumurta zengin protein kaynağı olmasının yanı sıra A, B, D, E vitaminleri içerir, ayrıca demir ve çinko açısından da zengindir. Büyüme gelişme çağındaki çocuklar için çok gereklidir. Her gün 1 tane yedirilmelidir.
- Yumurta bazı aminoasitler açısından da çok zengindir. Özellikle kas geliştirmek isteyenlerin, zayıflarken kaslarından kaybetmek istemeyenlerin de günlük beslenmelerinde mutlaka bulundurulmalıdır.
- Yumurtanın sarısı kolesterol açısından zengindir. Ancak kolesterolün de hücrelerin yapıtaşını teşkil etmesi, aynı zamanda birçok hormonun da öncü maddesi olması nedeni ile vücut için önemli olduğu unutulmamalıdır. Kolesterolü

yüksek olmayanlar her gün 1 yumurtayı gönül rahatlığı ile yiyebilirler. Kolesterolü yüksek olanlar ise haftada 3-4 gün yumurta yiyebilirler.

- Pişirirken dikkat edilmesi gereken nokta; yumurtayı ekstra tereyağı, sucuk, salam veya sosis gibi yağ oranı yüksek yiyeceklerle birleştirmemektir. Mümkünse suda haşlayarak, kayısı kıvamında yiyin. Yazın az zeytinyağı, domates, yeşil biberle menemen olarak da pişirilebilir. Öğlen veya akşam ana öğün olarak tüketilebilir.

Kalıcı kilo verdiren mucize yiyecekler: kuru baklagiller

Kanada'da 940 kişi üzerine yeni yapılan bir araştırmada, hiç diyet yapmadan sadece bir öğünde bir porsiyon kuru baklagil yenerek bir buçuk ayda yarım kilo kaybedildiği gösterildi.

İşte size zayıflarken kuru baklagilleri daha sık tüketmeniz için beş neden:

1. Kuru baklagiller protein, demir, mineral açısından çok zengindir. Vücutta diyetsel eksikliğe yol açmadığı için metabolizmayı çalıştırır.
2. Beslenme ile birlikte vücuda giren kötü yağların emilimini azaltır. Dolayısıyla daha az yağlı yemeyi sağlar.
3. Yağ emilimini azalttığı için vücut yağını azaltır. Kötü kolesterolü düşürür. Kan yağlarını dengeler.
4. Lif oranı çok yüksek olduğu için kişiyi çok tok tutar ve iştah kontrolü sağlar.
5. Kan şekerini hızlı yükseltmez. Yani glisemik indeksleri düşük olduğu için sindirim sistemi tarafından daha yavaş yıkılırlar. Bir sonraki öğünde daha az yemek yemeyi sağlar, % 31 oranında tokluk hissini artırırlar.

Zayıflarken kuru baklagillerin etkisini maksimize etmenin 10 yolu:

1. Kuru baklagilleri salçalı ve yağlı olarak tüketmeyin.
2. Her gün yalnız bir öğün, maksimum 4 yemek kaşığı mik-

tarında haşlayarak salatalarınıza ilave edin.

3. Aynı gün üst üste iki öğün yemeyin.
4. Demir emilimini yükseltmek için C vitamini kaynağı olan limon ve yeşilliklerle birlikte tüketin.
5. Açlığınızı gidermek için, ara öğünlerde haşlanmış olarak yiyebilirsiniz. 4 yemek kaşığını sakın geçmeyin. Leblebi olarak da tüketilebilir.
6. Ara öğün olarak yediğinizde yanına 1 bardak ayran veya sütlü kahve tercih ederseniz daha tok kalırsınız.
7. Haşlanmış yumurta ile birlikte tüketildiğinde metabolizma hızını artırır. Yağ yakımını hızlandırır.
8. Zerdeçal, kırmızıbiber ve karabiberle karıştırarak yediğinizde yağ yakımını hızlandırır.
9. Haftada bir iki gün sadece akşam yemeğinde, haşlanmış 4 yemek kaşığı kuru baklagil, içine yoğurt, çiğ semizotu, 2 ceviz ve kırmızıbiber ilave edilerek tek çeşit olarak tüketilebilir. Bu şekilde tüketmek damar koruyucu etki gösterir. Çünkü semizotu ve ceviz omega-3 desteği sağlarken, yoğurt ve kırmızıbiber metabolizmayı hızlandırır, kuru baklagil de tokluğu artırıp, vücudun ihtiyacı olan besin öğelerini sağlar.
10. Bizim kültürümüzde genellikle sebze yemeklerinin (ıspanak, pazı, pırasa, lahana...) içine bulgur ya da pirinç eklenir. Bizim önerimiz, bundan sonra sebzeleri haşlanmış kuru baklagil ekleyerek pişirmeniz. Bu yöntem hem sebzelerin protein değerinin artmasını sağlar hem de kilo vermenize yardımcı olur.

En iyi yağ yakan meyve, greyfurt

Öyle bir meyve olsun ki hem bir lif kaynağı olsun hem içerdiği enzimler nedeniyle kanseri önlesin, hem kolesterolü düşürsün, içerdiği C vitamini sayesinde dişeti kanamalarına iyi gelsin ve aynı zamanda da zayıflatıcı özelliği olsun.

Belki de yüzyılın en mucizevi meyvelerinden biri olan, ülkemizde çokça yetişen ama birçoğumuzun önünden burun kıvırarak geçtiğimiz, tadından pek hoşlanmadığımız, çoğu zaman da suyunu sıkarak tükettiğimiz bu sihirli meyve, GREYFURT aslında.

Kocaman bir greyfurt ortalama 50 kalori içeriyor. Metabolizmayı hızlandırarak kilo verdirmeye etkisi var. 100 kişi üzerine yapılan bir araştırmada, hastalar iki gruba ayrılıyor. İkisi gruba da günlük olarak aynı miktarda kalori veriliyor. Birinci grup hastalara üç ay boyunca her gün, her yemekten önce ½ greyfurt yediriliyor; ikinci grup hastalara greyfurt verilmiyor. Üçüncü ayın sonunda greyfurt yiyen grup diğer gruba göre 4 kg daha fazla veriyor. Greyfurt ayrıca barındırdığı likopen ve liminoids nedeniyle erkekleri prostat kanserinden koruyor, naringin ve naringenin gibi flavonoidler sayesinde ağız kanserini önlüyor.

Greyfurt, içerdiği C vitaminiyle, dişeti kanamaları olan kişilerde, bu şikâyeti ciddi oranda azaltır. Yara iyileşmesini hızlandırır. Enfeksiyonlara karşı bağışıklık sistemini güçlendirir. Özellikle içerdiği yüksek lif, kabızlığa karşı en iyi ilaçlardan biridir. Sindirim sistemini düzenler ve dengeler. Sigara bağımlısı olanlarda nikotin ihtiyacını azaltır ve nikotinin vücuttan atılmasını sağlayarak detoks etkisi gösterir. Günde 1 greyfurt yenilmesi kalp hastalıklarını azaltır. Kötü kolesterolü % 25 oranında düşürür, iyi kolesterolü % 25 artırır.

Ancak bazı ilaçları kullanan hastaların dikkatli olması gerekir. Çünkü greyfurt, karaciğerimizde bulunan sitokrom p450 denilen bir enzimi baskılar. Sitokrom p450, karaciğerimizde ve bağırsağımızda, dışarıdan aldığımız ilaçları metabolize eder ve bu ilaçları zararsız hale dönüştürerek vücudumuzdan atar. Bu enzim baskılanıp çalışmayınca ilaçlar metabolize edilmediği için vücutta birikerek zehirleyici etki yapar. Özellikle kolesterol ilaçları, alerji ilaçları, HIV tedavisinde kullanılan ilaçlar, bazı antidepresanlar ve antihipertansifler bu türdendir; bu ilaçları kullananların bu konuda dikkatli olmaları gerekir. Bir bardak greyfurt suyu içilmesi bile bu etkiye neden olabilir. Greyfurt suyunun etkisi en az yirmi dört saat devam eder.

Yağları yakan yeşil mercimek

Kuru baklagiller sağlıklı beslenmenin olmazsa olmazı yiyeceklerdir. Hele hele içlerinden bir tanesi tam bir şifa kaynağıdır. Zayıflamayı, bağışıklığınızın kuvvetlenmesini, bağırsaklarınızın düzenli çalışmasını istiyorsanız işte bu mucizeyi, yani " yeşil mercimeği" sofralarınızdan eksik etmeyin.

Çünkü yeşil mercimek;

- İyi bir bitkisel protein kaynağıdır. Besinlerin ısı etkisi dediğimiz bir mekanizmayla metabolizma hızını hafifçe artırır. Sindirime bağlı harcanan enerji artacağı için kilo verme sürecinde mucizevi etki gösterir.
- İyi bir bitkisel karbonhidrat kaynağıdır. Yani vücuda kaliteli şeker verir. Özellikle zayıflarken, beslenmede günlük alınan kalori miktarı azaltılır. Eğer kişi tek yönlü besleniyorsa yeterli şeker alamadığı için buna bağlı halsizlik, yorgunluk, bitkinlik yaşayabilir. Oysa salatalarına ekleyeceği 2 yemek kaşığı kadar haşlanmış yeşil mercimek vücuda yeterli şekeri verir ve diyete bağlı bu semptomların görülme sıklığı azalır.
- Çok iyi bir lif kaynağıdır. Lifler bitkilerin hücre duvarında olan bileşenlerdir. Beslenme yoluyla midemize girdiklerinde şişerler ve hacim oluştururlar. Bu durumda da az yemeye bağlı acıkma hissini azaltır, yani daha tok tutarak diyete uyum sürecini kolaylaşır.
- Mercimek bağırsaklarda ilerlerken bağırsak hareketlerini artırır. İyi bir metabolizma iyi bir boşaltım sisteminden geçer. Boşaltım sisteminin iyileşmesi zayıflamayı kolaylaştırır.
- Mercimek bir fitoöstrojendir. Yani vücutta kısmi östrojen etkisi gösteren ilaç gibi bir besindir. Özellikle menopoz semptomlarını hafifletir. Meme, rahim kanseri gibi hormona bağlı kanserlerden korur. Ancak bu hastalık tanıları konulan hastaların bu yiyecekten kaçınmasında fayda var, çünkü kısmi östrojen etkisi bu hastalıklara iyi gelmez.

- Mercimek çok iyi bir demir kaynağıdır aynı zamanda. Özellikle yumurta veya kıyma ile birlikte pişirilmesi, mercimeği demir açısından daha da zenginleştirir. Yanında bol limonlu bir salata ile tüketilmesi demirin vücutta daha iyi kullanılmasını sağlar.
- Potasyum oranı yüksektir. Bu özelliği tansiyonu düşürür ve dengeler. Kiloya bağlı tansiyonu olanlarda çok etkilidir. Hem zayıflatır hem tansiyonu düşürür.
- Kolesterol içeriği sıfır olan bir protein olduğu için kolesterolü yüksek olanlar güvenle kullanabilir.

Fazla yağlara ve yıllara balıkla meydan okuyun

Yaş ilerledikçe bazı vücut fonksiyonlarında azalmalar görülür. Hafızada yavaşlamalar, unutkanlıklar, damarlarda kireçlenmeler, deride kuruluk, yaşlanma çizgileri ve kırışıklıklar ortaya çıkar.

Öyle bir besin olsa ki hem yaşlanmayı yavaşlatsa hem kalbi ve damarları korusa hem unutkanlığın önüne geçse hem beyin fonksiyonlarını iyileştirse hem kırışıklıkları azaltsa hem metabolizmayı hızlandırsa, yağları yaksa... İşte insan vücudunda tüm metabolik sistemi düzenleyen bu mucize besine BALIK VE BALIK YAĞI diyoruz.

İşte balık ve balık yağının insan vücudu üzerine olan çok yönlü etkisi:

- Vücutta üretilmeyen, dışarıdan beslenmeyle vücuda alınması gereken, çoklu doymamış yağ asitleri olan EPA ve DHA'dan en zengin besin balıktır. Balığın içindeki bu kıymetli yağ asitleri kanın damar içinde daha sıvı akmasını sağlar. Kan dolaşımını iyileştirir, organların daha iyi kanlanmasını sağlar.
- 40'lı yaşlardan sonra hafızayı güçlendirir. Unutkanlığı önler.
- Haftada üç gün balık tüketmenin iyi kolesterolü yükselttiği, kötü kolesterolü düşürdüğü ve kalp-damar hastalıkla-

rından koruduğunu biliyoruz.

- Özellikle çocuklarda beyin gelişiminde çok önemlidir. Çocuklarda spontan dikkati artırır. Beyin gelişimini destekler. Bazı araştırmalarda ise çocuk hiperaktivitesine karşı da koruyucu olduğu biliniyor.
- Balık çok zengin bir protein kaynağıdır. Yenilen balıktaki proteini vücut nerede ise % 95 oranında kullanır.
- Balıkta madensel tuzlar, mineraller ve eser elementler de çok miktarda bulunur. Yani balık fosfor, iyot, kalsiyum ve flor açısından oldukça zengindir. A, B ve D vitaminleri içerir. Özellikle içerdiği flor, fosfor ve D vitamininin, çocuğun kemik gelişiminde, diş gelişiminde ve iskelet sağlamlığında çok önemli olduğunu biliyoruz.
- Menopoz sonrasında düzenli balık tüketimi kemikleri güçlendirir.
- Balık yağının kanı inceltici özelliği, özellikle ciltte kanlanmayı da artıracağı için oluşabilecek kırışıklıkları azaltır.

- Sadece çocukluk çağında değil, annenin gebelik döneminde de düzenli balık tüketiminin çocuğun beyin gelişimini iyi yönde etkilediği biliniyor.
- Balığın yoğurtla tüketilmesi kişiyi zehirler diye bir şehir efsanesi vardır. Ancak balık taze ise böyle bir durum söz konusu olmaz. Balığın taze olduğunu en iyi gözlerine bakarak anlayabilirsiniz. Saydam ve canlı göz taze olduğunu gösterir. Bununla beraber balığın solungaçları kırmızı, derisi de parlak olmalıdır. Elinizle etine bastırdığınızda çukur kalmamalıdır.
- Balığı oda sıcaklığında iki saatten fazla bekletmeyin. Buzdolabında en fazla bir iki gün, derin dondurucu ise üç dört ay saklayabilirsiniz.
- Balığı asla kızartarak yemeyin, yedirmeyin. Balık kızartıldığı zaman besin değerini kaybeder ve içerdiği kalori yükselir. Izgara yapmayı, fırınlamayı veya sebzelerle birlikte buharda pişirmeyi daha çok tercih edin.
- Açık sularda yaşayan balıklarla çiftlik balıkları arasında besin değeri açısından farklılıklar vardır. Açık denizde

yaşayan balıklar doğal yosunlarla veya daha küçük balıklarla beslendikleri için mineral ve vitamin açısından daha zengindir. EPA-DHA oranları daha yüksektir.

- Denizlerin kirlenmesinden dolayı balıkların vücudunda da cıva gibi ağır metaller birikebiliyor. Özellikle derin sularda yaşayan ve küçük balık yiyerek beslenen balıklarda bu durum daha çok görülebiliyor. O nedenle balık alırken yosunla beslenenleri ve yüzey balıklarını tercih etmekte fayda var.

Fazla yağlara düşman bir kış klasiği

Kışın günlerin kısalması, havanın soğuması, hareketin azalması, karanlık saatlerin uzaması nedeni ile vücut kendi savunmasını ve ısısını koruyabilmek için metabolizma hızını yavaşlatır ve yağlanma eğilimine girer. O nedenle eğer kilo almaya yatkın bir bünyeniz varsa yaşam tarzınıza ve beslenmenize dikkat etmezseniz kış aylarında çok rahat 5-8 kg alarak yaza moraliniz bozuk bir şekilde girebilirsiniz.

Hepimizin çok yakından bildiği ama gerek kokusu gerek gaz yapıcı özelliklerinden dolayı belki de mutfaklarımızda çok tercih etmediğimiz bir kış sebzesi olan karnabahara mutfaklarımızda daha çok yer açmamız gerekiyor ki kışın vücudumuzda meydana gelen bu değişikliklerle daha kolay baş edebilelim.

Özellikle bel çevresinde oluşan yağlardan kurtulabilmek için kışın haftada en az üç gün karnabaharı sofralarınızda bulundurun. Çünkü karnabahar;

- Çok iyi bir lif kaynağı olduğu için midede hacim kaplar ve daha çabuk doygunluk hissi oluşturur. Özellikle sofraya oturduğunuzda ilk yemek olarak karnabahar salatası veya fırında karnabahar veya haşlanmış karnabahar yerseniz, kalorisi yüksek olan ana yemeği daha az yersiniz.
- Karnabahar çok iyi bir yağ yakıcı olan C vitamini ve folik asit açısından zengindir. Hücre bazında metabolizma hızının artmasını sağlar.

- Karnabahar içinde fosfat, potasyum ve indol-3 adlı maddeler bulundurur. Bu maddeler nedeniyle meme, mide ve kalınbağırsak kanserine karşı koruyuculuğu vardır.
- Demir minerali açısından ayrıca zengin olduğu için kansızlığa bağlı halsizlik ve yorgunluk gibi semptomların daha az hissedilmesini sağlar. Bu bağlamda yeme isteğini azaltır.
- İçindeki yüksek potasyum ve sülfürlü maddeler tansiyonun dengelenmesini sağlar. Fazla kilolu hastalarda görülen yüksek tansiyon ataklarının seyrekleşmesini sağlar. Kalp-damar hastalıklarına karşı vücudu korur. Kişinin daha hareketli olabilmesinin yolunu açar.
- Yüksek kalsiyum içeriği sayesinde metabolizma hızını hafifçe yükseltir. Bununla birlikte kemik ve diş sağlığı üzerine etkilidir.
- Güçlü bir antioksidan olduğu için hücrelerin temizlenmesine katkıda bulunur. Bağışıklık sistemini iyileştirir.

Ramazan mucizesi hurma

Oruç tutmak, iftar yapmak, ramazan ayı denince ilk akla gelen yiyecek hiç şüphesiz ki hurmadır. Kutsal kitabımız Kuran-ı Kerim dahil birçok kutsal kitapta da adı geçen, bilinen en eski meyvelerden biri olan hurmayı biraz daha yakından tanımak ister misiniz?

İşte sizlere sadece ramazan ayında değil, günlük yaşamınızda da daha sık hurma yemeniz için nedenler:

- Hurmanın lif oranı çok yüksektir. Lifi yüksek demek mide ve bağırsakta sünger etkisi gösterir demektir. Bu durumda hurma midede sünger gibi şişip yer kaplayacağı için, tokluk hissi oluşturacaktır.
- Yüksek lif oranı sayesinde, aynı zamanda bağırsakları çalıştırıp, kişiyi kabızlıktan kurtarır.
- Biz genelde iftarda hurma yemeyi alışkanlık haline getirmişizdir. Ancak sahurda da tüketilecek 2 hurmanın gün-

lük tok kalma süresini uzatmaya etkisi olur. Özellikle yoğurtla birlikte yenirse kan şekerini daha iyi kontrol altında tutar.

- Hurma iyi bir ara öğün seçeneğidir aslında. İkindi ara öğününde yoğurtla birlikte veya 5-6 çiğ bademle birlikte tüketildiğinde akşam yemeğinde kendinizi daha iyi kontrol eder ve daha az acıkırsınız.
- Hurma içerdiği A ve B grubu vitaminleri nedeniyle hem sinir sistemine hem de gözlere çok iyi gelir.
- İçerdiği meyve şekeri olan früktozun susama hissini artırarak daha çok su içmeye sevk ettiği biliniyor. Bu doğrultuda süt veren anneler için de süt salgılanmasını artırdığını söyleyebiliriz.
- Her bir hurma ortalama 20 kalori içerir. Dolayısıyla porsiyon kontrolü yapmak çok önemlidir. Bir kerede 3 adetten çok yememek gerekiyor. Daha yüksek miktarlarda yemek her yiyecekte olduğu gibi hurmada da kilo artışına neden olabilir.

Yüzyılımızın zayıflatan yiyeceği, badem

21. yüzyıl mucizesinin adı badem. Çiğ, kavrulmamış, tuzlanmamış badem. Uzun yıllardır, yağlı tohumlar dediğimiz ceviz, badem, fındık, çekirdek, fıstık gibi bir grup yiyeceğin, içerdikleri kaliteli yağ asitleri sayesinde kalp-damar hastalıklarına karşı koruyucu olduklarını biliyorduk. Ancak bu yiyecekler yağlı ve dolayısıyla yüksek kalorili olduğu için, kilo aldırır endişesi ile hastalarımıza dikkatli tavsiye ediyorduk.

Bademde çinko, demir, kalsiyum, potasyum, E vitamini gibi mineraller ve vitaminler vardır. Ayrıca içerdiği amigdalin maddesinin kansere karşı koruyucu olabileceği savunulmaktadır. Bununla birlikte koenzim Q10 ve omega-3 seviyesi çok yüksektir. Bu enzim ve yağ asidi kişiyi kalp-damar hastalıklarından korur ve yaşlanmaya gidiş sürecini yavaşlatır. Bademi düzenli tüketmek kötü kolesterol olan LDL'yi % 6 ila % 15 oranında düşürür.

Bu kadar faydalı olduğunu bildiğimiz bademin aynı zamanda çok da iyi zayıflattığı kanıtlandı. Çok yakınlarda, Amerika'da yapılan bir araştırma ile, zayıflamak isteyenlere günde 17 adet badem verildiğinde daha iyi kilo kaybettikleri gösterildi.

Bademin kaliteli protein içermesi ve sağlıklı yağlardan zengin olması kişiyi daha uzun süre tok tutar. Badem sert bir yiyecek olduğu için çiğnemesi zordur, bu durum kişinin çiğneme duygusunu tatmin eder. Lif oranı yüksek olduğundan bağırsak hareketlerini artırır. Hazırlama zorluğu olmadığı için her yerde kolayca bulunabilir ve her yere kolayca taşınabilir.

Zayıflarken bademi tüketme yolları:

- Bademi satın alırken dikkat; çiğ, kavrulmamış ve tuzsuz olarak satın alın.
- Mümkünse kabuklu ve kabuğu kolay kırılabilir olandan tercih edin.
- Bir defada 15 adetten fazla yemeyin. Küçük bir kâseye sayarak koyun. İşyerinizde çekmecenizde ve çantanızda 15 adetlik küçük paketler şeklinde de bulundurabilirsiniz.
- Ara öğünlerde özellikle tercih etmeye çalışın. Az yağlı süt ve ayranla mükemmel bir birliktelik oluşturuyor.
- Meyveleri tek başına yemektense bademle birlikte yediğinizde glisemik indeksi düşürmüş olursunuz, bu da sizin daha tok kalmanızı sağlar.
- Yiyecek bir şey bulamadığınızda, 50 adet bademi bir öğün olarak da tüketebilirsiniz.

Zayıflarken turptan vazgeçmeyin

Öyle bir yiyecek olsa ki, yesek yesek kilo almasak... İşte bu niteliği taşıyan başucu sebzelerinden biri de turptur.

Ülkemizde çok yetiştirilen, pazarlarda renkleriyle gözümüzü şenlendiren turpa sofralarımızda yeteri kadar yer açmıyoruz.

Özellikle zayıflamaya çalışırken bize çok faydası olacak turpla ilgili bilgiler:

- Turp katı sebzelerden biridir, kişiye çiğneme duygusunu tatmin etme açısından çok faydası olur. Canınız bir şeyler atıştırmak istediğinde turpu dilimleyip, az tuz bol limonla birlikte tüketebilirsiniz, çok yedim duygusu oluşturmaya bire birdir.
- Turpun glisemik indeksi düşüktür. Kan şekerini yükseltmez ve kan şekerinizde oynama yapmayacağı için daha uzun süre tok tutar.
- Turpun lif oranı yüksektir, midede ve bağırsaklarda çözülüp tokluk hissini pekiştirir.
- Sülfürlü bileşikler açısından zenginidir; karaciğer ve safrakesesinin dostudur, kansere karşı koruyucudur.
- İlaç gibi besinlerden biri olan turp, fitosterol bakımından zengin olduğu için kolesterolü dengeleyici etki gösterir.
- Potasyum açısından zengin olduğu için tansiyonu dengeler. Kalp koruyucu etki gösterir.
- Çok iyi bir C vitamini kaynağı olduğu için bağışıklık sisteminizi korumak ve grip olmamak için her gün küçük bir kâse yemeye özen gösterin.
- Ülkemizde guatrın en büyük nedeni iyot eksikliğidir, turp iyot açısından zengin olduğu için tiroit hastalıklarından korur.
- Folik asit açısından zengin olduğu için hücrelerimizin DNA ve RNA onarımını sağlar. Yaşlanmayı önler.

Küçücük paketlerin içinden çıkan büyük sağlık

Birçok meyvenin, içerdiği antioksidan, vitamin, mineral ve lif nedeniyle bağışıklık sistemimizi güçlendirdiğini biliyoruz. Yapılan bazı araştırmalarda yabanmersini, böğürtlen, kızılcık, ahududu, vişne, çilek gibi flavonoid oranı yüksek meyvelerin sadece bağışıklık sistemimizde değil, cinsel yaşamdan Alzheimer'a, kalp hastalığından kansere, zayıflamadan hafızaya kadar vücutta birçok konuda etkili olduğunu görüyoruz.

Kendileri küçük etkileri büyük bu meyvelerin vücudu onarma şekillerine baktığımızda;

1. İçerdikleri A, C ve E vitamini hücreleri hasardan korur. Antioksidan etki gösterir.
2. Resveratrol adında bir antioksidan vücutta iltihaplanmayı azaltır. Son yapılan araştırmalarda, kırmızı ve mor meyvelerin, içerdikleri bu resveratrol nedeniyle sinir hücrelerinin yapılanmasını artırdıkları gösterilmiştir. Resveratrol öğrenme yeteneğini ve hafızayı kuvvetlendirir. Beyinde biriken toksik proteinlerin temizlenmesine yardımcı olur, Alzheimer hastalığına bağlı beyin plaklarını stabilize eder. Hastalığın ilerlemesini engeller. Amerikan Chemical Society'de yapılan bir araştırmada, on altı hafta boyunca her gün bir porsiyon dondurulmuş ya da kuru yabanmersini tüketen Alzheimer hastalarında hafızanın güçlendiği kanıtlanmıştır.
3. Kırmızı ve mor meyvelerin içindeki flavonoidler vücudu kanserden ve kalp hastalıklarından korur. Aynı şekilde iltihaplanmayı azaltır.

4. Çilek, yabanmersini, böğürtlen, vişne, kızılcık gibi bu tür meyvelerin az da olsa kilo vermeye yardımcı olduğu düşünülmektedir. Çünkü vücutta şeker dengesini düzenleyerek acıkmanın önüne geçerler ve kişiyi tok tutarlar.
5. Oklahoma State University'de yapılan bir araştırmada, her gün düzenli 1 porsiyon çilek yemenin kolesterolü düşürdüğü ve kalp hastalığından koruduğu gösterilmiştir.
6. Her gün bir porsiyon kızılcık yemek de özellikle Tip 2 diyabette kan şekerinin ani düşmesinin veya hızlı yükselmesinin önüne geçer. Kan şekeri seviyesini düzenler.
7. 25.000 erkeğin katılımı ile gerçekleşen Human Nutrition Research Center'da yeni yapılan bir araştırmada da, turunçgil ve yabanmersinini daha fazla tüketenlerde, az tüketenlere göre sertleşme bozukluğu riski daha az (% 20'ye yakın) görülmüş.

Baharatlar sadece bir lezzet ustası mı?

Yoksa iyi bir şifa kaynağı mı?

Yüzyıllardır bilinen, insanların, uğruna savaşlar yaptığı, ticaret yolları açtığı besin komponentlerinden biridir baharatlar.

Eski çağlarda, buzdolabı olmadığı için yiyecekler çabuk bozuluyor, bu bozuk tadı gizlemek için de bolca baharat kullanılıyordu. Günümüzde ise baharatlar daha çok yiyeceklerin lezzetini artırmak için kullanılıyor.

Baharatlar her ne kadar yiyeceklerin lezzetini artırmak veya yiyeceklerde mikrop oluşumunu önlemek için kullanılsa da, son yıllarda yapılan bazı araştırmalarla sağlığa olumlu etkileri olduğu da gösterildi.

Ülkemizde en çok kullanılan baharatlar kırmızıbiber, karabiber, kekik, tarçın, karanfil ve kimyondur. Ülkemizde çok bilinmeyen ama vücuda çok faydalı etkileri olan zencefil ve kardeşi zerdeçalın da artık sofralarımızda yerini alması gerekiyor.

KIRMIZIBİBERİN içindeki kapsaisin isimli maddenin, metabolizmayı hızlandırdığı ve kilo vermeyi kolaylaştırdığı bilinir. Ayrıca kırmızıbiberin boşaltım sistemini iyileştirdiği ve bağırsak hareketlerini artırarak kabızlığa karşı iyi bir çözüm sunduğu düşünülmektedir, ancak aktif hemoroit sorunu olanların dikkatli olmasında fayda vardır.

KARABİBER uzun yıllardır ülkemizde çok tüketilen baharatların başında gelir. Karabiberin grip, soğuk algınlığı gibi hastalıklarda vücut direncini artırdığı bilinir. Özellikle çorbaların içine bolca eklendiğinde vücutta rahatlama sağlar. Boğaz ağrısında nane ile birlikte çay olarak içildiğinde boğazdaki lokal mikroplara tesir eder ve boğaz ağrısına gargara etkisi yapar.

Çok güzel kokusu olan, et yemeklerinin vazgeçilmezi KEKİK için pek çok şey söylenebilir. Mideyi rahatlatır, gaz oluşumunu önler. Bununla birlikte özellikle kolesterolü düşürücü etkisi vardır. Yemeklerden sonra bir kahve fincanı olarak tüketildiğinde sindirimi kolaylaştırdığı biliniyor.

Tatlıların baş tacı olan TARÇIN aynı zamanda vücudun şeker ihtiyacını azaltır. Özellikle şeker hastalarında veya insülin direnci olanlarda meyvelerin üzerine bir tatlı kaşığı olarak eklendiğinde metabolizma üzerinde olumlu etki yapar. Rulo tarçın, ağız kokusuna birebir olan KARANFİLLE birlikte kaynatılıp içildiğinde şeker isteğini köreltir. Karanfili sade olarak çiğnemek de ağız mukozasındaki yaraları iyileştirir ve ağız sağlığına katkıda bulunur.

KİMYON deyince birçoğumuzun aklına kuru baklagiller gelir. Aslında haksız da sayılmayız, çünkü kimyon kuru baklagillerin sindirimi sırasında ortaya çıkan gazları yok etmede birebirdir. Her tür kuru baklagil yemeğine çok yakışır. Emziren annelerde, tane kimyon, ısırgan ve anason ile birlikte çay olarak demlenip içildiğinde hem süt salgılanmasını artırır hem de bebekte gaz oluşumunu önler, bebeğin daha rahat uyumasını sağlar.

Gelelim ZENCEFİL ve ZERDEÇALA. Zerdeçal çok güçlü bir antioksidandır. Yani hücrelerin içinde oluşan zararlı maddelerden vücudu korur. Bal ile karıştırıldığında boğaz ağrılarına çok iyi gelir. Ağızda çıkan aftlara lokal olarak uygulanabilir. Zerdeçalda bolca bulunan demir, manganez ve C vitamini hafıza üzerinde çok güçlü etkiye sahiptir. Bağışıklık sistemini iyileştirir. Ayrıca kalp-damar hastalıkları üzerinde olumlu etkisi vardır. O nedenle balınıza, reçelinize zerdeçal eklemeyi ihmal etmeyin. Zencefil de aynı şekilde bağışıklık üzerinde çok etkilidir. Gribe ve soğuk algınlığına birebirdir. Bağışıklık sistemini güçlendirir. Mide-bağırsak üzerinde rahatlatıcı etkisi vardır. Gaz problemi ve hazımsızlığı sık yaşayanlara çay olarak içilmesi önerilir. 1 yemek kaşığı nane, 1 yemek kaşığı rezene ve birkaç parça zencefili bir arada demleyip yemeklerden sonra içebilirsiniz.

Baharatları satın alırken ambalajlı ve az satın almak en doğrusudur. Açıkta ve nemli ortamda tutulan baharatlar küflenebilir ve tazeliğini kaybeder. Satın alınan baharatlar ya cam bir saklama kabında ya da nem geçirmez buzdolabı naylon poşetlerinde saklanabilir. Mutfağın en serin yerinde, karanlıkta ve ocaktan uzakta tutmakta fayda vardır. Mümkünse buzdolabı kapağında saklamak en doğrusudur.

Kilo aldıran
metabolik nedenleri doğru tanımlamak

Pankreasımızı korurken kilolarımızı da verelim

Pankreasımız, hem sindirim enzimlerini hem de sindirilen yiyeceklerin kullanımı için gerekli hormonları salgılayan organımızdır. Yani hem sindirim hem hormon organıdır. Kendini yenileme özelliği yoktur ve günümüzde şişmanlığın ortaya çıkmasından ve günden güne artmasından en çok etkilenen organlarımızın başında gelir. Burada kısırdöngünün nereden başladığı hâlâ kafalarda bir soru işareti olarak durmaktadır. Yani kişi kilo aldığı için mi insülin direnci başta olmak üzere metabolik şeker problemleri ortaya çıkar, yoksa insülin direnci ve metabolik şeker problemleri olduğu için mi kilo alır? Tıpkı yumurta mı tavuktan, yoksa tavuk mu yumurtadan çıkar sorusunu yıllardır sorduğumuz gibi. Burada aslolan, pankreasımıza iyi bakmayı, onu tanımayı ve onu yönetmeyi öğrenmemiz olacaktır.

Pankreasımız yediklerimiz ve içtiklerimizden o kadar etkilenir ki, ağzınıza giren her lokmada hemen aktive olur ve çalışmaya başlar.

Son yıllarda pankreas kanserlerinde ve şeker hastalığında inanılmaz bir artış görülüyor. Şunu hemen belirtmekte fayda var, şeker hastalığının doğrudan pankreas kanserine neden olduğu düşünülmüyor. Ancak her iki hastalık da insanın yaşam süresini kısaltabildiği gibi yaşam kalitesini de düşürüyor.

İşte bu hastalıklardan korunmak için benimseyeceğimiz düstur:

DAHA AZ VE DAHA UZUN ARALIKLARLA YE Kİ; DAHA AZ İNSÜLİN, DAHA AZ SİNDİRİM ENZİMİ SALGILANSIN VE PANKREASIN DAHA AZ YORULSUN.

Daha uzun aralıklarla ve daha az yerseniz, pankreasınıza dinlenmesi ve rahatlaması için biraz zaman kazandırmış olursunuz. Her ne kadar beslenme aralığı ve zamanı pankreasın dinlenmesi için gerekli ise de, aynı zamanda yeme içeriği de pankreası korumada o kadar önemlidir.

İşte size pankreasınızı korumanız için beslenme içeriği önerileri:

- Basit şekeri ne kadar az tüketirseniz pankreasınız o kadar az çalışır, o kadar az insülin üretir. Bu demektir ki basit şekerle yapılmış her şey (reçel, tatlı, kek, kurabiye...) pankreasımızı yorar.
- Yağı ne kadar az tüketirsek, o kadar az yağ sindirim enzimi olan lipaz salgılanır, pankreas o kadar rahat eder. O zaman kızartmalar, mayonezler, soslar, kıymadan yapılan etler, cipsler ve pastane ürünlerinden uzak durmakta fayda var.
- Özellikle katkılı yiyecekler; salam, sosis gibi şarküteri ürünleri, içerdikleri nitrozaminlerle midede ve pankreasta kanserli hücrenin oluşmasına neden olabilir.

- Yanmış ve kömür dumanına maruz kalmış yiyeceklerde de kanserojen maddeler oluşur (mangalda pişirilen çok yağlı köftelerin, tavuk kanadı gibi etin yağlı bölümlerinin ve yağla terbiye edilmiş parça etlerin tüketilmesi bu riski artırır).
- Uzun ömürlü ve paketli yiyecekler de, içerdiği katkı malzemeleri nedeniyle kanserleşmeye neden olabilir.
- Meyve şekerini de unutmamak gerekir. Meyveler her ne kadar çok sağlıklı yiyecekler olsalar, kanserden koruyan maddeler de ihtiva etseler, şeker oranlarının yüksek olduğu bir gerçektir. Günde en fazla üç porsiyon meyve yemek yeterli olur. Fazlası yine kan şekerinin yükselmesine, şeker hastalığına ve şişmanlamaya davetiye çıkarır.
- Yüzyılın kâbusu sigara, bütün kanserler gibi, pankreas kanserinin de görülme sıklığını artıran en büyük risk faktörlerinden biridir.
- Pankreası en çok yoran ALKOL'dür. Pankreas iltihabına, şeker hastalığının ilerlemesine ve uzun süreli kullanımı pankreas kanserine neden olur; aynı zamanda kalorisi çok yüksektir, doğrudan şişmanlatır.
- Daha çok mevsim sebzeleri, süt, yoğurt, ayran, çökelek, badem, fındık, ceviz gibi yağlı tohumlar, tam buğday unu, bulgur, yağsız et ve balık ağırlıklı bir beslenme pankreasımız için daha sağlıklı olacaktır.
- Pankreas kanlanmasını artıran en önemli yaşamsal davranış HAREKETTİR; o zaman pankreasımızı koruyalım, kilolarımızdan kurtulalım diyorsak, HER GÜN YARIM SAAT YÜRÜYÜŞ YAPALIM.

Kan şekeri dalgalanmaları daha çok mu kilo aldırıyor?

Kan şekeri düşmesi, yani hipoglisemiden mustarip hastalar ve Tip 2 diyabet hastaları açısından en büyük sorun kilolu olmak. Çünkü bildiğimiz gibi Tip 2 diyabet hastalarının % 85'i obez. Hatta obez olup da Tip 2 diyabet teşhisi konmamış bir hastada da, ya insülin direnci ya hipoglisemi ya da bozulmuş açlık glikozu gibi bir şeker metabolizma kusuru oluyor. Bu durumda kilo kontrolü gerçekten de bu hastalığın tedavisinde ve gidişatındaki en önemli parametrelerden biri haline geliyor.

Kilo kontrolünü en çok etkileyen durumlardan biri de kan şekeri dalgalanmaları. Yani şeker düşmesi yaşayan bir hasta bir şeyler yediğinde, kan şekeri hemen normale gelmiyor, önce kan şekerinde hızlı bir yükselme oluyor, daha sonra kan şekeri normale dönüyor. Bu duruma glisemik dalgalanma, yani kan şekeri dalgalanmaları diyoruz. Günümüzde yapılan birçok araştırma, bu dalgalanmaların insan vücuduna, özellikle damarlara zarar verdiğini ve kilo almanın da en önemli nedenlerinden birinin bu durum olabileceğini gösteriyor.

Özellikle Tip 2 diyabetli obez hastaların karşılaştığı güçlüklerden biri de, kullandıkları ilaçlar oluyor. Bu hastalara ilk seçenek olarak insülin sekretagogları, yani insülin salgılattıran ilaçlar veriliyorsa, bu ilaçlar bu hastalarda kan şekerini çok düşürüyor ve ilaca bağlı hipoglisemi ataklarını tetikliyor. Bu durumda hasta yaşadığı hipoglisemiden çıkabilmek ve kendini iyi hissedebilmek için yemeye başlıyor. Yani bir bakıma, hastanın yemesini ilacın tetiklediğini söyleyebiliriz.

Hastaların hipoglisemiden çıkabilmek ve kendilerini iyi hissedebilmek için ilk tercih ettikleri yiyecekler de glisemik indeksi yüksek, yani şeker yükü fazla yiyecekler oluyor. Hastalar tatlı, şekerleme, çikolata, hamurişi, börek, meyve suyu gibi yiyecekleri birden ve büyük porsiyonlarda yiyorlar. Hasta bu yiyecekleri tercih ettikçe kilo almaya devam ediyor, kilo aldıkça şeker kontrolü zorlaşıyor.

Öncelikle bu hastalarda ilaç tedavisi, sadece kan şekerini düşürmeye yönelik değil, hastanın metabolik durumunu iyileştirmeye de yönelik olmalıdır. Hasta çok iyi analiz edilerek ilaç tedavisi planlaması yapılmalıdır. Ama hastanın illa da insülin sekretagoğu kullanması gerekiyorsa ve çok sık hipoglisemi atakları yaşıyorsa, ona öncelikle glisemik indeks ve beslenmeyle ilgili önerilerde bulunulup, yaşam tarzını değiştirmesi sağlanmalıdır.

Hastaya özellikle, hipoglisemi atağının yakınlaştığını hissettiği anda, glisemik indeksi düşük yiyecekleri tercih etmesi, glisemik indeksi yüksek yiyeceklerden kaçınması önerilmelidir.

Glisemik indeksi yüksek yiyecekler olarak; sofra şekeri giren bütün tatlılar, çikolatalar, doğal bal, pekmez, reçel, beyaz un, pirinç, beyaz makarna sayılabilir.

Bunların yerine hastaya daha ekşi ve daha posalı yani glisemik indeksi daha düşük yiyecekler tüketmesi tavsiye edilebilir. Örneğin 1 ekşi meyve, 1 kâse yoğurt ve 5-6 badem gibi veya 1 yağsız tost, 1 bardak ayran. Bunlar, 1 paket çikolataya göre kan şekerinin daha kontrollü dengelenmesini ve hastanın bir sonraki öğünde sofraya daha tok oturmasını sağlar.

Şimdi biz biliyoruz ki, hipoglisemiye giren hasta bir şeyler yediğinde doğrudan normoglisemiye geçmiyor. Çoğunlukla hipoglisemiyi hiperglisemi takip ediyor ve bu durum glisemik dalgalanmalara yol açıyor.

Tip 2 diyabette ilaç tedavisi ne kadar gerekli olsa da, tedavinin en önemli ayaklarından biri de, hastanın yaşam tarzını değiştirip etkili bir kilo kontrolü yapabilmesidir. O nedenle Tip 2 diyabetli obez her hastaya kilo vermesinin ne kadar önemli olduğunun hekimi tarafından vurgulanması gerekir. Yani VKİ'si 25 ve üzeri olan her hasta ilaç tedavisinin tek başına yeterli olmayacağı, mutlaka kilo vermesi gerektiği konusunda bilgilendirilmelidir.

İşte size kilo problemi yaşayan Tip 2 diyabetli veya hipoglisemili hastalar için yaşam tarzı önerileri:

1. Etkili kan şekeri kontrolü için, karbonhidrat değeri yüksek yiyeceklerin bir arada ve büyük porsiyonlar halinde tüketilmemesi gerekir. Yani ekmek, pilav, makarna, börek, çorba, patates gibi yiyecekler bir arada ve büyük porsiyonlar halinde yenilmemelidir.
2. Bununla birlikte lif içeriği yüksek ve glisemik indeksi düşük yiyeceklerin de daha etkili kan şekeri kontrolü sağladığı ve kişiyi daha uzun süre tok tutup, hipoglisemiye yatkınlığı azalttığı biliniyor.

3. Şekeri lütfen ZEHİR olarak görün. Bu hastalar, içinde şeker olan her tür yiyecekten (bal, pekmez, reçel, çikolata, dondurma, bisküvi, tatlılar, kurabiyeler, lokumlar, şekerli meyve suları...) uzak durmalıdır.
4. Bu hastalarda genel en büyük problem fazla kilodur. Hep ne diyoruz, BİR İNSAN YAĞ YİYEREK YAĞLARINDAN KURTULAMAZ. O nedenle yağ alımı konusunda da çok dikkatli olmak gerekir. Kızartmalardan, pastane ürünlerinden, hazır bisküvi ve paketli ürünlerden kaçınılması gerekir.
5. Egzersizin sadece zayıflamak için değil, aynı zamanda şeker hastalığının en iyi tedavilerinden biri olduğu için de yapılması gerektiğini hastalara söyleyebiliriz. Yani yediğiniz şekeri ya kullanacaksınız ya da yağ hücrelerinizde depolayıp şişmanlayacaksınız. O nedenle her gün orta tempolu yürüyüşler yapmanız gerekir. Yürüyüşün bu hastalarda ilaç yerine geçtiği unutulmamalıdır.
6. Diyabetli hastalara beslenme günlüğü tutturmak, hastanın yediklerini yazmasını sağlamak yiyecek içeriğinin farkındalığının oluşması açısından çok önemlidir.
7. Günlük beslenmede tabağı dört bölüm gibi düşünmek çok faydalı oluyor. Siz de tabağınızı elinize aldığınızda dört bölüme ayırın. Bir bölümünde sebze, bir bölümünde et, bir bölümünde yoğurt veya ayran, bir bölümünde de ya ekmek ya pilav ya makarna ya da çorba olsun.

Panik atak, hipoglisemi ve beslenme

İnsan vücudu metabolik, psikolojik ve hormonal olarak bir bütündür. Bir hastalığın ortaya çıkması için sadece bakteri veya virüs gerekmez. Özellikle duygusal durumumuz ve hormonlarımızın etkisi ile de ortaya çıkabilecek birçok hastalık vardır. Panik atak denilen hastalık da bunlardan biridir.

Panik ataklı kişilerde atağın gelmesi ile birlikte böbrek üstü bezlerinden yüksek miktarda adrenalin ve kortizol dediğimiz hormonlar salgılanır. Bu hormonların da etkisiyle atak geçiren kişide çarpıntı, terleme, ateş basması, nefes darlığı, tansiyon yükselmesi gibi klinik durumlar ortaya çıkar. Kişi bunu, kalp krizi geçiriyorum, fenalaşıyorum, ölüyorum şeklinde yorumlar ve hastane hastane dolaşır. Bu hastalar, hastane acillerinin müdavimidir.

Hipoglisemi denilen klinik tablo da çoğu zaman panik atağı tetikleyebilir. Hatta bazen hipoglisemi tanısı panik atağın arkasına gizlenir. Yani yıllarca hastalar panik atak tedavisi görür ama aslında hipoglisemi hastasıdırlar.

Hipoglisemi hastalığında uzun süre aç kalınca kan şekeri düşer. Düşen şekeri yükseltmek için yine böbrek üstü bezlerimizden adrenalin, kortizol hormonları salgılanır. Bu hormonlar vücut depolarından şeker üreterek kan şekerini yükseltmeye çalışırlar. Bu arada kişi tıpkı panik atak gibi semptom yaşayabilir. Çarpıntı, halsizlik, konsantrasyon kaybı, baygınlık hissi ortaya çıkar. Bu durumda panik ataklı bir insanda hemen panik başlar, ölecekmiş hissine kapılır ve adrenalin daha da fazla salgılanarak klinik tabloyu iyice ağırlaştırır. Dolayısıyla yenilen ve içilen gıdaların bu ataklarla yakın ilişkisi vardır.

Gerek hipoglisemi hastalarının, gerek panik atak hastalarının dikkat edecekleri hususlar şunlardır:

1. Üç dört saatten fazla aç kalınmamalıdır. Günlük yeme düzeni muhakkak üç ana öğün ve üç ara öğün şeklinde oluşturulmalıdır. Ara öğünlerde meyve-yoğurt veya grisini-peynir gibi yiyecekler seçilmelidir.
2. B vitamini, sinir sistemini güçlendirir. Özellikle kuru fasulye, nohut, mercimek, bezelye, barbunya gibi yiyecekler B vitamini açısından çok zengindir.
3. Bitter çikolatanın sütlü kahve ile birlikte tüketimi vücutta serotonin hormonunu artırarak iyilik hali oluşturur.
4. Özellikle koyu çay ve koyu kahve çok tüketilmemelidir. Çay ve kahve, içeriğindeki kafein nedeni ile sempatik sinir sistemini uyarır ve panik atağı tetikleyebilir.
5. Kolalı ve alkollü içecekler ile fazla miktarda sigara içilmesi de panik atağı tetikleyebilir.

6. Basit şeker ihtiva eden yiyecekler (şekerleme, lokum, helva, tatlılar), hipogliseminin ortaya çıkmasına neden olabilir. Bu durum panik atağı tetikleyeceği için bu yiyeceklerden uzak durulmalıdır.
7. Çok hızlı ve aşırı zayıflamak da vücutta sıvı-elektrolit dengesini bozarak depresyona ve hipoglisemiye neden olabilir. Ayda 5 kg'dan fazla kilo kaybı sağlıklı değildir.
8. Günde 8-10 bardak civarında su içilmelidir. Bununla birlikte sakinleştirici özelliği olan papatya, ıhlamur, melisa çayları gibi bitki çaylarından günde birkaç fincan içilebilir.
9. Omega-3 oranı yüksek olan yiyeceklere günlük beslenmede daha çok yer verilmelidir. Somonbalığı, tonbalığı ve sardalyenin omega-3 oranı oldukça yüksektir. Bununla birlikte keten tohumu, ceviz, semizotu gibi yiyeceklerde de omega-3 oranı yüksektir. Bunlar sinir sisteminin hücre yapısını onarır. Düzenli tüketimi çok önemlidir.

Diyabet hakında doğru bilinen 12 yanlış

Fazla kilo ve diyabet iki kardeş aslında. Önden fazla kilolar geliyor, arkasından şeker hastalığı ortaya çıkıyor. Obezite ile ilgili çalıştığım yıllar içinde binlerce obez diyabetik hasta gördüm ve tedavi ettim. Bu hastalar yaşam tarzlarını değiştirerek kilo verdiklerinde, diyabetlerinin daha iyi kontrol altına alındığını, hatta bazı Tip 2 diyabet hastalarında tamamen iyileşme sağlandığını gördüm. Tip 2 şeker hastalığının gerçek tedavisi, kilo vermek ve bunu korumak. Ancak diyabet ve diyabetli hastaların beslenmesiyle ilgili çok fazla yanlış bilgi var.

İşte size benim çok sık karşılaştığım bu yanlış bilgiler ve doğruları:

- ÇOK FAZLA ŞEKER YEMEK DİYABETE YOL AÇAR! Yanlış. Diyabet çok fazla şeker yendiği için ortaya çıkmaz. Pankreastan salgılanan insülin hormonu görevini yapamadığı veya hiç insülin salgılanmadığı durumlarda meydana gelir. İnsülin hormonunun görevini yapamadığı durumlarda Tip 2 diyabet, hiç salgılanmadığı durumlarda ise Tip 1 diyabet ortaya çıkar.

- ŞEKER YÜKLEME TESTİ DİYABETE SEBEBİYET VERİR! Yanlış. Şeker yükleme testi diyabete sebebiyet vermez. Aksine, şeker metabolizmasındaki aksaklık hakkında bilgi verir. Şeker yükleme testinde vücuda giren şeker bir porsiyon baklavaya eşdeğerdir.
- KARBONHİDRATLAR DİYABET İÇİN ÇOK KÖTÜDÜR! Yanlış. Vücut enerji kaynağı olarak şekeri kullanır. Şekerin de esas kaynağı karbonhidratlardır. Yeterli miktarda ve doğru karbonhidrat tüketimi önemlidir.
- PROTEİNLER DİYABET İÇİN DAHA İYİDİR! Yanlış. Proteinler çok fazla yağ içerdiği için, karbonhidratlar tamamen kesilip protein ağırlıklı beslenilirse kan yağları yükselebilir ve kalp-damar hastalıklarına yatkınlık ortaya çıkabilir.

- DİYABET BESLENMESİNİN ÇOK FAZLA KURALI VARDIR! Yanlış. Diyabet beslenmesi aslında sağlıklı beslenmedir. Sofra şekerinden uzak durmak kaydıyla genel sağlıklı beslenme prensiplerine dikkat etmek yeterli olacaktır. Kızartmalardan, hazır gıdalardan, paketli ürünlerden kaçınmak gibi... Bir de, bir öğünde birden fazla karbonhidrat olmaması kuralını göz önünde tutmak gerekir.
- DİYABET İLAÇLARINI KULLANDIĞINIZ MÜDDETÇE HER ŞEYİ YİYEBİLİRSİNİZ! Yanlış. Her ne kadar ilaç kullanımı metabolizmanın dengelenmesinde önemli ise de eğer basit şekerleri ve glisemik indeksi yüksek yiyecekleri çok ve sık yerseniz kan şekerinizi düşüremezsiniz.
- TATLANDIRCILAR ÇOK MASUMDUR! Yanlış. Şeker yerine tatlandırıcı kullanmak doğru değildir. Tatlandırıcıların kan şekerini yükseltme özelliği yoktur. Ancak artık birçok klinik araştırmada, bazı kanser türlerini tetikleyebildiği ve insanı acıktırdığı saptanmış durumdadır. Tatlandırıcılardan ve tatlandırıcı eklenmiş gıdalardan uzak durmakta fayda vardır.

- DİYABETİK YİYECEKLER ÇOK SAĞLIKLIDIR! Yanlış. Hepimiz diyabetik baklava, diyabetik dondurma, diyabetik çikolata ürünlerini görüyoruzdur. Bu ürünleri gördüğümüzde de, çok masum yiyecekler olduklarını, kan şekerini yükseltmeyeceklerini düşünüyoruzdur. Ancak her ne kadar bu ürünlerde şeker yerine tatlandırıcı kullanılsa da, içeriğindeki yağ ve unun vücutta yağlanmayı artırabileceğini ayrıca unun kan şekerini yükseltebileceğini göz önünde tutmak gerekir.
- DİYABET HASTASI OLUNCA ÖZEL DİYABET YEMEKLERİ YEMEK GEREKİR! Yanlış. Evde diyabetikler için ayrı yemek pişirmeye gerek yok. En çok dikkat edilmesi gereken nokta, karbonhidrat değeri çok yüksek yiyecekleri bir arada tüketmemektir. Mesela makarna, ekmek, pilav, patates, çorba gibi yiyeceklerden sadece bir tanesi seçilmelidir. Ana yemek olarak da et veya sebze veya da etli sebze yemeği olarak pişirilmelidir. Salata ve yoğurt her öğünde sofrada bulundurulmalıdır.
- KAN ŞEKERİNİ HIZLI YÜKSELTMEYEN YİYECEKLERDEN İSTENİLDİĞİ KADAR YENİLEBİLİR! Yanlış. Esmer unlar, bulgur, esmer pirinç, yeşil elma gibi glisemik indeksi düşük yiyecekler kan şekerini hızlı yükseltmese de çok büyük miktarlarda yenirse hem kan şekerini yükseltir hem de kilo artışına neden olur. O nedenle porsiyon kontrolü çok önemlidir.
- DİYABETTE SEVDİĞİNİZ YİYECEKLERDEN UZAK DURMANIZ GEREKİR! Yanlış. Sevdiğiniz yiyecekleri daha uygun yöntemlerle hazırlayabilirsiniz. Mesela kızartma yerine fırınlama yöntemi kullanabilirsiniz. Meyveleri tek başına yemektense yoğurtla birleştirerek yiyebilirsiniz. Tatlı ihtiyacında, şeker yerine kuru meyve koyarak hazırladığınız tarifleri kullanabilirsiniz. Çok karşı koyamadığınız yiyeceklerde ilk lokma son lokma kuralını uygulayabilirsiniz. Yani çok küçük porsiyonlarda tadabilirsiniz.
- DİYABETTE SIK SIK AZ AZ YEMEK GEREKİR! Yanlış. Sık sık az az yediğinizde sürekli insülin dengesizliği ve

insülin ihtiyacı olur. Bu durum şeker dalgalanmalarını beraberinde getirir. Yani vücutta şeker birdenbire yükselir, sonra aniden düşer. O nedenle kullandığınız ilaçlara göre bir yeme planı yapmanız gerekir. Eğer insülin salgılattırıcı ilaç kullanmıyorsanız, yemeyi acıktığınızda yiyin. Açlık sürenizi uzatmayın.

Kan şekerini dengeleyen, daha tok tutan akıllı besinler

Hipoglisemi, gizli şeker, bozulmuş açlık glikozu ve diyabet, fazla kilo ile en yakından ilgili olan dört metabolik bozukluktur diyebiliriz. Bu dört şeker metabolizma kusurundaki ortak nokta ise, pankreasımızdan salgılanan ve vücutta şekeri kullanan hormon olan İNSÜLİN ile hücre arasındaki iletişimin bozulmasıdır.

Kontrolsüz salgılanan yüksek insülin ya da hücre ile insülin arasındaki sinyal bozukluğu kişinin günlük yaşamındaki beslenme alışkanlıklarını çok etkiler. İnsülin vücutta şekeri kullanan hormon olduğu için kişiyi karbonhidratlı yiyecekler yemesi konusunda dürter. Kişinin iştahını açar. Kişinin yedikçe yiyesi gelir. Yedikçe artan fazla kilolar nedeni ile insülin problemleri daha girift hale gelir. Sonuçta yüksek kilolar ve iştah en büyük soruna dönüşür.

İşte biz hekimler burada her ne kadar hastaya metabolik durumuna göre ilaç tedavileri veriyor olsak da, bazı akıllı besinleri günlük yaşamınızda daha çok tercih etmeniz vücudunuzda insülinin daha kontrollü salgılanmasını sağlar ve sizi daha tok tutar.

Nedir bu akıllı besinler diye soracak olursanız... Birçoğunuz duymuşsunuzdur, "glisemik indeksi düşük besinler" diye... İşte bunlar akıllı besinlerdir ve bunları farkında olarak seçmeniz ve kontrollü yemeniz, daha iyi kan şekeri regülasyonu, daha iyi kilo kontrolü yanında daha az iştahlı olmanızı sağlar.

Aslında kan şekerini yükseltme eğilimine göre bu besinleri ikiye ayırıyoruz: Glisemik indeksi yüksek besinler ve glisemik indeksi düşük besinler. İşte daha tok kalmanın daha az yiyecek ihtiyacı duymanın, dolayısıyla kan şekeri dalgalanmalarının önüne geçmenin en doğru yolu, bu yiyecekleri beslenmenizde daha bilinçli olarak tüketmenizden geçiyor.

Haydi hep birlikte bu besinlere tekrar bir göz atalım

1. Basit karbonhidratlar ve glisemik indeksi yüksek besinler:

İnsan vücudu ana yakıt kaynağı olarak glikozu, yani şekeri kullanır. Glikozun kaynağı ise yiyeceklerle aldığımız karbonhidratlardır. Karbonhidratları kabaca basit karbonhidratlar ve kompleks karbonhidratlar olarak ikiye ayırırız. Basit karbonhidratlar, şeker yükü fazla olan yiyeceklerdir. Kan şekerimizi hızlı yükseltir ve bizi daha çok acıktırıp daha çok yememize neden olur. Kompleks karbonhidratların içindeki şeker ise kana daha yavaş geçer ve bizi daha uzun süre tok tutar.

Başlıca basit karbonhidrat ihtiva eden ve glisemik indeksi yüksek olan yiyecekler; şeker, bal, reçel, tatlılar, muz, incir, üzüm, tatlı kavun, tatlı karpuz, patates, havuç, beyaz pirinç, beyaz un ve beyaz makarnadır. Yani fazla şekerli ve tatlı tadını aldığınız her tür yiyecek için kısaca glisemik indeksi yüksektir diyebiliriz.

Peki bu yiyecekleri hiç tüketmeyecek miyiz? Aslında hiç tüketmesek ne güzel olur. Ancak biliyorsunuz hayat hep planladığımız şekilde gitmiyor. Bazen bu yiyecekleri yesek bile kan şekerimizi çok hızlı yükseltmesinler diye önlem alacağız. Yani bu yiyecekleri nasıl yiyeceğimizi bileceğiz.

Bir yiyeceğin şekerini dengelemenin en iyi yolu, o yiyeceği ya bir proteinle ya da daha ekşi bir yiyecekle birlikte tüketmektir. Bu şekilde yediğiniz yiyeceğin içindeki şekerler, proteinler ve yağlar birbirine karıştığı için kan şekeri çok fazla dalgalanma göstermez. Örneğin muzu yoğurtla, patatesi etle ve yoğurtla karıştırarak yemek vücut için biyo-yararlanımı daha iyi kılar ve bizi daha geç acıktırır. Yiyeceği daha ekşi hale getirmek de kan şekerinin dengelenmesine katkıda bulunur. Bunun için en güzel çözüm, yediğiniz yiyeceklere limon eklemektir.

2. Kompleks karbonhidratlar ve glisemik indeksi düşük besinler:

Bu yiyecekler kalıcı biçimde kilo vermek için en sık başvuracağımız akıllı besinlerdir. Elma, armut, kivi, greyfurt, kiraz, çilek, kuru baklagiller, bulgur, esmer pirinç ve kepekli makarna bu gruba girer.

Yüksek lif içerikli besinleri bilmek ve bu tür besinleri öğünlerimizde sık kullanmak da kalıcı olarak kilo vermede en büyük yardımcımız olur. Bu yiyecekler sindirim sistemimizde daha uzun süre kalır. Çiğneme hızımız bile bu tür besinlerde daha yavaştır. Bu besinler bizi daha tok tutar. Lif oranı yüksek besinlerin aynı zamanda şeker oranı da düşüktür. Örneğin kabak, lahana, brokoli, ıspanak, kuru baklagiller, kepekli unlar da çok iyi seçimlerdir. Ayrıca, kabızlık sorunu olanlar için çok iyi bir çözümdür.

Kızartmalar, milföy hamurları, baklavalar, soslar gibi yağ oranı yüksek besinler ise kiloyla savaşta en uzak kalınması gerekli gruptur.

Şişmanlığın tedavisi için ne yazık ki mucize bir formül bulunmamaktadır. Doğru besinlerle, hayat boyu gidecek seçimler yapmak kalıcı tedavinin en önemli bileşenidir. Ünlü Fransız atasözünün söylediği gibi, "bir kruvasan ağızda otuz saniye, midede otuz dakika, kalçada ise otuz yıl kalır."

Kansızlık da kilo almanın nedenlerinden biridir

İnsan vücudunun olmazsa olmazı biliyorsunuz oksijen. İnsan susuzluğa yedi gün, açlığa kırk gün dayanabilirken oksijensizliğe dört beş dakikadan fazla dayanamaz. Oksijeni vücutta taşıyan ise hemoglobindir. Kansızlıkta hemoglobin miktarı azaldığı için vücudun oksijenlenmesi azalır ve bu durum metabolik yavaşlamayı beraberinde getirir. Aynı zamanda vücutta kanın azalması günlük enerjiyi düşürür.

Halsizlik ve yorgunluğu beraberinde getirdiği için yeme isteğini artırır. Çünkü kişi kendini iyi ve enerjik hissetmek için yeme isteği duyar. Altta yatan kansızlık giderilmediği sürece kilo artışı kaçınılmaz olur. Hele bir de kişi, kansızlık ilaçlarının kullanımının kilo aldırdığıyla ilgili şehir efsanelerine inanıyorsa, tedaviyi de uygulamayacağı için her geçen gün kansızlığı artar, metabolizması iyice yavaşlar ve giderek daha fazla kilo alır.

Kansızlık aslında tıpkı insanın ateşinin yükselmesi gibi bir semptomdur. Bir hastalık değildir. Nasıl ki ateş yüksekliğinin birçok nedeni olabilirse, kansızlığın da birçok nedeni olabilir. Kan hücrelerinin kemik iliğinde yetersiz üretimi veya herhangi bir kronik hastalıkla beraber –böbrek yetmezliği, karaciğer hastalıkları, bir bağ dokusu hastalığı veya romatizmal bir hastalık– görülebilir. Bazen de bizim klinikte en sık rastladığımız haliyle vücuttan bir kanama ile kan kaybedilmesi şeklinde kendini gösterebilir. Bu kanama idrar yollarından veya mide ve bağırsaklardan veya âdet kanamaları ile bütün vücuttan olabilir.

Benim burada özellikle bahsetmek istediğim, demir eksikliğine bağlı kansızlıktır. Üreme ve doğurganlık çağındaki kadınlar her ay âdet görürken kan kaybettikleri için, kansızlık neredeyse bu kadınlar için mutattır. Defalarca halsizlik ve yorgunluk nedeniyle doktora gidip bu teşhisi almalarına rağmen tedaviyi uygulamayabilirler. Bazen yan etkileri nedeniyle ilaçları kullanmayı bırakırlar. Bu da kısır bir döngüye dönüşür. "Kansızlık benim alınyazım, hiçbir tedavi fayda etmez" düşüncelerinden ötürü hastalığın tedavisi yapılmamış olur. Metabolizma bu hastalığa bağlı olarak yavaşlar. Bu durumda da kilo alımı kaçınılmazdır.

Demir eksiliğine bağlı kansızlığınız varsa, tedavisi için yapacaklarınız:

- Erkeklerde veya menopoza girmiş kadınlarda demir eksikliğine bağlı kansızlık varsa mutlaka bir hematoloji veya gastroenteroloji hekimine başvurarak altta yatan nedenin ortaya çıkarılması gerekir. Erkeklerde ve menopoz sonrasındaki kadınlarda kan kayıplarının mutlaka araştırılması gerekir. Bu durum mide-bağırsak sisteminde kronik bir kanamayı gösterebileceği gibi idrar yollarından kaynaklanan bir hastalığa da işaret edebilir.

- Âdet gören kadınlarda kanama miktarı fazla ve kanama aralıkları birbirine çok yakınsa bu durumda da kansızlık görülür. Kanama miktarının azaltılması için bir kadın doğum hekimine başvurulup medikal bir tedavi görülebilir. Hatta eğer rahim yapısı uygunsa aylık âdet kanama miktarını çok azaltacak hormonlu spiral de son yıllarda en iyi yöntemlerden biri olarak kabul ediliyor. Rahim kanserinden koruyucu etkisi olduğu da bilinen bu yöntemde rahime yerleştirilen hormonlu spiral etkisi ile âdet kanamaları tamamen bile durdurabiliyor. Bu durum menopoz anlamına gelmiyor. Vücuttaki yumurta çatlaması devam ederken sadece kanamanın önüne geçiliyor. Çok fazla doğum yapmış ya da kürtaj olmuş kadınlarda en iyi çözümlerden biri de bu. Detaylı bilgi için mutlaka kadın doğum hekiminize danışmanızı tavsiye ederim.
- Eğer kansızlık nedeniyle dahiliye doktorunuz ilaç vermişse lütfen bu ilaçları içmekten çekinmeyin. Demir haplarının kilo yaptığı tam bir şehir efsanesidir. Demir haplarının herhangi bir kalorisi yoktur. Ben bu ilaçları gece yatarken kullanmanızı tavsiye ederim. Çünkü gündüz içilen demir hapları midede iritasyon oluşturabilir. Mideyi rahatlatabilmek için de gün boyunca yeme isteği duyabilirsiniz. Oysa gece alacağınız demir haplarının mideye bir etkisi olmaz. Sadece büyük aptesinizin rengi siyaha dönebilir. Böyle bir durumda sakın endişelenmeyin. Bu sadece ilacın bir yan etkisidir.
- Günlük içilen çay ve kahve demir emilimini azaltır. Günde 1 fincandan fazla kahve, 3 bardaktan fazla çay içmemenizi tavsiye ederim. Hele hele en büyük alışkanlığımız olan, yemekten hemen sonra içilen çay ve kahve, yemekle beraber vücuda giren demirin emilmesini önler. Özellikle

yemekten hemen sonra çay ya da kahve içmeyin. Çay veya kahve içecekseniz yemeğin üzerinden en az üç saat geçmesine özen gösterin.

- Yeşil yapraklı sebzeler ve etle birlikte yoğurt yememeye özen gösterin. Çünkü yoğurt bu yiyeceklerin içindeki demiri bağlar ve vücut tarafından emilmesinin önüne geçer.
- En zengin demir kaynağı kırmızı et ve kuru baklagillerdir. Ayrıca yumurta, pekmez, kuru üzüm gibi meyvelerde ve yeşil yapraklı sebzelerde demir miktarı yüksektir. Eğer demir eksikliğine bağlı kansızlığınız ileri boyuttaysa bu yiyecekleri kilo kilo yeseniz bile bu durumu düzeltemezsiniz. O nedenle bunları yemeyi sık tercih etseniz dahi doktorunuz önerdiği ilaçları içmeyi ihmal etmeyin.

D vitamini
eksikliği salgını

Teknoloji ilerledikçe insanoğlu doğadan kopmaya başladı. Doğadan koptukça da birçok sağlık problemi yaşar oldu.

Son günlerde üzerinde en çok durulan konulardan biri de D vitamini eksikliği. En önemli D vitamini kaynağı da güneş. Yüksek apartmanlarda yaşayan, plazalarda bilgisayar başından kalkmadan çalışan, hafta sonlarını da doğada piknik yapmak yerine kapalı alışveriş merkezlerinde alışveriş yaparak geçiren günümüz insanı, güneşi doğrudan göremez oldu. O nedenle yeteri kadar dışarı çıkmayan, güneşi pencerenin arkasından gören, güneşe çıktığında da yüksek koruma faktörlü krem kullanarak güneşten gelen D vitaminini vücuduna almayan birçok insanda D vitamini eksikliği mutat hale geldi.

D vitamini eksikliğinin vücudumuza verdiği zararlara ve D vitamini daha etkili kullanmanın yollarına bakarsak:

- D vitamininin % 90-95'i güneşten gelir yani güneşe çıkmak vücudumuzun D vitamini üretmesini sağlar. Bu vitaminin% 5-10'u ise sardalye, somon gibi yağlı balıklarda, süt, tereyağı, yumurta sarısı, brokoli, maydanoz, yulaf gibi besinlerde bulunur. Ancak bu besinlerden ne kadar yerseniz yeyin, yeteri kadar güneşe çıkmazsanız vücut gerekli D vitaminini alamaz.
- Vücutta D vitamini hormon olarak görev yapar. Temel görevi bağırsaktan salsiyum emilimini artırmaktır. Kemik

mineralizasyonunu sağlar, kalsiyum ve fosfor dengesini ayarlar, kas-sinir sisteminin fonksiyonlarını düzenler.

- D vitamini eksikliği öncelikle, kemikte mineral bozukluğa, yani osteomalazi denilen hastalığa neden olur. Kalsiyum ve D vitamini eksikliği osteoporoz dediğimiz kemik erimesi hastalığının da en büyük nedenidir. Bunlarla birlikte yapılan birçok yeni araştırmada, Tip 1 diyabete, multipl skleroz denilen bir nörolojik hastalığa, bağırsakları tutan ve Crohn olarak adlandırdığımız bir hastalığa, eklem romatizması olarak bilinen romatoid artrite ve başta meme kanseri, prostat ve bağırsak kanseri olmak üzere birçok kanser türüne de yatkınlığı artırdığı gösterilmiştir.
- D vitamininden fakir beslenen ve yeteri kadar güneş görmeyen hayvanlar üzerinde yapılan bazı araştırmalarda, D vitamini eksikliğinin pankreas insülin salınımını olumsuz yönde etkileyip glikoz metabolizmasını bozarak insülin direncine yatkınlığı artırdığı ve bu durumun beraberinde obeziteye de neden olabileceği gösterildi.
- Bazı hayvanlar üzerine yapılan çalışmalarda, D vitamini eksikliğinin üremeyi olumsuz yönde etkileyerek doğurganlığın önüne geçtiği gösterildi.
- Son yıllarda düşük D vitamini düzeylerine karşı tedaviler uygulanmaya başlandı. Ancak D vitamini yağda çözünen bir vitamin olduğu için, kontrolsüz ve rastgele alınırsa vücutta birikerek zehirleyici etkiye neden olur. Özellikle yüksek kalsiyum damarlarda ve böbrekte birikir. Zehirlenme belirtisi olarak bulantı, kusma, kabızlık, kas-kemik ağrıları, kalpte ritim problemleri ve böbrek yetmezliği şeklinde kendini gösterir. Çok yüksek dozları öldürücü olabilir.

Nedir bu
B_{12} vitamini eksikliği?

Sürekli yorgunluk hali, sinirlilik, üşenme, unutkanlık, kendini mutsuz hissetme, aşırı yeme isteği yaşıyorsanız sorumlusu B_{12} eksikliği olabilir.

Son yıllarda çevremizde çok duyulan B_{12} vitamini eksikliği gerçekten de başta sinir sistemi rahatsızlıkları olmak üzere, unutkanlık, konsantrasyon kaybı, kaygı, stres, vücut ağrıları, ağrıyı olduğundan fazla algılama hissi, bunama ve metabolik hızın yavaşlaması gibi pek çok önemli rahatsızlığa neden olur.

B_{12} vitamini yediğimiz yiyeceklerle vücudumuza girer. Yani vücut B_{12}'yi üretmez. Yiyeceklerin içindeki B_{12} vitamini midede IF dediğimiz bir maddeye bağlanarak vücut tarafından kullanıma hazır hale getirilir. B_{12} vitamini yönünden fakir beslenmek veya mide hastalıkları B_{12} vitamininin yetersizlik nedenlerinden ikisidir.

İşte vücut için bu kadar önemli olan B_{12} vitaminiyle ilgili bilinmesi gerekenler:

- B_{12} vitamini hücre yaşlanmasının önüne geçer.
- Sinir hücrelerini onarır.
- Kalp ve damar hastalıklarına karşı vücudu korur. Felce ve yüksek tansiyona karşı damarları korur.
- Hafıza üzerinde etkili olan en önemli vitamindir. Bunamaya karşı kişiyi korur.
- B_{12} vitamini aynı zamanda karbonhidratları enerjiye çevirir, yağ oranını düşürür.
- Karbonhidratları enerjiye çevirdiği için, beynin ihtiyacı

olan şeker metabolizmasını düzenleyerek unutkanlığı engeller.

- Aynı zamanda B_{12} vitamini, vücut enerjisini artırdığı için halsizlik ve yorgunluğun önüne geçer. Bu da yeme isteğini azaltır. Kilo kontrolü için çok önemlidir.
- Meme, kolon, prostat, akciğer kanserlerine karşı koruyucu etkisi vardır.
- Sağlıklı saç, cilt ve tırnak için temel ihtiyaçtır. Yeni hücre üretilmesini ve derinin düzenli olarak yenilenmesini sağlar.

Doğru B_{12} vitaminini vücudumuza nasıl alabiliriz:

- Yılda en az bir defa dahiliye doktorunuza başvurarak B_{12} düzeyinizi ölçtürün.
- Kırmızı et, ciğer, balıklar, istiridye, midye gibi kabuklu deniz canlıları, yoğurt, peynir ve yumurta gibi hayvansal ürünlerde B_{12} çok fazladır.
- İleri yaştaysanız ya da B_{12} vitamininin vücutta emilimini engelleyecek bir rahatsızlığınız varsa, doktor kontrolünde ağızdan veya enjeksiyon yoluyla B_{12} takviyesi yapabilirsiniz.
- B_{12} vitaminini besinler dışında takviye olarak almak kişiyi şişmanlatmaz.

İyot eksikliği

metabolizmayı yavaşlatıyor

Metabolizmanın çalışmasından, hafızadan, cilt sağlığından, dikkatten tutun da bağırsakların çalışmasına kadar birçok vücut fonksiyonunu doğrudan etkileyen minerallerden biridir iyot. Çünkü vücudumuzun en önemli hormonlarından biri olan tiroidin en önemli yapıtaşıdır.

Vücut iyodu sentezlemez. O nedenle dışarıdan yiyeceklerle vücuda alınması gerekir. Her ne kadar ıspanak, pazı, deniz ürünleri, çilek gibi bazı yiyecekler iyot içerse de her gün bu yiyeceklerden yeteri kadar tüketilemediği için eski yıllarda Türkiye'de guatrı hastalığının ve tiroit bezinin az çalışmasının en yaygın nedeni iyot eksikliğiydi.

1980'li yıllardan itibaren ülkemizde iyot sofra tuzlarına eklendiği için guatr görülme sıklığı azaldı. Hal böyleyken, 2010'lu yıllarda doğal ve organik ürünlere merakımız artmaya başladı ve piyasalara, birçok yiyecekte olduğu gibi tuzlarda da daha doğal ve daha organik başlığı altında Himalaya tuzu veya kaya tuzu gibi tuzlar girmeye başladı. Kaynağından sofranıza tamamen doğal olarak pazarlanan bu tuzlara ilgi büyük oldu. Ancak doğal olarak bu tuzlara iyot eklenmediği için iyot eksikliği tekrar ortaya çıkacak gibi görünüyor.

Daha sağlıklı bir vücut için tuz alırken dikkat etmemiz gerekenler:

- Eğer tiroit hastası değilseniz ve evinizde tiroit hastası yoksa, satın aldığınız tuzun üzerinde mutlaka iyotlu tuzdur ibaresi olsun. Tuzlar elde edildiği orijinlere göre adlandırılır. Orijini ne olursa olsun tuzun kimyasal yapısı aynıdır. Önemli olan içinde iyot olup olmamasıdır. O nedenle Himalaya tuzu, organik tuz, kaya kuzu veya gurme tuz paketlerinin üzerini mutlaka okuyun. İyot eklenmiştir yazısı yoksa bu tuzları satın almayın.

- Eğer sizde ya da ailenizde tiroit hastası varsa o zaman iki tür tuz alacaksınız. İyotlu ve iyotsuz olarak. Yemek tuzsuz pişirilecek. Tiroit hastası olan yemeğine iyotsuz tuz atacak. Sağlıklı olan ev halkı iyotlu tuz kullanacak.
- Gebeler ve süt veren anneler için iyot özellikle çok önemli. Çünkü çocuğun beyin gelişimi için iyoda çok ihtiyaç var.
- İyot ısıdan ve ışıktan etkilendiği için, satın aldığınız iyotlu tuzu kapalı kutularda saklayın ve yemek piştikten sonra tuzunu atın.
- Özellikle tuzsuz yemeye özen gösteren tansiyon, kalp ve böbrek hastalarında da iyot eksikliği ve buna bağlı tiroit problemleri ortaya çıkabilir. Bu hastaların da hekimlerine danışarak iyot takviyesi almaları gerekebilir. Günlük iyot ihtiyacı yaklaşık 150 mcg'dir.

Verilemeyen kiloların sorumlusu tiroit bezi olabilir mi?

Tiroit bezi, boynumuzun hemen ön tarafında bulunur ve ceviz büyüklüğündedir. Kendisi küçücüktür ama vücuda etkisi kocamandır. Günlük enerjimizden tutun da kolesterol ve tansiyon dengesine, hatta kadınlarda âdet sürelerine varıncaya kadar birçok konuda etkilidir.

Özellikle sabah kalktığınızda kendinizi çok şiş, çok enerjisiz ve halsiz hissediyorsanız, kabızlığınız varsa, her türlü zayıflama girişimine karşı bir türlü kilo veremiyorsanız, kullandığınız ilaçlara rağmen tansiyon ve kolesterolünüz düşmüyorsa, âdetleriniz çok kanamalı ve uzun sürüyorsa tiroit bezlerinizde bir yavaşlama söz konusu olabilir. Bu durumda, iyi bir muayeneden geçerek kan testleri yaptırmanızı tavsiye ederim.

Yumurtalık kistleri de şişmanlık nedenlerindendir

Her beş kadından birini ilgilendiren, temelde yumurta çatlama fonksiyon bozukluğu anlamına gelen, kadınların şişmanlamasından, vücutlarının kıllanmasından ve sivilcelenmesinden sorumlu olan polikistik over sendromunu, yani yumurtalık kistlerini biliyor muydunuz?

Polikistik over aslında çok sayıda kist içeren yumurtalık demektir. Neden bazı kadınlarda oluştuğu tam olarak bilinmemekle beraber bu sendromun görüldüğü kadınların ortak problemi, fazla kiloluluktur.

Vücut yağ dokusu normalin üzerine çıktığı zaman çeşitli hormonal problemler oluşmaya başlar. Bu problemlerden öncelikle, karbonhidrat metabolizmasını düzenleyen insülin hormonu etkilenir. Vücut ağırlığı arttıkça insülin hormonu düzeyi yükselir, kişinin iştahı açılarak tatlı, hamurişi gibi karbonhidrat oranı yüksek gıdalara karşı eğilimi artar. Açlığa tahammülsüzlük oluşmaya başlar. Yeme tarzının değişmesiyle birlikte gittikçe daha fazla kilo alınır. İnsülin direnci polikistik over sendromunun tetikleyicilerinden biridir. Bu durum ileride şeker hastalığının belirleyicilerinden de biridir aslında.

Normalde her ay yumurtalıklarda, döllenmeye hazırlanmak üzere tek bir yumurta olgunlaşma sürecine girer. Polikistik overde ise her ay aynı anda birçok yumurta olgunlaşmaya çalışır ancak hiçbiri bunu başaramaz. Kist şeklinde yumurtalıkların yüzeyinde dizilirler. Yumurtalığın içinde kalan bu içi sıvı dolu kistlerden erkeklik hormonu, yani testosteron salgılanmaya başlar. Erkek tipi kıllanma ve sivilcelenme ortaya çıkabilir. Testosteron fazlalığına bağlı olarak, kan yağlarında yükselme görülebilir.

Polikistik overi olan kadınlarda en büyük problemlerden biri, düzensiz âdetlerdir. Bunun da nedeni, yumurta çatladığı zaman üretilen progesteron hormonunun yetersizliğidir. Progesteron yeteri kadar üretilemediğinde âdet süreleri uzamaya, âdet dönemlerinin arası açılmaya başlar. Normalde 28 günde bir olması gereken âdet döngüleri 30-40 günde bire kadar çıkabilir.

Bu uzamış âdet döngüleri ve yumurtanın çatlamaması kusuru kadının gebe kalamamasına, yani kısırlığa yol açar. Gebe kalınması durumunda ise düşük yapma riski yüksek olur.

Uzun dönemli takiplerde en önemli sorunlardan biri, progesteron hormon yetersizliği ve östrojen hormon fazlalığı nedeniyle rahim dokusunun kalınlaşması ve kanserojeniteye yatkınlığın artmasıdır.

Polikistik over sendromunun tanısında ultrasonografinin önemi vardır. Ultrasonografi ile yumurtalıkların etrafında dizilmiş olan kistler görülür. Bununla birlikte âdetin ikinci veya üçüncü gününde bazı hormon testlerini de yapmak gerekir.

Tedavide ilk aşama, hastaya kalıcı olarak kilo verdirebilmektir. % 10'luk bir kilo kaybı bile âdetlerin düzene girmesini sağlar. Kendiliğinden gebe kalabilmeyi kolaylaştırır. Polikistik over ve beraberinde insülin direnci varsa, insülin direncini tedavi etmek için kullanılan şeker ilaçlarının polikistik overe de etkisi olur ve yumurtanın çatlamaması sorununu giderebilir. Çocuk isteyen kadınlarda yumurtlamayı sağlayıcı hormon ilaçlarına da ihtiyaç duyulabilir. Çocuk istemeyen kadınlarda ise genelde doğum kontrol haplarıyla hormonlar ve yumurtlama fonksiyonları iyileştirilir.

Bu hastalar muhakkak düzenli olarak takiplerini yaptırmalıdır. İleri yaşlarda şeker hastalığı ve kalp-damar hastalıklarına diğer insanlara göre daha yatkın olduklarını bilmeli ve kilo kontrolünü muhakkak sağlamalıdırlar.

Menopoz dönemi

Menopozda da çok kolay kilo verilebilir

Kadınlar kilo alma konusunda ne yazık ki erkeklere göre hep daha dezavantajlıdır. Ergenlikle beraber her ay âdet döngüsü nedeniyle değişen hormonal durum, evlilik ve sonrasında yaşanılan gebelikler, doğumlar, lohusalıklar ve 45'li yaşlardan sonra da kendini bu sefer menopozla gösteren hormonal değişiklikler kilo alma açısından kadın vücudunu daha elverişli hale getirir.

30'lu yaşlardan sonra, her on yılda bir, metabolizmada % 2-4 oranında yavaşlama olurken, menopozdan sonra bu oran % 5-10'a kadar çıkar. Bu metabolik yavaşlama kişinin mevcut kas dokusuna ve menopoza girdiği yaşa göre değişir. Bu durumda şişmanlama kaçınılmaz olarak ortaya çıkabilir. Menopoz ve sonrasında ortaya çıkan bu şişmanlama, daha çok "erkek tipi" dediğimiz şişmanlama şeklinde olur. Yani kol ve bacaklar incelir, göbek çevresi yağlanır. Göbek çevresindeki bu yağlanma kan yağlarını artırır, karaciğeri yağlandırır, insülin direnci ve şeker hastalığına doğrudan zemin hazırlar.

Bütün bu metabolik değişimlerle beraber östrojen hormonunun vücuttaki koruyucu etkisi ortadan kalkar. Menopoz öncesi kadınlar kalp-damar hastalıkları açısından erkeklerden en az 3-4 kat daha avantajlıdır. Ancak kadınlar menopoza girdiklerinde bu avantajlı durum ortadan kalkar ve kalp-damar hastalıklarına erkeklerle eşit bir oranda yakalanmaya başlarlar. Özellikle bu dönemdeki kilo artışları sadece bel çevresini kalınlaştırmakla kalmaz, kalp-damar hastalıkları açısından da riskin artmasına yol açar. 50 yaş üzerindeki kadınlarda kalça kırığı görülme riski her on yılda bir iki kat artar. 65 yaş üzerindeki her üç kadından birinde omurga kırığı saptanmaktadır.

Menopoz ve sonrasında metabolizma açısından beslenmede dikkat edilmesi gereken 3 nokta

TUZ: Menopoz ve sonrasında kemik sağlığını korumak çok önemlidir. Çünkü östrojenin kemik koruyucu etkisi ortadan kalktığı için kadınlarda kemik erimesi başlar. Kemik yıkımını hızlandıran en önemli parametrelerden bir tanesi de fazla tuz tüketmektir. Çünkü tuz vücuttan atılırken kemikten kalsiyum çeker ve kemik erimesini hızlandırır.

Gizli tuzu yüksek yiyeceklerden, zeytin, salamura asma yaprağı, soya sosu, madensuyu ve tuzlu peynirlerden, salam, sosis, sucuk, kavurma gibi şarküteri ürünlerinden, tuzlu bisküviler, çerezler ve cipslerden UZAK DURUN!

PROTEİN: Menopozda alınan kilolardan kurtulmak için bazen, hızlı kilo kaybettirdiğine inanılan protein ağırlıklı diyetler veya vejetaryen diyetler yapılmaktadır. Proteinden fakir beslenmek de çok zararlıdır, aşırı protein tüketmek de. Özellikle son yıllarda hızlı kilo verme adına yapılan ATKINS, DUKAN diyetleri gibi protein içeriği yüksek diyetleri BU DÖNEMDE yapmak son derece yanlıştır. Çünkü yüksek protein vücuda yüksek yağı da getirir. Doymuş yağlar açısından zengin olan bu yiyecekler kalp-damar hastalığı, tansiyon yüksekliği ve meme kanseri riskini artırır. Aynı zamanda fazla protein idrarla kalsiyum atımını çoğaltır. Kemik erimesini hızlandırır. Kırmızı et, tavuk ve balık, sakatat ve yumurtayı kontrollü tüketmekte fayda vardır.

KALSİYUM: Osteoporozla mücadelenin ilk şartı, çocukluktan itibaren yeterli ve dengeli kalsiyum almaktır. Menopoz ve sonrasında günde 800-1500 mg kalsiyum almayı sakın ihmal etmeyin. Süt, peynir, yoğurt, çökelek, ayran, kefir, pekmez, susam, asma yaprağı, badem, kuru incir, fındık kalsiyum açısından zengindir. Bununla birlikte yeterli D vitamini alımı da çok önemlidir. Bunun için her gün saat 11.00-15.00 arasında yaklaşık yarım saat kadar kollarınızı ve bacaklarınızı güneşe tutabilirsiniz.

Menopozda uzak durulması gereken 5'li

- Üç beyaz olan ŞEKER, UN, TUZ'dan sakının!
- Kızartmalar ve yağlı yiyeceklerden, pastane ürünlerinden uzak durun!
- Günde 5 fincandan fazla kahve tüketmek kemik erimesini hızlandırır!
- Sigarayı baş düşman ilan edin!
- Alkolden KAÇIN!

Menopozda mucize 5 besin

Bu besinler vücutta kısmen östrojen benzeri etki gösterirler. Eğer kişide tanısı konmuş meme kanseri veya rahim kanseri öyküsü yoksa bu yiyecekleri düzenli tüketmek menopoz semptomlarını hafifletir, kemikleri korur.

- Keten tohumu/keten tohumu unu
- Kuru baklagiller, buğday-yulaf kepeği
- Yoğurt, süt, ayran
- Balık
- Ceviz, badem, fındık

Daha iyi bir metabolizma ve onu hızlandırmanın 10 doğal yolu

Daha iyi işleyen bir vücut için öncelikle hem bağışıklığı kuvvetlendirmek hem de metabolizma hızını artırmak gerekiyor.

Metabolizmanızın yavaş çalıştığını mı düşünüyorsunuz? Herkesten daha az yiyorsunuz ama gün geçtikçe daha çok kilo mu alıyorsunuz? Su içsem yarıyor diye mi düşünüyorsunuz?

İşte size metabolizmanızı canlandırmak için 10 öneri:

1. Günlük tüketmeniz gereken besinin en az % 50'sini kahvaltıda, % 30'unu öğlen yemeğinde tüketin; % 20'sini ise ikindi ile akşam yemeği arasında bölüştürün. Vücudunuzun ihtiyacı olan yakıtı sabahtan tam koyarsanız yatana kadar metabolizmayı çalıştırmış olursunuz.
2. Her öğününüzde mutlaka et, tavuk, balık, kıyma veya kuru baklagil bulundurmaya özen gösterin. Çünkü vücut proteinleri sindirmek için daha çok çalışır. Daha çok çalışırken de daha çok enerji harcar.
3. Güne kayısı kıvamında haşlanmış 1 yumurta yiyerek başlayın. Kahvaltıda yumurta yiyenler yemeyenlere göre daha tok kalır. Metabolizmaları daha iyi çalışır.
4. Günde en az 3 bardak süt veya yoğurt yiyin. Süt ve süt ürünlerinin içeriğindeki kalsiyum metabolizmayı hızlandırır.
5. Günde 10 bardak su için. Eğer mide veya boğazla ilgili bir sorununuz yoksa soğuk su içmeye özen gösterin. Çünkü vücut soğuk suyu metabolize etmek için ısıtmaya çalışır, bu arada da metabolizmayı hızlandırır.
6. İstirahatte vücudun kendi kendine enerji harcamasını istiyorsanız, vücut kas kitlenizi artırmalısınız. Kas kitlenizi artırmak için de direnç, yani ağırlık egzersizi yapmayı ihmal etmeyin.
7. Metabolizmayı hızlandıran en güçlü vitamin C vitaminidir. C vitamini yüksek yiyeceklerden günde iki üç porsiyon tüketmeye çalışın. Kivi, turunçgiller, limon ve yeşil yapraklı sebzeler buna örnektir. Özellikle sabahları 1 tutam taze nane, maydanoz, tere, roka ve dereotunun üzerine 1 limon sıkarak güne başladığınızda o günkü istirahat metabolizma hızınız daha yüksek olur.
8. Metabolizmanız hızlansın istiyorsanız acı sevmeye başlayın. Acı kırmızıbiberin içindeki kapsaisin maddesi meta-

bolizmanın dostudur. Eğer mide problemi yaşamıyorsanız yemeklerinize acı kırmızıbiber ekleyin.

9. Yeşil çay başlı başına bir mucizedir, yalnız metabolizmayı hızlandırmakla kalmaz, aynı zamanda hücreleri temizleyici, yani antioksidan etkisi de çok kuvvetlidir, o nedenle günde 2-3 fincan limonlu yeşil çay için.
10. Kahve de içerdiği kafein sayesinde metabolizmayı hızlandırıp, kişiyi canlandırır. Özellikle sütle kahvenin birlikte tüketimi bu etkiyi güçlendirir. Sütün içindeki proteinler kişiyi tok tutar. Ayrıca süt kalsiyumunun da metabolizma üzerinde çok olumlu etkisi vardır. Günde 2 fincan sütlü kahve tüketebilirsiniz. Ancak çok fazla kahve tüketirseniz, yani günde 5 fincanı geçerseniz kalp çarpıntısı, ellerde titreme yaşayabilirsiniz. Aynı zamanda günde 5 fincan ve üzeri kahve tüketimi kemik erimesini tetikler.

On beş günde metabolizmayı hızlandırarak zayıflatacak 10 öneri

"Düğünümüz var, on beş günde hızlıca birkaç kilo versem" diyorsanız ya da bahar aylarının sonlarına yaklaştığımız bugünlerde, "Yaz gelmeden birkaç kilo fazlalığım var, onlardan kurtulmak istiyorum" diyorsanız, işte size tavsiyeler:

1. Her sabah ev kahvaltısı yaparak güne başlayın. Dışarıdan aldığınız simit, poğaça, açma, börek gibi yiyeceklerden vazgeçin.
2. Kahvaltıda kayısı kıvamında haşlanmış 1yumurta yemeyi ihmal etmeyin. Çünkü güne yumurta yiyerek başladığınız zaman gün içinde 400 kalori daha az yersiniz.
3. Sabah kahvaltıda muhakkak maydanoz, roka, dereotu ve tere gibi aromatikleri bolca bulundurun. Üzerlerine 1 tam limon suyu sıkmayı ihmal etmeyin. Bunların içerdiği esanslar ve C vitamini metabolizmanızı hızlandırır ve doygunluk hissi verir.

4. Her ana öğüne başlarken önce bir büyük kâse salata yiyin. Daha sonra diğer yemeklere geçin. Salatanıza mümkünse yağ koymayın, 1-2 kaşık yoğurt ekleyebilirsiniz.
5. Günde 2 bardak yoğurt yemeye özen gösterin. Özellikle öğlen ve akşam yemeğiyle birlikte yoğurt tükettiğinizde daha uzun süre tok kaldığınızı göreceksiniz.
6. On beş gün boyunca pilav, makarna, börek, tatlı, kek, kurabiye gibi hamurişlerini hayatınızdan çıkarın. Yemeğinizin yanında doymak için 1 dilim esmer ekmek yiyin.
7. Tek çeşit ana yemek kuralını uygulayın. Sabah ve öğlen öğününüzde tek çeşit yemek (kıymalı kabak, zeytinyağlı ıspanak, ızgara tavuk...), yanında salata, 1 kâse yoğurt ve 1 dilim ekmek yiyin.
8. Her yemek sırasında 2 bardak su için. Suyu yemek bittikten sonra değil, yerken arada için. Böylece yeme hızınız yavaşlayacak ve su midenizde hacim kapladığı için daha az yemenizi sağlayacaktır.
9. Öğüne başlamadan önce, 1 fincan sütlü kahve veya ayran için ki iştahınız kesilsin, daha az yemek yiyin.
10. Artık havalar ısındı, yürüyüşler başlasın. Her gün en az mutlaka yürüyüş yapın.

Daha hızlı kilo vermenin
5 püf noktası

Kilo vermeye çalışan birçok kişi kilo verme hızıyla ilgili sıkıntılar yaşar. Bilimsel olarak bir kişinin ayda en az 1, en fazla 5 kg kaybetmesi normaldir.

Çok dikkat ettiğiniz halde bu sınırla içinde kilo veremiyorsanız işte size kilo verme sürecinizi hızlandıracak 5 öneri:

1. ANA ÖĞÜNLERİNİZE SALATA VE YOĞURT İKİLİSİ İLE BAŞLAYIN!!! Salata ve yoğurdu bitirdikten sonra diğer yemeklere geçin. Bizim geleneksel yemek şeklimizde sofraya önce çorba, sonra ana yemek gelir. Salata ve yoğurt çoğu zaman yardımcı yemek olarak sofraları süsler ve genellikle de yenmez. Halbuki yemeğe salata ve yoğurtla başlarsanız ve onları bitirdikten sonra ana yemeğe geçerseniz, daha yüksek enerji değeri olan ana yemeği daha az yemeyi başarırsınız. Daha çabuk doyarak sofradan kalkarsınız.
2. YEMEKTE KARBONHİDRAT DEĞERİ YÜKSEK OLAN YİYECEĞİ EN SONA BIRAKIN!!! Karbonhidratlar vücudumuzun en önemli yakıtıdır. Karbonhidratsız bir hayat düşünülemez. Özellikle beynin kullandığı tek yakıt, karbonhidrattır. Ancak ne yazık ki günlük yaşamımızda gereğinden fazla karbonhidrat tüketiyoruz ve fazla karbonhidratlar yağ olarak vücudumuzda depo ediliyor. Yemeklerimizin yanında yardımcı yemek olarak kullandığımız patates, pilav, ekmek, makarna, börek, erişte gibi yiyecekleri hep en sonda ve hep en az olarak tüketmeye çalışalım. Bu tür yiyecekleri aynı anda sofrada bulundurmayalım.

3. YEMEKTEN ÖNCE VE YEMEK SIRASINDA SU İÇİN!!! Yapılan birçok bilimsel araştırmada gösterildi ki, yemek öncesi ve yemek sırasında su içmek zayıflamayı kolaylaştırıyor. Yemek sırasında ve öncesinde su içmek midedeki boş hacmi küçültüyor, açlığı bastırıyor ve daha az yemeyi sağlıyor.
4. AÇ KARNINA SOFRAYA OTURMAYIN!!! Yemek yemeye çok aç oturulduğunda yenilen miktar artıyor ve kişi çok zor doyuyor. Protein değeri yüksek olan süt, yoğurt, ayran, sütlü kahve gibi yiyecekleri yemekten hemen önce tüketirseniz öğünde daha çabuk doyduğunuzu ve daha az yediğinizi fark edeceksiniz.
5. DAHA TOK TUTAN 5 AKILLI YİYECEĞE SOFRANIZDA DAHA ÇOK YER AÇIN!!!

LİMON: Yemeklerinizde mutlaka limon kullanın. Çünkü limon yiyeceklerin glisemik indeksini düşürerek kan şekeri dalgalanmalarının önüne geçer, kendinizi daha tok hissetmenizi sağlar.

CEVİZ: Ara öğünlerde veya salatalarınıza ekleyeceğiniz 2 ceviz içerdiği iyi yağlar sayesinde mide boşalma süresini uzatır ve daha çabuk acıkmanızı önler.

ACI KIRMIZIBİBER: Acı kırmızıbiber içerdiği kapsaisin maddesi nedeniyle metabolizmayı hızlandırır ve yağ yakımını artırır. Acılı yemekleri daha çok sevmenin vakti geldi.

TURŞU: Ev yapımı turşunun içindeki probiyotikler bağırsaktaki iyi bakterilerin sayısını artırarak boşaltımı hızlandırır, bağışıklığı güçlendirir ve metabolizmayı dengeler.

YOĞURT: İçerdiği konjüge linoleik asitler sayesinde göbek çevresindeki yağlara savaş açar. Yine içerdiği protein sayesinde kişinin kendisini daha tok hissetmesini sağlar ve yüksek kalsiyum içeriği yağ yakımını hızlandırır.

Bir haftada 2 kg verdirecek örnek beslenme programı

Sizlere, her zaman elinizin altında olabilecek bir haftalık örnek bir beslenme programı hazırladım. Buradaki formül haftada 5 gün 4432 ve 2 gün kalsiyum beslenmesi örneğidir. Orta derecede kilo problemi olan kadınlar için hazırlanmış bir formüldür. Erkekler tahıl grubunu, et grubunu ve meyve grubunu ikişer porsiyon daha fazla yiyebilirler. Daha detaylı bilgi için *Sayarak Zayıfla 5333* kitabımı okuyarak kendinize uygun formüller geliştirebilirsiniz.

1. Gün

Sabah: 1 dilim beyazpeynir (30 gr), 5-6 zeytin (az tuzlu yeşil ya da siyah, fark etmez), Domates, salatalık, biber, bol miktarda yeşillik, 2 dilim esmer ekmek

Öğlen: Izgara ya da fırında balık (150 gr), bol maydanozlu ve rokalı yeşil salata (1 tatlı kaşığı zeytinyağı ve bol limon), 1 dilim esmer ekmek

İkindi: 1 su bardağı süte kahve, 1 büyük portakal, 5 çiğ fındık

Akşam: 4-5 yemek kaşığı ıspanak yemeği, 1 kâse yoğurt, bol salata (yağsız), 1 dilim esmer ekmek

2. Gün

Sabah: 1 kibrit kutusu beyazpeynir, 1 haşlanmış yumurta, 1 dilim tam buğday ekmeği, 5 zeytin, Domates, salatalık, biber, yeşillik

Öğlen: Tonbalıklı salata (160 gr tonbalığı), 1 dilim esmer ekmek, 1 ayran

İkindi: 1 sade Activia + 1 silme tatlı kaşığı keten tohumu (ezilmiş) + 1 armut

Akşam: 4-5 yemek kaşığı etsiz lahana yemeği (kapuska), 4 yemek kaşığı peynirli makarna, Bol salata, 1 kâse yoğurt

3. Gün

Sabah: 1 kâse yoğurt, 3 yemek kaşığı yulaf ezmesi, 3 kuru kayısı, 1 çay kaşığı tarçın

Öğlen: 4-5 yemek kaşığı zeytinyağlı kereviz, Bol salata (1 tatlı kaşığı zeytinyağı ve limon), 1 kâse yoğurt, 1 dilim ekmek

İkindi: Sütlü kahve, 2 mandalina, 6-7 çiğ badem

Akşam: 4-5 yemek kaşığı zeytinyağlı kabak, Bol salata, 1 kâse yoğurt, 1 dilim ekmek

4. Gün

Sabah: ½ tam tahıllı simit, bir porsiyon peynir, domates, salatalık, yeşillik, biber

Öğlen: 4 yemek kaşığı nohut yemeği, Bol salata (limon),1 kâse yoğurt

İkindi: 1 orta elma rendesi + 1 kâse yoğurt (200 ml) + 1 çay kaşığı tarçın

Akşam: 4 ızgara ev köftesi, bol salata (1 tatlı kaşığı zeytinyağı, limon), 1 dilim esmer ekmek

5. Gün

Sabah: 1 kâse yoğurt, 3 yemek kaşığı yulaf ezmesi, 1 büyük elma rendesi, Tarçın

Öğlen: 4 yemek kaşığı zeytinyağlı pırasa, bol salata, 1 kâse yoğurt, 1 dilim esmer ekmek

İkindi: 2 top dondurma veya ½ kâse sütlaç

Akşam: 1 kepçe domates çorbası, fırınlanmış 1 levrek veya çipura, bol limonlu yağsız salata

6. Gün

Sabah: 1 çorba kaşığı kadar lor peyniri ve 1 yumurtayla yağda yapılmış bol maydanozlu omlet, domates, salatalık, yeşillik, biber, 1 dilim ekmek

Öğlen: 1 kâse mercimek çorbası, 1 kâse haşlanmış brokoli, karnabahar, 1 kâse yoğurt

İkindi: 1 su bardağı süte kahve, 1 portakal, 3 ceviz

Akşam: 4 yemek kaşığı sebzeli et sote, 2 yemek kaşığı sebzeli bulgur pilavı, bol salata, 1 kâse yoğurt

7. Gün

Sabah: 1 haşlanmış yumurta, 1 dilim peynir, 1 dilim tam buğday ekmeği, Maydanoz, roka, tere, nane, 5 zeytin, şekersiz çay

Öğlen: Izgara tavuk göğsü (100 gr), 1 bardak ayran (200-330 ml), mevsim salatası,

İkindi: 1 bardak yoğurda 1 büyük yeşil elma rendesi, 3 yemek kaşığı yulaf ezmesi ve 1 tatlı kaşığı tarçın karıştırarak yapacağınız meyveli yoğurt

Akşam: 4-5 yemek kaşığı haşlanmış brüksellahanası ya da haşlanmış karnabahar, Bol salata, 1 kâse yoğurt (200 ml)

- Sebze yemeklerine et konuyorsa yağ konulmayacak, etsiz yapılan sebze yemeklerinde, 1 kg sebzeye 2 yemek kaşığı zeytinyağı ilave edilecek. Çorbalarda krema kullanılmayacak.
- Günde 10 bardak oda sıcaklığında su içilecek.
- Günde 2-3 fincan limonlu demleme yeşil çay içilebilir.

10 maddede

vücut direncini artıralım

Zayıflamaya karar verdik ve yaşam tarzımızı değiştirmek üzere işe başladık diyelim, araya giren bir hastalık bu sürecimizi durdurabilir. Ya da zayıflamaya çalışırken yapacağımız yanlış diyetler bünyemizi zayıflatıp bizi daha çabuk hasta olmaya yatkın hale getirebilir. O nedenle gerek salgın hastalıklara yakalanmamak gerek hastalıklara yakalandığımızda daha çabuk iyileşmek gerekse de zayıflama sürecinde güçlü bir bünyeye ihtiyacımız var.

Başta domuz gribi olmak üzere, grip, nezle, soğuk algınlığı gibi enfeksiyon hastalıklarına yakalanmamak için, doğru yaşam tarzını benimsememiz ve bağışıklık sistemimizi güçlendiren gıdalara beslenmemizde daha çok yer vermemiz gerekiyor.

İşte bağışıklığımızın güçlenmesini, aynı zamanda da metabolizmamızın hızlanmasını sağlayacak 10 tavsiye:

1. Bağışıklık sistemimizin en önemli organlarından biri bağırsaklarımızda yer alır. Bağırsaklarımızda yaklaşık 100 trilyonu aşkın bakteri bulunur. İyi bakteri sayısı ne kadar fazla olursa bağışıklık sistemimiz de o kadar güçlü olur. Bağırsaklarımızda iyi bakteri sayısını artırmanın en iyi yolu, doğal probiyotikler içeren yiyecekleri (ev yapımı turşu, şalgam suyu, yoğurt, kefir, peynir...) sofrada daha çok bulundurmaktan geçiyor.
2. Bağırsaklarımızdaki iyi bakterileri korumanın en iyi yollarından biri de, gereksiz antibiyotik kullanmamak. Her enfeksiyondan sonra bilinçsizce kullanılan antibiyotikler

hem bağırsaktaki iyi bakterileri yok ediyor hem de diğer bakterilere karşı direnç oluşmasına ve dolayısıyla daha sonraki enfeksiyonlarda daha zor iyileşmeye sebep oluyor.

3. Stres, kötü beslenme ve kabızlık da bağırsak florasını olumsuz etkileyerek, kötü bakterilerin çoğalmasına neden oluyor ve bağışıklık sistemimizi zayıflatıyor.
4. Bağışıklık dediğimizde hepimizin aklına C vitamini geliyor. C vitamininden zengin beslenmek de gerçekten önemli. Kivi, turunçgiller gibi meyveleri, yeşil yapraklı sebzeleri her gün yemeye özen göstermek gerekiyor.
5. A vitamini ve D vitaminin de bağışıklık üzerinde çok olumlu etkisi var. Her gün saat 11.00-15.00 arasında yarım saat kadar kolları ve bacakları güneşlendirmek, eskilerin deyimiyle "güneş banyosu yapmak", bunun yanı sıra havuç, ıspanak, karalahana, yumurta ve balık çeşitlerine de sofralarda yer açmak gerekiyor.
6. Demir eksikliği de bağışıklık sisteminin zayıflamasına neden oluyor. Özellikle 14-45 yaş arası kadınlarda ve büyüme gelişme çağındaki çocuklarda çok sık görülüyor. Vücut demir depoları azalınca hücrelere yeteri kadar kan gidemiyor. Hücre oksijenlenmesi azalıyor. Bu durumda salgın hastalıklara yakalanma riski artıyor. O nedenle demirden yana zengin yiyecekler olan kırmızı et, yumurta, karaciğer, kuru baklagiller ve pekmezi de günlük beslenmede tüketmek gerekiyor.
7. Birçok bilimsel araştırmada, beta-glukan içeren yulaf kepeğinin de bağışıklık sistemini güçlendirdiği gösterildi. Çorbalarınıza veya yoğurdunuza ekleyeceğiniz günlük ortalama 2-3 yemek kaşığı yulaf kepeği sayesinde hem bağırsaklarınız daha iyi çalışır hem kendinizi daha tok hissedersiniz hem de bağışıklık sisteminiz güçlenir.
8. Omega-3 oranı yüksek olan balık, ceviz, semizotu gibi yiyecekler de hücre kanlanmasını artırıp damar kireçlenmesini önleyerek vücuda çok fayda sağlıyor. Koruyucu kalkan oluşturuyor.
9. İyi bir dolaşım, beraberinde iyi bir boşaltım ve iyi bir

metabolizma için yaz-kış, günde 10 bardak su içmeyi tavsiye ediyoruz. Özellikle kış aylarında susama hissi azaldığı için günlük su tüketimi yetersiz kalıyor. Bu durumda gün içinde vücutta oluşan atık maddeler gerektiği hızda atılamadığı için toksin birikimine zemin hazırlıyor ve hastalıklara yakalanma riski artıyor.

10. En önemli bağışıklık sistemi koruyucusu HAREKETTİR. "İşleyen demir pas tutmaz" atasözümüzde olduğu gibi ne kadar çok hareket edersek vücudumuza o kadar büyük iyilik etmiş oluruz. Kan dolaşımını ve metabolizma hızını artırarak bağışıklık sistemimizi kuvvetlendiririz. Bir araştırmada da, günlük ortalama 10.000 adım atan insanların ortalama 7 yıl kadar daha uzun yaşayacağı öngörülüyor.

Bağışıklığımızı kuvvetlendirmek için bağırsak floramızı koruyalım

Geçtiğimiz yüzyıldaki en önemli ölüm nedeni enfeksiyonlara bağlı salgın hastalıklarken, günümüzde insan ömrünün uzamasının en büyük nedenlerinden biri de enfeksiyona bağlı salgın hastalıkların antibiyotiklerle kolayca kontrol altına alınabilmesidir.

Antibiyotikler, enfeksiyona neden olan bakterilere karşı geliştirilen ilaçlardır. Genelde, tıbbın tanımladığı değişik bakteri gruplarına özgü farklı antibiyotikler vardır. Eğer hastalık bakteri kaynaklı ise ve doğru antibiyotik seçilmişse tedavi şansımız çok yüksektir. Burada bakteriyi vücuda giren ve vücudu tahrip etmeye odaklanmış bir düşman olarak düşünürsek antibiyotikleri de bu düşmanla savaşacak elimizdeki en iyi silahlar olarak değerlendirmemiz gerekiyor.

Ancak son yıllarda ne yazık ki bu silahlarımızı olur olmaz her türlü hastalıkta bilinçsizce ve çokça kullandığımız için düşmanlarımız olan bakteriler bu silahları tanıdılar ve bunlara karşı kendilerini koruyacak savunma yöntemleri geliştirmeye başladılar. Bu durumda insanlığı bekleyen en korkutucu tehlike, belki de önümüzdeki yıllarda çok basit bakteriyel enfeksiyonlarla mücadele gücünü kaybetmek olacaktır. Bu doğrultuda basit enfeksiyonların bile salgın hastalıklara yol açarak kitlesel ölümlere neden olabileceği gerçeğini göz önünde tutarak, toplumca akılcı antibiyotik kullanmayı öğrenmemiz gerekiyor.

Bununla ilgili alacağımız önlemler ise;

- Doktorunuzu antibiyotik yazması konusunda zorlamayın.
- Her enfeksiyon bakteriyel kaynaklı değildir. Aslında enfeksiyonların büyük çoğunluğu viral kaynaklıdır. Antibiyotikler sadece bakteriyel enfeksiyonları tedavi eder. Viral enfeksiyonlarda hiç işe yaramazlar. Boşu boşuna ilaç kullanmak bakterilerde direnç gelişmesine zemin hazırlar.
- Her ateş yükselmesinde hemen antibiyotiğe sarılmayın. Çünkü antibiyotikler ateş düşürücü ilaçlar değildir.
- Grip ve soğuk algınlığında kesinlikle antibiyotik kullanmayın.
- Bağışıklık sisteminizi güçlendirmek için doğru beslenmeye özen gösterin. Özellikle renkli beslenmek, yani meyve ve sebzede 5 temel rengi (kırmızı, turuncu, yeşil, mor ve beyaz) göz önüne alarak, yiyecek çeşitlendirmesi yapmak, bu renklerin içerdiği sayısı 2000'in üzerinde ve birbirinden farklı fitokimyasal maddeler nedeniyle bağışıklık sisteminizin daha güçlü olmasını sağlar.
- Beta-glukan içeriği yüksek olan yulaf ezmesi ve yulaf kepeğini düzenli olarak tüketmek bağışıklığı güçlendirir.
- Probiyotik etkileri yüksek olan yoğurt, ayran, kefir, turşu, şalgam gibi mayalanmış ürünlere beslenmede sık yer vermek de bağışıklığımızı artırır.
- Enfeksiyon geçirdiğiniz günlerde bitki çaylarından da ayrıca destek alabilirsiniz. Özellikle nane, zencefil, zerdeçal, adaçayı, limon ve baldan oluşan çayları günde 2-3 kere sıcak sıcak tüketmeye özen gösterin.

Zayıflamaya çalışırken baş ağrısı çekmeyin

Hayatında bir kez bile baş ağrısı çekmeyen yoktur herhalde... Baş ağrıları, zayıflamaya çalışırken de yaşadığımız zorlukların başında gelir. İnsanın yaşam kalitesini düşüren tıbbi semptomların en önemlilerinden biridir. Baş ağrısının yüksek tansiyon, menenjit, kafa içi lezyonları, beyin tümörleri gibi çok çeşitli ve çok ciddi nedenleri de olsa Türk Nöroloji Derneği'nin verilerine göre baş ağrılarının % 90'ının nedeni migren ve gerilimdir. Bununla birlikte diyet yaparken uzun süre aç kalmaya bağlı olarak kan şekerinde düşme ve bu doğrultuda da baş ağrıları yaşanabilir. Baş ağrısı çekme endişesi de beraberinde aç kalmaktan korkmayı getirerek yeme eylemini tetikleyebilir.

Eğer siz de zayıflamaya çalışırken çok sık baş ağrısı çekiyorsanız ya da migren veya gerilime bağlı baş ağrınız varsa, günlük yaşamınızda alacağınız bazı önlemler hem baş ağrısı çekme sıklığınızı azaltır hem diyetinizi baltalamaz hem de mevcut baş ağrınızın geçmesini sağlayabilir.

- Geceleri karanlık, sessiz bir ortamda kesintisiz uyuyabildiğinizde ertesi gün baş ağrısı çekme riskiniz azalır. Özellikle karanlıkta ve uykuda salgılanan melatonin ve büyüme hormonunun hem metabolizmayı düzenlediğini hem de bağışıklık sistemini iyileştirdiğini biliyoruz. Daha az baş ağrısı için daha iyi uyku şart. O nedenle gece en geç 11:30'da yatağa gidin ve en erken 06:30'da uyanın. Minimum altı saat, maksimum sekiz saat uyku yeterlidir. Eğer çok fazla uyursanız bu durumda paradoksal olarak baş ağrısı çekme riskiniz de yükselir.
- Doğru beslenme de en az uyku kadar önemli baş ağrısı çekmemek için. Eğer şeker hastalığınız, insülin direnciniz varsa veya şeker düşmeleriniz oluyorsa çok uzun açlık süreleri de baş ağrınızı tetikleyebilir. O nedenle açlık hissettiğiniz an vücudunuza doğru yiyeceklerle cevap verebilmek önemli. Burada da kan şekerini çok hızlı yükseltip

düşürmeyen yiyecekler tercih edilebilir. Mesela glisemik indeksi düşük yiyecekler olan ekşi meyveler, süt, yoğurt, ayran, kuru baklagiller, bulgur ve esmer ekmekler daha çok tercih edilebilir.

- Yüksek miktarda alkol de baş ağrısını tetikleyebilir. Alkol hem susuzluğu hem de şeker düşmesini tetikler, bunun yanı sıra beyin damarlarını genişletir ve baş ağrısı çekmenize neden olur. Eğer illa alkol kullanacaksınız, alkol derecesi düşük olan bira, şarap gibi içkileri tercih etmeniz daha doğru olur. Bu içkilerde dahi miktar kontrolü yapabilmek önemli. Alkol sonrası vücutta su ihtiyacı artacağı ve bu da dolaşımı etkileyeceği için 2 litre kadar su içmeye özen göstermek gerekir. Eğer çok sık baş ağrısı çekiyorsanız da alkolü hayatınızdan tamamen çıkarmanızı tavsiye ederim.
- Fazla kafein içeren içeceklerden (kahve, çay, kafein içeren gazlı içecekler ve bazı ilaçlar...) uzak durmakta fayda var. Her ne kadar düşük miktardaki kafein damarlarda kasılma yaparak baş ağrısına iyi gelse de, günde 3-4 fincandan fazla içilen kahve vücutta fazla su kaybına, dolayısıyla dolaşım yetmezliği ve uykusuzluğa yol açarak baş ağrısının şiddetlenmesine sebep olur. Sürekli çok fazla kahve içen birinin kahveyi aniden bırakması da yoksunluk durumu nedeniyle baş ağrısını şiddetlendirir.
- Yapılan bazı araştırmalara göre, günlük 3,5 gr tuzu yüksek gıdalarla beslenenler 1,5 gr'la beslenenlere göre % 25 oranında daha fazla baş ağrısı yaşıyorlar. O nedenle günlük tuz alımını azaltmak da baş ağrısı ataklarınızı azaltır. Gizli tuzu yüksek yiyeceklerden (salamuralar, tuzlu peynirler, bisküviler, şarküteri ürünleri, konserveler, çerezler...) uzak durun. Sofralardan tuzluğu kaldırın.
- B grubu vitaminlerden zengin beslenmek de baş ağrısı ataklarını azaltabiliyor. Özellikle B2 vitamini riboflavinin bu konuda daha etkili olduğu biliniyor. Yoğurt suyu B2 vitamini açısından çok zengin. Bununla birlikte et, süt ürünleri, yumurta ve yeşil yaprakları sebzeleri de sofralardan eksik etmemekte fayda var.

- Magnezyum oranı yüksek besinlerin kasları gevşettiğini ve sinir sistemini iyileştirdiğini biliyoruz. Kuru baklagiller, yağlı tohumlar, muz ve yine yeşil yapraklı sebzelerin de yeteri kadar tüketilmesi hem genel vücut sağlığını korumakta hem de baş ağrısı ataklarını azaltmakta faydası olur.
- İyi bir metabolizma için her ne kadar doğru beslenmek çok önemli ise de doğru hareket etmek de çok önemlidir. İyi bir uyku için de bedenlerin yorulması gerekir. Aynı zamanda kalp ritmini hafifçe hızlandıran egzersizlerin, günde otuz beş-kırk dakika arasında yapılmasının beyindeki hücreler dahil tüm vücut hücrelerini koruduğunu biliyoruz. O nedenle her gün tempolu olarak yürümeye özen gösterin.

Bütün bu önlemlere rağmen çok sık baş ağrısı atakları yaşıyorsanız, baş ağrınızın kafanızın arka tarafından başlayıp tüm beyninize basınç yapıyorsa, yeni başlayan ve giderek şiddetlenen bir baş ağrınız varsa, baş ağrısına bulantı ve kusma, yüksek ateş eşlik ediyorsa, başınız, içinde bomba varmış gibi zonkluyorsa bu ağrılar daha ciddi bir nedenden kaynaklanıyor olabilir. O nedenle bir an önce bir hekime başvurmanızda fayda var.

Baş ağrısına

iyi gelen bitkisel çaylar

Yapılan bazı araştırmalarda, gerilime bağlı baş ağrılarında her ne kadar dinlenme, sessizlik ve stresten uzak durma önemli ise de, bu önlemlerle birlikte bazı bitki çayları tüketilirse baş ağrısının hafifleyebileceği gösterildi.

İşte size baş ağrısına en iyi gelen bitki çayları:

YEŞİL ÇAY: İçerdiği antioksidanlardan dolayı baş ağrısını hafifletici etki gösterir. Aynı zamanda sindirim sistemini düzenler, kilo vermeye yardımcıdır ve kanserden korumada etkilidir.

TARÇIN: Tarçın manganez (Mn), lif, demir ve kalsiyumdan zengindir. Baş ağrısı ve diğer birçok sağlık problemlerini giderici etkisi vardır. Aynı zamanda kan şekeri regülasyonunda çok etkilidir. Özellikle şeker düşmesine bağlı olan baş ağrılarının sıklığını azaltır. Eğer diyabet, gizli şeker veya hipogliseminiz varsa her gün yemeklerden sonra 2-3 fincan kadar tarçın çayı içebilirsiniz. Sütünüze, yoğurdunuza, meyvelerinizin üzerine toz tarçın serpebilirsiniz.

ZENCEFİL: Yıllardır Çin'de tedavi amaçlı kullanılmaktadır. Vücutta iltihabı giderici bir etki gösterir. Baş ağrısını hafifletici özelliği vardır. Bununla birlikte bağışıklık sistemini kuvvetlendirerek vücudu daha güçlü yapar. Hem değişik bitki çaylarınıza koyabilirsiniz hem de çorbalarınızda ve sebze yemeklerinizde taze veya toz halinde kullanabilirsiniz.

PAPATYA ÇAYI: Özellikle migren ataklarında papatya çayı ağrıyı hafifletmede yardımcı olur. Alerji azaltıcı etkisinin yanı sıra iltihaplanmalara iyi gelir. Vücudu dinlendirir ve rahatlatır.

Baş ağrısı gideren zencefilli tarçın çayı

Malzemeler:

1 parça zencefil, 1-2 dilim limon, 1 çubuk tarçın

Yapılışı:

2 bardak suyun içine zencefil ve çubuk tarçını ekleyip kaynatıyoruz, su kaynadıktan sonra altını kapatıyoruz. Beş dakika demlenmesini bekliyoruz. Taze sıkılmış limon suyu ilave ederek servis ediyoruz.

Limonlu yeşil çay

Malzemeler:

2 çay kaşığı yeşil çay, bir tutam taze nane, 1-2 dilim limon

Yapılışı:

1 bardak kaynamış suyun içine yeşil çay, taze nane ve limon dilimlerini ekleyip demlenmeye bırakıyoruz. Beş dakika sonra sıcak olarak servis ediyoruz.

Vücut rahatlatan papatya çayı

Malzemeler:

2 yemek kaşığı kuru papatya, 2 yemek kaşığı ıhlamur, 1 parça rulo tarçın.

Yapılışı:

Tüm malzemeyi kaynamış suyun içine koyuyoruz. Beş dakika demleyip servis ediyoruz.

Hepsi bir arada çayı

Malzemeler:

1 yemek kaşığı yeşil çay, 1 yemek kaşığı papatya, bir parça zencefil, 1 rulo tarçın

Yapılışı:

Tüm malzemeyi kaynamış suya koyuyoruz ve beş dakika kadar bekleyip servis ediyoruz.

Zayıflarken gelen egzersiz ilhamını kaçırmayın

Kilo vermeye çalışan birçok kişi diyete çok odaklanır ve egzersizi ne yazık ki ikinci plana atar. Bana, "Üç gün aç kal deyin, aç kalayım. Lütfen üç adım at demeyin" diyen hastalarım bile olmuştur. Ancak hemen belirtmekte fayda var, egzersiz yapmadan ve bunu yaşam tarzı haline getirmeden yapılan her tür diyet programında verilen kilolar daha çabuk geri alınır. Çünkü egzersizsiz diyetlerde su ve kas kaybı daha çok olur ve bu duruma bağlı olarak metabolizma yavaşlaması ortaya çıkar.

Konu egzersiz olunca herkesin aklına, "Acaba hangi saatte egzersiz yapmalıyım?" "Aç karnına mı, tok karnına mı olmalı?" gibi birçok soru geliyor. Yerleşmiş bilgilere göre, sabah saatlerinde ve yemeklerden bir buçuk-iki saat sonra yapılan spor vücut için en faydalı olanı. Ancak günlük yaşantıda bu çoğu zaman mümkün olmuyor. Çünkü ya sabah çok erken saatte işe gidiyoruz ya da yemekten sonra miskinlik çöküyor ve gelen egzersiz ilhamını da kaçırıyoruz. Bu durumda, ideal saatleri kaçırdığımız için nasıl olsa şimdi yaptığımız egzersiz bir işe yaramaz düşüncesiyle egzersizimizi yapmıyoruz ve zayıflama sürecimiz tehlikeye giriyor.

Bu durumda zayıflama egzersizleri sırasında dikkat etmeniz gereken noktalar:

1. Eğer insülin kullanan bir şeker hastası değilseniz, istediğiniz saatte egzersiz yapabilirsiniz. Yeter ki yapın! Eğer egzersiz isteğinizi ertelerseniz bir müddet sonra vazgeçersiniz.
2. Yağ yakmak için mutlaka aerobik egzersizler dediğimiz kalp hızını artıran egzersizler yapmak gerekir. Hızlı yürüme, yüzme, bisiklete binme, ip atlama gibi egzersizler bu gruba dahil egzersizlerdir.
3. Metabolizma hızını artırmak için direnç egzersizleri de yapılmalıdır. Ağırlık kaldırma egzersizi bu gruba girer. Ancak bu grup egzersizlerin mutlaka bir spor eğitmeni

tarafından kişiye özel planlanması gerekir. Aksi takdirde fazla ağırlığa bağlı sakatlanmalar ortaya çıkabilir.

4. Son yapılan araştırmalara göre, günde bir kere otuz dakika egzersiz yapma ile günde üç kere onar dakika egzersiz yapmanın vücuda etkisi aynı. O nedenle eğer vücut ağırlığınız fazla ise, dizlerinizi zorlamadan gün içinde sürelere bölerek egzersiz yapmanızı tavsiye ederim.
5. 1 her zaman 0'dan büyüktür mantığıyla yaptığınız her egzersiz vücudunuzun iyilik hanesine yazılır unutmayın. Hiç yapmamaktansa bir kez yapmak iyidir. Ancak amacımız her gün yapmak olmalıdır, her gün yapmasak bile büyük hedefler koymak daha iyi sonuçlar almamızı sağlar.
6. Egzersizden yarım saat önce balık yağı kullanımının yağ yakılmasını hızlandırdığı birçok araştırmayla gösterildi. O nedenle fırsat bulursanız egzersiz öncesi omega-3 yağ asidi kullanmaya özen gösterebilirsiniz.
7. Egzersizden sonra en az bir saat yemek yememeye dikkat ederseniz daha çok yağ yakarsınız.
8. Egzersiz öncesi protein ve karbonhidrat dengeli bir öğün (yağsız beyazpeynirli kepekli tost ve ayran gibi) egzersiz performansınızı artırır. Eğer şeker hastalığınız yoksa aç karnına da egzersiz yapabilirsiniz.

Bir evde
neden birden fazla şişman olur?

Eğer anne babada kilo problemi varsa, çocuğun kilo alma riski % 95'lere çıkıyor. Her ne kadar burada genetik geçiş çok ön planda olsa da ailenin yeme şekli ve içeriği çocuğu doğrudan etkiliyor; aileden etkilenerek öğrenilen bir davranış haline geliyor. Nasıl ki yeme şekli ve içeriği ülkeler arasında, yöreler arasında farklılık gösteriyorsa, her ailede de yenilen yiyecekler ve tercihler farklı oluyor. Mesela evde anne sürekli kekler, kurabiyeler, börekler pişiriyorsa, ev halkı da o yiyecekleri sürekli yediği için kilo problemi oluşmaya başlıyor. Ya da baba işten çıkıp da eli kolu tatlılarla, kuruyemişlerle dolu eve geliyorsa, ev halkı da geç saatte o tatlıları, kuruyemişleri yediği için hep birlikte kilo alınmaya başlanıyor. Bazen de ev yemekleri yerine daha çok dışarı yemekleri tercih edildiği ve daha yüksek yağlı yiyecekler daha sık yendiği için ailecek kilo artışları olabiliyor. Yani sonuçta domino taşı etkisiyle, ailede bir kişinin yeme alışkanlıkları kötü ise, bu diğer aile fertlerini de etkilemeye başlıyor.

Annelerin başının tatlı belası: "bugün ne pişirsem?"

"Bugün ne pişirsem?" sorusu birçok annenin sürekli kafasını kurcalayan yorucu sorulardan biridir. Hatta bununla ilgili, takvim yapraklarının arkasında bile çözümler üretilir, tavsiyelerde bulunulur. Ancak çoğu zaman aynı şeyler pişirilir.

Bizim en kötü alışkanlığımız karbonhidrattan çok yoğun mönüler oluşturmamız. Geleneksel yeme şeklimizin belki de en büyük yanlışı bu. İsterseniz öncelikle karbonhidrat oranı yüksek yemekleri bir tanıyalım; pilav, makarna, börek, patates, erişte, çorba, kek, kurabiye, tatlılar... Yanlış bir akşam yemeği mönüsü örneği verelim şimdi de... Mesela önden bir mercimek çorbası, yanında ekmek; ardından fırında patatesli köfte, yanında pilav; üzerine de sütlaç... Bu mönü hiç yabancı gelmiyor değil mi? Patates, pilav, ekmek ve tatlı, hepsi karbonhidrat... Burada yapılması gereken, karbonhidrat miktarının azaltılıp öğünün sebzeyle desteklenmesidir. Mesela mönüyü, fırında patatesli köfte, yeşil salata, közlenmiş kırmızıbiber ve cacıktan oluştursak daha sağlıklı ve daha besleyici bir öğün ortaya çıkar. O zaman ilk mutfak reformumuzu, aynı öğünde bir karbonhidrattan fazla bulundurmamaya dikkat ederek yapalım; yiyecek çeşitliliğini de sebzeden yana kullanalım.

Evin ilk şişmanı anne, sonra çocuklar, sonra baba mıdır?

Şişmanlama yarışında ne yazık ki ilk ipi göğüsleyen anne oluyor. Özellikle gebelik ve lohusalık kilo alma açısından bir kadın için çok ciddi risk dönemleri olarak karşımıza çıkıyor. Bunun ile beraber evin annesi mutfakla ve yemekle en çok haşır neşir olan kişidir. Yemek hazırlarken tadına bakmalar, kalan yemekleri yazık olmasın diye ağza atmalar, market-pazar alışverişlerinde lezzet kontrolü yapmalar, konu komşu ziyaretlerinde sunulan ikramlıkları atıştırmalar da farkına varmadan daha çok yemeyi beraberinde getiriyor. Böylece kişi beslenme ve egzersiz dengesini oluşturamazsa ya da bunun yanı sıra bir de hormonal bir problemi varsa şişmanlık sorunuyla karşı karşıya kalıyor.

Anne kilo alınca iştahı daha da açılmaya ve daha güzel yemekler yapmaya başlıyor. Bu durum doğrudan babayı etkiliyor ve bir bakıyoruz ki baba evin ikinci şişmanı oluyor. Kilolar arttıkça iştahlar açılıyor, yeme içeriği ve çeşitliliği artıyor. Bu durumda çocuklar da ister istemez etkileniyor. Özellikle günümüzde çocukların hareket seviyesi de çok düşük olduğu için bir de beslenme şekline özen gösterilmezse çocuklarda da kilo, gün geçtikçe artıyor.

Çocuğunuz kilolu ise anne olarak alacağınız önlemler neler?

Eğer çocuğunuzda kilo problemi varsa, aklınızda bulundurmanız gereken ilk slogan "ÇOCUĞUMU KÖTÜ YEMEKTEN KORUMALIYIM" olmalıdır.

Gerçekten şöyle bir etrafınıza baktığınızda, her yerin yiyecek tuzaklarıyla dolu olduğunu görürsünüz. Çocuğunuza, "Sen şişmansın, o pastayı yeme" demektense çocuğunuzun o pastayı görmemesi için önlem almalısınız. Çok sevilen o pastanenin önünden geçmemek, zararlı olduğunu bildiğiniz yiyecekleri (cips, çikolata, şekerli ve gazlı meyve suları...) eve sokmamak ve yüksek kalorili yemekleri (kızartmalar, hamurişleri, tatlılar...) evde pişirmemek gibi...

Çocuğunuzu aynı zamanda mümkün olduğu kadar ELLE YENEN YİYECEKLERDEN uzak tutun. Çünkü elle yenen yiyeceklerde porsiyon kontrolü yapmak daha zordur ve bunlar daha çok iştah açıcı (simit, dürüm, cips, çikolata, kurabiye, bisküvi...) yiyeceklerdir. Çocuğunuzun yiyeceği yiyeceklerle arasına bir aracı koyun, çatal bıçak gibi...

Çocuğa yemeğini bitirmesi konusunda ısrar etmeyin ve çocuk acıkıp sizden bir şey istemedikçe siz de yemesi yönünde teklifte bulunmayın.

Evde en önemli öğün hangisi olmalı? Aile yemeği hangi öğüne taşınmalı?

Bizim geleneksel olarak en büyük yanlışlarımızdan biri, akşam yemeğini en önemli ve en ağır öğün haline getirmek ve evin babası gelene kadar bekleyip, yemek süresini bazen geç saatlere kadar uzatmak oluyor. Zaten akşam yemeğinden sonra hareket de çok az olduğu için kilo almak kaçınılmaz hale geliyor. O nedenle akşam yemeğini mümkün olduğu kadar erken ve daha sade, daha hafif bir öğün haline getirmek gerekiyor.

Aslında sabah kahvaltısını aile öğünü olarak benimsemek ve ailecek sabah kahvaltısında bir arada bulunmaya özen göstermek daha iyi olur. Ne demişler; sabah kahvaltısını kral gibi, öğlen yemeğini prens gibi, akşam yemeğini yoksul gibi yemek daha doğru...

Akşam çay saatinizde sehpaya neler konuyor? Yemek sonrası alınan kaçak kalorileri tanıyalım

İş sadece akşam yemekleri ile de kalmıyor. Çünkü akşam yemeğinden sonra bir de çay, kurabiye, çerez, meyve ikramları başlıyor. Bazı evlerde ne yazık ki uyumaya gidene kadar yemek faslı devam ediyor ve böylece kilo alımı kaçınılmaz oluyor.

O zaman, daha sağlıklı bir vücut için, metabolizma hızının iyice yavaşladığı gece saatlerinde mümkünse ev halkına çiğneme eylemi yaptırmamak gerekiyor. Hele hele yüksek kalorili hamurişleri, tatlılar, kurabiyeler, çerezlerin bu saatte ikram edilmesinin önüne geçmek gerekiyor. İlla bir şey yenilip içilecekse de bu en fazla çay veya bitki çayı ile yanında kayısı, incir gibi birkaç kuru meyve olabilir.

Babalara ara öğünler

Babalar iş yaşamında öğlen yemeği ile akşam yemeği arasında genelde bir şey yemiyorlar. Bu durumda akşam eve geldiklerinde çok aç oluyorlar ve akşam yemeğinde tabak tabak yemek yeseler de zor doyuyorlar. Eğer ikindi öğününde bir şeyler atıştırırlarsa akşam yemeğine çok aç oturmayacakları için yemek kontrolünü daha kolay yapabileceklerdir. O nedenle işe giderken eşinizin çantasına atıştırmalık koymayı ihmal etmeyin.

İşe giderken eşinizin yanına mutlaka bunlardan bir tanesini hazırlayıp verebilirsiniz:

1. poşet: 1 avuç beyaz leblebi + 1 yeşil elma
2. poşet: 1 avuç sarı leblebi + 1 yemek kaşığı kuru üzüm
3. poşet: 5 kuru erik + 15 badem
4. poşet: 2 ceviz içi + 3 kuru hurma
5. poşet: 1 avuç vişne kurusu + 1 avuç yabanmersini kurusu + 10 çiğ fındık

Tv seyreden babaya, ders çalışan çocuğa masum atıştırmalıklar

Her ne kadar televizyon seyrederken, otururken ya da ders çalışırken bir şey yenmesini tavsiye etmiyorsam da bazen alışkanlıklardan birdenbire vazgeçmek kolay olmuyor. O nedenle illa bir şey yemek istiyorum diyen ev halkına daha düşük kalorili atıştırmalıklardan ikram edebilirsiniz.

İşte size birkaç değişik alternatif:

1. YEŞİL ÇAY + YEŞİL ELMA + 1-2 GRİSİNİ
2. PATLAMIŞ MISIR (1 su bardağı, yağsız tuzsuz)
3. HAVUÇ + SALATALIK KOKTEYLİ (şekilli doğrayın, sunumunuz güzel olsun)
4. ½ MUZ + ILIK SÜT (muzun üzerine 1 çay kaşığı bal gezdirin, 1 ceviz ufalayın, güzel bir sunum olur, yanında tarçınlı sütle ikram edebilirsiniz. Birçok tatlıdan daha güzel bir sunum ve daha besleyici bir yiyecek olacağından emin olabilirsiniz)
5. KURU KAYISI, KURU HURMA, KURU İNCİR, ÇİĞ BADEM, CEVİZ (birkaç kuru kayısı veya incirin içine ½'şar ceviz veya badem koyarak çayın yanında ikram edebilirsiniz)

İdeal bir pazar kahvaltısında ne olmalı, ne olmamalı?

Pazar kahvaltıları da birçok aile için kalori yükleme seanslarına dönüşüyor ne yazık ki... Simitler, börekler, açmalar, poğaçalar, kekler, patates kızartmaları, şarküteri ürünleri, kaymaklar, çeşit çeşit reçeller gibi yağ ve şeker dolu yiyecekler bir ziyafet havasıyla sunuluyor. Bütün aile bir arada olunca da, porsiyon kontrolü unutuluyor. Bu durumda, bütün hafta boyunca gösterilen özen bir anda yerle bir olabiliyor. O nedenle, yağdan ve karbonhidrattan zengin böyle bir kahvaltı yerine mümkün olduğu kadar daha sağlıklı bir kahvaltı hazırlamaya özen gösterelim. Daha sağlıklı olan bu kahvaltımız daha çok sebze, protein ağırlıklı olsun, daha az karbonhidrat ve yağ içersin. Çeşit yine bol olsun ama daha sağlıklı ve göz doyurucu yiyecekler daha ön plana çıksın.

Bu pazar kahvaltısında neler olmalı?

1 kişi için; şekersiz çayla birlikte, 1 yumurta, domates, salatalık, nane, maydanoz, roka, tere, yeşil biber, kırmızıbiber, 1 dilim peynir, 3-4 fırında mantar, közlenmiş kırmızıbiber, kişi başı 5 zeytin, 1 tatlı kaşığı doğal bal, 2 dilim tam buğday ekmeği veya ½ sokak simidi veya 1 dilim börek.

Neler olmamalı?

Salam, sucuk, sosis, yağ, krem çikolata, hamurişleri ve reçelden artık vazgeçmek gerekiyor.

Gebelikte çok fazla kilo almak

bebekte zekâ geriliğine neden oluyor

Gebelikte fazla kilo alımının birçok doğum riskini beraberinde getirdiğini biliyorduk. Örneğin fazla kilo alımı bebeğin fazla irileşmesine, gebelik tansiyonunun tetiklenmesine, gebelikte şeker hastalığının ortaya çıkmasına erken doğuma neden olabiliyor. Aynı zamanda, doğum sonrasında emzirmeyle ilgili problemler de meydana gelebiliyor. Bebekte şeker düşüklüğü ve ani bebek ölümü riski de görülebiliyor.

2015 yılında Pittsburg ve British Colombia üniversitelerinde yapılan bir araştırma yayımlandı. Bu araştırmada, gebelikte çok fazla kilo alan kadınların bebekleri ile normal kiloda gebeliğini tamamlayan kadınların bebekleri on yıl boyunca takip edildi. Onuncu yılın sonunda gebelikte çok kilo alan kadınların bebeklerinin IQ seviyesinin, normal kiloda gebeliğini tamamlayan kadınların bebeklerine göre 3,2 oranında daha az olduğu kanıtlandı. Bu bebeklerde ayrıca bağışıklık sistemi de daha zayıf oluyor.

Gebelikte fazla kilo almamak ve sağlıklı bebek doğurabilmek için yapılacaklar:

- Paketli ve raf ömrü uzun yiyeceklerden kaçının.
- Taze mevsim sebze ve meyvelerini mutfaklarınızın baş tacı yapın.
- Her öğünde yeteri kadar protein değeri yüksek gıda (yumurta, peynir, et, balık, süt, yoğurt, kuru baklagiller...) tüketmeye dikkat edin. Çünkü proteinler hem daha çabuk tokluk hissi verir hem de daha uzun süre tok tutar.

- Eve hazır yemek ısmarlamayın. Mümkün olduğu kadar kendi yemeklerinizi kendiniz pişirin.
- Pastane mamullerinin birer yağ ve şeker deposu olduğunu unutmayın.
- Kızartmaların ve yağlı yiyeceklerin birer kalori bombası olduğunu aklınızda tutun. Yemeklerinize koyduğunuz yağlarda kısıtlamaya gidin. Örneğin 1 kg sebze yemeğinize 2 yemek kaşığı yağ koyun.
- Akşam yemeğinden sonra hiçbir şey yemeyin.
- Her gün mutlaka taze meyve ve yoğurt yemeyi alışkanlık haline getirin. Özellikle ikindi ara öğününde evde kendinize taze meyve ve yoğurtla meyveli yoğurtlar yapın.
- Her gün mutlaka yürüyüş yapmaya dikkat edin. Özellikle açık havada bol oksijenli ortamlarda yapacağınız yürüyüşlerin kilo kontrolü açısından çok faydasını görürsünüz.

Kendiniz az yemeye çalışırken çocuğunuza yedirmek için uğraşıyor musunuz?

Dünyadaki en değerli varlıklarımızın, çocuklarımızın, daha sağlıklı, daha mutlu, daha başarılı olması hepimizin en büyük isteklerindendir. Çocuklarımızın akademik başarısını, sosyal başarısını hayata karşı olumlu tutum geliştirmesini sağlayabilmek ve onları kendine güvenli yetiştirebilmek, onların vücut sağlığı algısının ve beslenme alışkanlıklarının doğru oluşturulmasından geçiyor büyük oranda.

Ancak biz anneler çocuklarımız büyürken hep yemek yemelerine takılıyoruz. Çocuklara hep daha fazla yemek yedirebilmek için yarışa giriyoruz. Aklımızda, çok yiyen çocuk daha güzel gelişir gibi yanlış bir inanış var. Böyle davranarak aslında bebekliğinden başlayarak çocuğumuza yanlış bir yeme şekli oluşturduğumuzu fark etmiyoruz bile. Bu yedirme gayretlerimiz sonucunda bir de bakıyoruz ki, çocuğumuz kilo problemi yaşamaya başlıyor.

Ne yazık ki, günümüzde artık çok yiyen çocuklar daha büyük sorunlar yaşamaya başladı. Artık az yiyen çocuklardan çok, çok yiyen çocuklarla karşılaşıyoruz. Çocukluk çağı şişmanlığı da her geçen gün artıyor.

Şişman çocuklarda yeme davranışını incelediğimizde genelde *binge eating* dediğimiz abartılı yemeyi, tıkanırcasına yemeyi görüyoruz. Yani çocuk hiç düşünmeden, gördüğü her yiyeceği tuzlu, ekşi, tatlı ayırt etmeden art arda yiyebiliyor. Mesela bir bakıyorsunuz ballı krep yerken üzerine hemen bir kâse çorba içebiliyor, onun üzerine de bir bakıyorsunuz 1 paket cips yiyebiliyor. Çocuk doysa bile bunu fark etmeden sürekli yemeye devam ediyor.

Bu yeme şeklinden çocuklarımızı koruyabilmek için biz ebeveynlere çok önemli görevler düşüyor:

- Çocuk ek gıdaya başladığı andan itibaren öğünlere dikkat etmek gerekiyor. Çocuğun her an ağzına bir şey tıkmaya çalışmak son derece yanlış. Çocuğa üç ana, iki de ara öğün olacak şekilde planlı yedirmek çok önemli.
- Çocuğa aynı grup yiyeceklerden birkaç tanesini aynı öğünde üst üste yedirmeyin. Mesela çorba, patates, pilav, ekmek, tatlı gibi.
- Genelde bir çeşit ana yemek, salata, 1 dilim ekmek veya 2 yemek kaşığı pilav ya da makarna koyarak öğününü oluşturun. Mesela ızgara ev köftesi, 1 dilim ekmek, 1 kâse yoğurt ve salata hazırlayabilirsiniz. Ya da 4-5 yemek kaşığı kıymalı sebze yemeği, 2 yemek kaşığı makarna ve 1 kâse yoğurt yeterli olur.
- Çocuğa, bir ihtiyaç olduğu için yemeyi öğretmek gerekiyor. Yemek bir zevkmiş, bir hobiymiş gibi yansıtmamak lazım. Siz de acıktığınızda yiyerek çocuğunuza bu konuda örnek olun.

Çocukluk çağı şişmanlığını önleyelim

Çocukluk çağı şişmanlığı günümüzün en büyük sağlık problemi olacak gibi görünüyor. Şişmanlığın artık gürbüzlük olmadığını, aksine birçok sağlık problemini de beraberinde getirdiğini biliyoruz.

Mesela, şişman çocuklar şişman olmayan çocuklara göre daha çabuk ergenliğe giriyorlar, boyları daha kısa kalıyor, erişkin yaşta görülen insülin direnci, şeker, tansiyon ve koroner kalp hastalıkları bu çocuklarda daha çok görülüyor.

Bununla birlikte bu çocuklar, daha içe kapanık, daha az özgüven sahibi, daha mutsuz oluyorlar.

Şişman çocuklar arkadaşlarıyla daha az oyun oynuyorlar ve daha az dışarı çıkıyorlar. Bu durum tabii ki oyuna uyum sağlayamamalarından ve fiziksel olarak kendilerini beğenmemelerinden kaynaklanıyor.

Mesela fiziksel özelliklere baktığımızda, erkek çocuklarda yağ dokusundan sentezlenen östrojene bağlı olarak kadın tipi memeler, ergenlik problemleri; kız çocuklarında fazla östrojenin testosteron hormonuna dönüşmesine bağlı olarak kıllanma, erken âdet görmeler ve âdet düzensizlikleri görülebiliyor.

O nedenle, artık bıngıl bıngıl yumoş çocuklar sağlıklı çocuk değil hasta çocuk olarak kabul ediliyor. Doğumundan ergenliğine kadar ve daha sonrasındaki yaşamı boyunca bir çocuğun sağlıklı ve zinde bir vücuda sahip olabilmesi için bebekliğinden itibaren beslenmesine ve yaşam tarzına özen göstermek gerekiyor.

Çocuklara günlük kalori ihtiyacını doğru anlatın

Aslında günlük kalori ihtiyacından çok, hangi besin grubuna, vücudun ne kadar ihtiyaç duyduğunu, çocuklara anlatmak daha doğru.

Mesela çocuğa 2000 kalori almak gerektiğini söylerseniz ve yiyeceklerin kalori değerini öğretip, onu kendi haline bırakırsanız hep karbonhidrat ve yağ değeri yüksek yiyecekleri tercih ettiğini görürsünüz. Pilavlar, makarnalar, poğaçalar, kurabiyeler, tatlılar, çikolatalar, şekerlemeler... Hele hele patates kızartması, pizza, hamburger gibi *fast food* türü yiyeceklere hayır diyecek çocuk yoktur. Çocuk günlük 2000 kalori hakkını bu yiyecekleri seçerek kullanabilir. Sonuçta kalori dengesi oluşturarak kilo kontrolünü yapsa bile tek yönlü beslenmeye bağlı sağlık sorunları yaşayabilir.

İşte her yönü ile sağlıklı bir nesil istiyorsak, çocuklarımızı bu tek tip ve tek yönlü beslenmeden kesinlikle korumamız gerekiyor.

Çocuklarının günlük enerji ihtiyacını doğru karşılayın

Okul çağı ve akabinde gelen ergenlik dönemi çocuğun bedensel, ruhsal ve sosyal yönden gelişme süreçleridir. Bu dönemde kazanılan alışkanlıklar çocuğun yaşamını ömür boyu etkiler.

Kemik gelişmesi ve boy uzaması 18 yaşına kadar devam eder. Bu nedenle kalsiyum, protein ve diğer vitaminlere olan ihtiyaç artar. Ayrıca 12-13 yaşlarında kız çocuklarında âdetlerin başlamasıyla birlikte demir ve diğer kan yapıcı besin öğelerine ihtiyaç artar. Okul öncesi dönemdeki çocuklarda ortalama 1500-1600 kalorilik, 14-15 yaş grubunda ise 2000-2200 kalorilik temel besin öğelerini içeren bir beslenme yeterli olacaktır.

Okul çağı çocuklarında en çok rastlanan yeme sorunları

Büyüme gelişme çağı olarak adlandırdığımız bu dönemde ne yazık ki özellikle kız çocuklarında, fiziksel görüntülerine çok önem verdikleri için bilinçsizce az ve dengesiz beslenme görülebilir. Sabah kahvaltılarını yapmadan okula gidebilir, açlık duygularını beslenme ve kalori değeri düşük yiyecek ve içeceklerle geçiştirebilirler. Bunun sonucunda da büyüme geriliği, boy kısalığı, kansızlık gibi birçok sorun ortaya çıkabilir. Bu çocukların okul başarıları düşük olur. Günün son derslerine doğru halsizlik, yorgunluk ve dikkat dağınıklığı ortaya çıkabilir.

Çocuğun buluğ döneminde olduğu göz önünde tutularak, vücuduyla ilgili özgüvenini kırıcı yorumlar yapmadan, diyet sözcüğünü bile kullanmadan ona yeterli ve dengeli beslenme alışkanlıkları kazandırılmalıdır.

Günün en önemli öğünü olan kahvaltı asla atlanmamalıdır. Sabah iyi bir kahvaltı yaparak güne başlayan çocukların okul başarılarının daha yüksek olduğunu ve daha az kilo problemi yaşadığını biliyoruz. Öğünlerde üç temel besin grubu olan, karbonhidrat, protein ve yağı dengeli ve yeterli tüketmelerine özen gösterilmelidir.

Çocuğun yemeği bir ihtiyaç olarak algılamasını sağlamak da önemlidir. Çocuk yemek yemeyi bir zevk ya da zorunluluk olarak görmemelidir. Yani ona, acıkınca yemeyi öğretmek gerekir. Yediği yiyeceklerin de karnını doyurmaktan ziyade vücudunu besleme açısından değerli yiyecekler olmasının önemi kavratılmalıdır.

Şeker ve yağ içeriği yüksek yiyecekleri azaltmak, hazır yiyeceklerden çocuğu uzak tutmaya özen göstermek gerekir. Yemeklerin yanında çay, kola, hazır meyve suları, gazlı içecekler yerine süt veya ayran tercih etmeyi öğretmelidir. Paketli ve uzun ömürlü yiyeceklerden çocuğu korumak da önemlidir.

Okul çağı çocukları için örnek mönüler

1. örnek

Sabah: 2 dilim ekmek, 1 yumurta, 1 dilim peynir, 1 kaşık pekmez

Ara: 2 incir

Öğlen: 1 dilim ekmek, 3 ev köftesi, salata, 1 bardak ayran

Ara: 1 yağsız tost, 1 elma

Akşam: 1 kepçe tarhana çorbası, 4 yemek kaşığı zeytinyağlı sebze yemeği, cacık

2. örnek

Sabah: 4 kaşık meyveli müsli, 1 bardak süt

Ara: 1 armut

Öğlen: 4 yemek kaşığı pilav, 5-6 yemek kaşığı kıymalı sebze yemeği, ayran

Ara: 1 ince dilim ev yapımı kek, 1 bardak süt

Akşam: Etli kuru fasulye, salata, yoğurt

3. örnek

Sabah: 1 dilim ekmek, 1 dilim peynir, 3 zeytin, domates, 1 bardak süt

Ara: 1 şeftali

Öğlen: Mercimek çorbası, 2 etli biber dolma, salata, yoğurt

Ara: 1 kâse yoğurt, 3 kayısıyla yapılan meyveli yoğurt

Akşam: 1 patatesten yapılan püre, ızgara balık, salata

Çocuk beslenmesinin püf noktalarına dikkat

- Çocuğun büyüme ve gelişme için üç temel besin grubu olan karbonhidrat, protein ve yağı dengeli olarak yemesi çok önemlidir. Bununla birlikte lif oranı yüksek taze sebze ve meyvelerin günlük beslenmesinde mutlaka yer alması gerekir. Paketli ve uzun ömürlü yiyeceklerden, yani gıda endüstrisinden çocuğu uzak tutmak gerekir.
- Günlük tüketmesi gereken besinin en az % 50'sini kahvaltıda, % 30'unu öğlen yemeğinde verin; % 20'sini ise ikindi ile akşam yemeği arasında bölüştürün. Vücudun ihtiyacı olan yakıtı sabahtan tam koyarsanız yatana kadar metabolizmayı çalıştırmış olursunuz.
- Her öğününde mutlaka et, tavuk, balık, kıyma veya kuru baklagil bulundurmaya özen gösterin. Çünkü vücut proteinleri sindirmek için daha çok çalışır. Daha çok çalışırken de daha çok enerji harcar.
- Güne kayısı kıvamında haşlanmış 1 yumurta yedirerek başlatın. Kahvaltıda yumurta yiyenler yemeyenlere göre daha tok kalır. Metabolizmaları daha iyi çalışır.
- Günde en az 3 bardak süt veya yoğurt yedirin. Süt ve süt ürünlerinin içeriğindeki kalsiyum metabolizmayı hızlandırır.
- Günde 8-10 bardak su içirin. Eğer mide veya boğazla ilgili bir sorunu yoksa soğuk su da içirebilirsiniz. Çünkü vücut soğuk suyu metabolize etmek için ısıtmaya çalışır, bu arada da metabolizmayı hızlandırır.
- İstirahat halindeyken çocuğun vücudunun kendi kendine enerji harcamasını istiyorsanız, onu hareket ettireceksiniz. Her gün en az yürümesini veya koşmasını sağlayın.

Çocuklarınız için evde bulunduracağınız sağlıklı yiyecekler ve atıştırmalıklar

Çocuklarınıza mümkün olduğu kadar mevsiminde taze sebze meyve yedireceksiniz. Bununla birlikte beslenme planını temel besin gruplarını (karbonhidrat, protein ve yağ) içerecek şekilde yapmak gerekiyor. Leblebi, kuru kayısı, çiğ badem, çiğ fındık, her türlü yaş meyve, günlük süt, günlük yoğurt, yumurta, et, balık gibi yiyecekleri evde bulundurmak iyi olur. Bununla birlikte buzlukta pastane dondurması veya evde kendinizin yaptığı anne dondurması bulundurabilirsiniz. Yine haftada bir iki kere dönüşümlü olarak anne keki, anne böreği yapabilirsiniz. Sağlıklı yiyecekleri de çocukların seveceği şekilde sunabilirsiniz. Mesela günlük sütten taze meyvelerle *milk-shake*'ler, kuru meyveleri hafif haşlayıp biraz kakao ile karıştırarak anne çikolataları yapabilirsiniz.

Çocuklarınızı koruyacağınız yiyecekler

Çocuğunuzu paketli ve uzun ömürlü yiyeceklerden koruyacaksınız. Raf ömrü uzun olan yiyeceklerin gerçek gıdadan çok satış amaçlı ürünler olduğunu unutmayın. Her türlü paketli bisküviler, paketli dondurmalar, gazlı içecekler, paketli meyve suları, şekerlemeler, çikolatalar, cipsler, salam, sosis gibi şarküteri ürünlerinden uzak tutacaksınız.

Metabolizmayı hızlandıran en güçlü vitamin C vitaminidir. C vitamini yüksek yiyeceklerden günde iki üç porsiyon tükettirebilirsiniz. Kivi, turunçgiller, limon ve yeşil yapraklı sebzeler buna örnektir. Özellikle sabahları 1 tutam taze nane, maydanoz, tere, roka ve dereotunun üzerine 1 limon sıkarak güne başlatabilirsiniz. Eğer çocuğunuz bu yeşillikleri sevmezse ince ince doğrayıp omletinin içine de koyabilirsiniz.

Daha iyi beslenen çocuklar, daha dikkatli çocuklar

Çocuklarımızın öğrenim hayatında daha başarılı olması için hepimiz elimizden gelenin hep daha iyisini yapmaya çalışırız. En iyi okullara göndermeye çalışırız, en iyi kitapları almaya çalışırız, daha iyi ders çalışması için en iyi ortamları hazırlarız. Öğrenim hayatına bu kadar destek verdiğimiz çocuğumuzun okulda ve girdiği sınavlarda daha iyi sonuçlar alabilmesi için doğru beslenmesine de çok özen göstermek gerekiyor.

İşte çocuğumuzun daha başarılı olması için beslenmesinde dikkat edeceğimiz noktalar:

- Kan şekerini çok hızlı yükselttiği için, beyaz şeker ihtiva eden yiyecekleri hayatından çıkarın. Krem çikolatalar ile paketli çikolataları, akide şekerlerini, lokumları, hazır meyve sularını, bisküvileri mümkün olduğu kadar evinize sokmayın. Çocuğunuzu sigaradan korur gibi bu yiyeceklerden koruyun. Çünkü bu yiyecekler kan şekerini çok hızlı yükseltir. Çok hızlı yükselen kan şekeri akabinde çok hızlı düşer ve beynin kullandığı şekerde dalgalanmalar meydana getirerek düşünme sistemi üzerinde olumsuz etki yapar. O nedenle özellikle sınav günlerinde şeker verme alışkanlığından vazgeçin.
- Çocuklar hızlı büyüme döneminde oldukları için en çok ihtiyaç duydukları mikroelementlerden biridir demir. Demir vücutta oksijeni taşıyan ve hücrelerin kanlanmasını sağlayan en önemli mineral. Çocuğunuzun sağlığı için demirden yana zengin yiyecekleri (kırmızı et, yumurta, kuru baklagiller, pekmez, fındık, ceviz gibi yağlı tohumlar, ıspanak gibi yeşil yapraklı sebzeler ve kuru meyveler...) daha çok sofranızda bulundurun. Yılda en az bir defa çocuk doktorunuzla görüşerek demir açısından kan testlerini yaptırın.
- Birçok bilimsel araştırmada, omega-3 oranı yüksek yiyeceklerin sık tüketilmesinin çocuğun anlık dikkatini artırdığı ispatlandı. Omega-3 oranı yüksek yiyecekler tercih etmek hem anlık dikkati artırıyor hem de çocuğun hiperaktivitesinde düşüş sağlıyor. O nedenle sofralarınızda haftada üç gün balık bulundurun. Salatalarınıza 1'er tatlı kaşığı öğütülmüş keten tohumu ekleyin. Çocuğunuzu okula gönderirken 2 bütün ceviz yedirmeyi ihmal etmeyin. Semizotu gibi sebzeleri daha sık kullanın.
- Çocuklarınızın daha güçlü bir bünyeye sahip olabilmeleri için, probiyotik oranı yüksek yiyecekleri tüketmelerine de

özen göstermelisiniz. Çünkü bağışıklığı güçlü çocuk, daha az hastalanan ve okul devamsızlığı en az olan çocuk demektir. O nedenle bağırsaktaki iyi bakteri sayısını artırmak için yemeklerin yanında şalgam suyu, turşu, tarhana, yoğurt gibi probiyotik özelliği olan yiyecek ve içecekleri eklemeyi unutmayın.

Sınav öncesi günü beslenme planı

Sınavdan önceki gün ve sınav sabahı kahvaltısı önemli. Ertesi gün ishal, gaz ya da kabızlık gibi bir problem yaşamamak çocukların sınavda daha rahat ve daha dikkatli olmasını sağlar. O nedenle en az bir gün öncesinden, mümkünse birkaç gün öncesinden çocuğun dengeli beslenmesine özen gösterin. Hazır gıdalardan uzak tutup, dışarıda yemek yedirmeyin. Yemekleri günlük olarak hazırlayın. Taze mevsim sebze meyvelerini kullanın.

Sınavdan bir gün öncesi için örnek beslenme planı

Sabah: 1 dilim tam buğday ekmeği, 1 haşlanmış yumurta, 1 dilim peynir, 5 zeytin, bol yeşillik, 1 yemek kaşığı tahin-pekmez karışımı

Öğlen: 1 kâse tarhana çorbası, 5-6 yemek kaşığı etli sebze yemeği, 3 yemek kaşığı bulgur pilavı, 1 kâse yoğurtlu semizotu, 1 tatlı kaşığı öğütülmüş keten tohumu eklenmiş yeşil salata

İkindi: 1 çay kaşığı tarçın eklenmiş 1 bardak günlük süt, 3 kuru kayısı, 2 bütün ceviz

Akşam: 1 dilim tam buğday ekmeği, 3-4 ızgara ev köftesi, 2-3 yemek kaşığı haşlanmış veya zeytinyağlı bir sebze yemeği, 1 kâse yoğurt, 1 tatlı kaşığı keten tohumu eklenmiş salata

Sınav sabahı kahvaltısı

2 dilim tam buğday ekmeği, 1 haşlanmış yumurta, 1 dilim peynir, bol yeşillik (nane, maydanoz, tere, roka, domates, salatalık), 2 bütün ceviz, 2 kuru kayısı

Kahvaltıda çay içilmesini önermiyorum. 1 bardak süte 1 çay kaşığı kahve konularak içilebilir.

50 adımda incecik bir bel, dümdüz karın

Dümdüz bir karın, incecik bir bel birçoğumuzun en büyük hayallerindendir. İdeal bel çevresi kadınlar için 84 cm, erkekler içinse 92 cm'dir. Hemen bir mezura alın ve belinizi en ince yerinden ölçün. Eğer bulduğunuz sonuç önerilenden yüksekse hemen bel çevresini inceltmek için kolları sıvayın derim.

İşte size yaşam tarzınızda yapacağınız 50 değişiklikle bu baş belası yağlardan kurtulmanın yolları:

1. Yatmadan üç saat önce yemek yemeyin!

Dolu mideyle yatmak karın çevresi yağlanmasının en büyük nedenlerindendir. Mide boşalması da en az üç dört saat sürdüğü için yatmadan en az üç saat önce besin alımını kesin. Çünkü akşam saatlerinden itibaren metabolizma hızımız yavaşlar, uykuda minimuma iner. Uykudayken hareketsiz olduğunuz ve enerji sarf etmediğiniz için de dolu mideyle yattığınızda, yedikleriniz doğrudan bel çevresinde yağ olarak depolanır.

2. Akşam meyve yemeyin!

Vücuda giren fazla şeker kullanılmadığında doğrudan göbek çevresindeki yağ hücrelerinde depolanır. Akşam yemeğinden sonra yenen meyvelerin içindeki şeker, yani früktoz da göbek yağlanmasının en önemli sebebidir. Meyve yemenin en ideal saati ikindi öğünüdür. Meyveleri ikindi saatinde yediğinizde hem meyvelerin bağışıklık sistemini kuvvetlendirici etkisinden faydalanırsınız hem de ikindi saatlerinde akşam saatlerine göre daha hareketli olduğunuz için vücuda giren meyve şekeri früktoz da kullanılmış olur. Yağlanma seviyeniz azalır.

3. Kalsiyumu yüksek besinler tüketin!

Göbek çevresindeki yağların korkulu rüyası, kalsiyum değeri yüksek olan süt grubu yiyeceklerdir. Günde 3 bardak süt, yoğurt veya ayran tükettiğinizde bu yiyeceklerin içindeki kalsiyum göbek çevresi yağlarıyla savaşır. Aynı zamanda bu yiyecekler kan şekerinizi de dengeleyeceği için daha az acıkmanızı sağlar.

4. Ara öğünde yoğurt yiyin!

Yoğurdun içindeki konjüge linoleik asitler bir numaralı göbek yağı eriticisidir. Eğer kansızlık probleminiz yoksa öğlen ve akşam yemeklerinizle birlikte 1 bardak yoğurt yiyebilirsiniz.

5. Akşam yemekte hafif beslenin!

Akşam ne kadar hafif yiyip sabah ne kadar aç uyanırsanız o kadar doğru yapıyorsunuz demektir. Yaşam tarzınızı bu şekilde düzenlediğinizde geceleri daha deliksiz uyur, daha güzel rüyalar görürsünüz. Sabah kendinizi müthiş enerjik hissedersiniz ve göbek yağlarınız daha çabuk erir. O nedenle sabah kral gibi, öğlen prens gibi, akşamsa yoksul gibi beslenin.

6. Yemek yerken su için!

Yemek yerken su içmek yeme hızınızı yavaşlatacağı için daha çabuk doymanızı sağlar. Aynı zamanda, su midede hacim kaplayacağı için daha az yersiniz. Ayrıca bağırsaklarınızı yıkayarak sizi kabızlıktan kurtarır, metabolizma hızınızı yükseltir, göbek çevresi yağlarınızı azaltır.

7. Rafine şekeri azaltın!

Vücutta en çabuk yağa dönüşen yiyecek grubu karbonhidratlardır. En zengin karbonhidrat kaynağı ve kan şekerini en hızlı yükselten yiyecek de rafine şekerdir. İçinde rafine şeker olan pasta, kek, kurabiye, limonata, şekerli ve gazlı içecekler, dondurmalar ve her türlü tatlıdan uzak durmanız göbek yağlarınızdan kurtulmak için alacağınız ilk önlemlerdendir.

8. Paketli ürün tüketmeyin!

Paketli ürünlerin içeriğindeki fazla şeker, gıda boyaları, koruyucu maddeler ve yağlar göbek çevrenizde yağlanmaya sebep olur. Bisküviler, hazır kekler, cipsler, hazır meyve suları, çikolatalar gibi raf ömrü uzun yiyeceklerden kaçının.

9. Dengeli protein tüketimine özen gösterin!

Besinlerin termik etkisi dediğimiz bir mekanizma yiyecekleri sindirirken de vücuda kalori harcatmayı ve vücudun yağlardan kurtulmasını sağlar. Bu termik etki en çok protein değeri yüksek yiyeceklerde vardır. Her öğününüze et, tavuk, balık, peynir, yumurta gibi yiyeceklerden birini koymanız hem daha iyi doymanızı sağlar hem de sizi göbek yağlarınızdan kurtarır.

10. Sadece yiyeceklere karşı değil, içeceklere karşı da çok dikkatli olun!

Konu yağlardan kurtulmak olunca hep, ne yiyoruz da bu yağlar birikiyor sorusuna odaklanıyoruz. Oysa gün içinde içtiğimiz içecekler de farkında olmadan vücudumuza kötü kalorilerin girmesine neden oluyor. Mesela orta şekerli bir Türk kahvesi içtiğinizde ½ dilim ekmeğin kalorisine eşit miktarda kalori alıyorsunuz. 1 bardak limonata içtiğinizde 4 dilim ekmek yemiş kadar kalori alıyorsunuz. Alkol içeren içecekler göbek yağlarının en sevdiği dostlardan. Siz siz olun, şekerli ve alkollü içecekleri hayatınızdan çıkarın.

11. Sabah kahvaltıda yumurta yiyin!

En tok tutan yiyeceklerin başında yumurta gelir. Eğer

kolesterol probleminiz yoksa her sabah kayısı kıvamında yiyeceğiniz 1 yumurta gün içindeki besin alımınızı bile etkiler ve daha az yemenizi sağlar. Daha az yediğiniz için de göbek yağlanmasının önüne geçebilirsiniz.

12. Lif içeren yiyecekler dostunuz olsun!

Kabak, kivi, lahana, ıspanak, yulaf, armut, kayısı, portakal gibi lif oranı yüksek meyve ve sebzeler vücudunuzda sünger ve süpürge etkisi göstererek sizi fazla yağlardan kurtarır. Bu yiyecekler midenize girdiğinde tıpkı bir sünger gibi şişer ve sizin daha az yemenizi sağlar. Ayrıca sindirim sonrası vücuttan atılırken de, süpürge etkisi sayesinde vücudu toksinlerden arındırır.

13. Yediklerinizi not edin, gün içinde daha az kalori alın!

Bir beslenme günlüğü tutmak, yani yediklerinizi yazmak her zaman daha az yemenizi ve daha sağlıklı besinler seçmenizi sağlar. Hani bir atasözümüz vardır "Söz uçar yazı kalır" diye, işte yediklerinizi yazarsanız neyi ne kadar yediğinizin daha çok farkında olursunuz. Eğer yediklerinizi yazmazsanız, tıpkı sözlerin uçtuğu gibi gün içinde yediğiniz yiyecekleri de unutursunuz, yiyecekleri masumlaştırıp hep daha fazla yersiniz.

14. Günde 3 fincan yeşil çay için!

Yeşil çay bilinen ve kanıtlanmış en büyük antioksidandır. Yani vücudu toksinlerden arındırır ve metabolizma hızını da artırarak yağ yakımını kolaylaştırır. İçine güçlü bir C vitamini kaynağı olan limonu da eklediğinizde yağ yakım hızınız artar.

15. Katı yağ tüketimini azaltın!

Margarin, tereyağı, kaymak, krema gibi doymuş yağ oranı yüksek yağların bulunduğu yiyecekler bel çevresini daha çok yağlandırır. Hep ne diyoruz, bir insan yağ yiyerek yağlarından kurtulamaz. Eğer bel çevresi yağlarınızdan kurtulmak istiyorsanız, özellikle katı yağı yüksek yiyeceklerden uzak durun.

16. Kızartma gibi yağlı besinlerden kaçının!

Yağlar bir yiyeceğin hacmini değiştirmeden kalori değerini çok yükseltirler. Özellikle kızartılarak yapılan yiyeceklerin kalori değerleri üç dört katına kadar çıkabilir. İncecik bir bel istiyorsanız, mutfağınızdan kızartma işlemini çıkaracaksınız. Kızartma yerine fırınlama, haşlama, közleme gibi daha sağlıklı alternatif pişirme tekniklerini koyacaksınız.

17. Haftada iki defa balık tüketin!

Kolesterolü ve yağ oranı en düşük, insanı en tok tutan proteinlerden biri de balıktır. İçerdiği omega-3 yağ asitleriyle damar kireçlenmesini önler. Sinir sistemine olumlu etkileri sayesinde unutkanlığı önler, konsantrasyonu artırır. Proteinlerin metabolizmayı hızlandırıcı etkisi sayesinde de yağ yakımını kolaylaştırır. Ancak balığı kızartmamak koşulu ile...

18. Yemeklerinize acı kırmızıbiber ekleyin!

Acıyı sevmiyorsanız artık yavaş yavaş acıyı sevmeye başlamanın zamanı geldi. Çünkü acı kırmızıbiberin içindeki kapsaisin maddesi metabolizmayı hızlandırarak yağ yakımını kolaylaştırır. Doygunluğu artırır. Ayrıca kırmızıbiberin boşaltım sistemine iyi geldiği ve bağırsak hareketlerini artırarak kabızlığa karşı iyi bir çözüm sunduğu düşünülüyor, ancak aktif hemoroit sorunu olanların dikkatli olmasında fayda var.

19. Günde 2 fincan kahve metabolizmanızın dostu, yağlarınızın düşmanı olsun!

Kahve içerdiği kafein, niasin, mikroelementler ve antioksidanlar nedeni ile metabolizmayı hızlandırıyor, kişinin istirahatte harcadığı enerjiyi artırıyor. Özellikle beyine olan kan dolaşımını artırıyor, kişiyi daha dinç hissettiriyor, dikkatin daha da yoğunlaşmasını sağlıyor. Kahve sütle birlikte içilip de, vücuda dengeli protein, karbonhidrat ve yağla birlikte girince kişiyi daha uzun süre tok tutuyor. Kahve konusunda daha detaylı bilgi için: "Zayıflatan Mucizelerden Biri, Kahve" bölümüne bakın. Kahveyi özellikle egzersizden önce içerseniz vücut ve göbek yağlarınızın daha kolay eridiğini göreceksiniz.

20. En iyi kan şekeri dengeleyicisi tarçını baş tacı yapın!

Göbek yağlanmasının en büyük nedenlerinden biri de insülin direncidir. Kan dolaşımındaki yüksek insülin seviyeleri kişinin karbonhidrat, yani şeker yeme ihtiyacını artırır. Bu da kişiye daha çok tatlı yedirir. İyi bir şeker dengeleyicisi olan tarçını yoğurt, süt veya bitki çaylarınıza ekleyerek yediğinizde hafifçe de olsa insülin direncinizi kırmaya ve göbek yağlanmasını azaltmaya katkısı olur.

21. Tuz tüketimini azaltın!

Vücuttaki şişliklerin en büyük nedenlerinden biri de gereğinden fazla tuz tüketmektir. Günlük tuz ihtiyacı ortalama 5 gr iken ne yazık ki ülkemizde günlük tuz tüketimi 18 gr'a kadar çıkmaktadır. Tuz vücutta su tuttuğu için başta bacaklarda ve göbek çevresinde şişkinliğe neden olur. O nedenle vücuttaki bu fazla şişliklerden kurtulmak için ilk yapılacak şey, masalardan tuzlukları kaldırmak, yemeklere ekstra tuz koymamak ve gizli tuzu yüksek olan peynir, zeytin, turşu, şalgam gibi yiyeceklerden uzak durmaktır.

22. Gece yeteri kadar uyumaya özen gösterin!

Bir çalışmaya göre, altı saatten az veya sekiz saatten fazla uyuyanların bel bölgesinde yağlanma oranı daha fazla oluyor. Ortalama yedi sekiz saat uyku metabolizmanın çalışması ve vücudun kendini onarması için gerekli bir zaman. O nedenle ne az ne çok, yeteri kadar uyumak önemli.

23. Gece uykusunun süresi kadar kalitesi de çok önemli!

Vücudu onaran hormonlar olan büyüme hormonu ve melatonin en çok düzenli uykuda salgılanıyor. Ancak, uykunun bölünmemesine dikkat edilmelidir. Karanlık ve sessiz bir ortamda uyumak uykunun bölünmesinin önüne geçerek bu hormonların düzeyini yükseltiyor ve bel çevresi yağlanmasını azaltıyor.

24. Probiyotik açısından zengin beslenin!

Günümüzde bağırsak sağlığının bütün vücut sağlığımızın en büyük göstergesi olduğunu biliyoruz. Bağırsaklar ne kadar iyi çalışıyorsa metabolizma da o kadar iyi çalışıyor demektir. Metabolizmanın iyi çalışması ise düz bir karın demektir. Bağırsaklarımızın içinde milyonlarca bakteri yaşamaktadır. Bu bakterilerin yararlı olanları ne kadar artırılırsa bağırsaklar da o kadar iyi çalışır. Bunun yolu da probiyotik oranı yüksek olan tarhana, şalgam suyu, peynir, turşu gibi besinlere sofralarda yer açmaktan geçiyor. Dümdüz bir karın istiyorsanız, siz de bu gıdaları daha çok sevin.

25. Acı süs biberi turşusu dümdüz bir karın için olmazsa olmazınız olsun!

Metabolizmayı hızlandıran mucize yiyecek. İçindeki acı, sirke ve probiyotikler tam bir yağ yakıcı. Yemeklerinizin yanına birkaç tane koymayı ihmal etmeyin.

26. Kan şekerinizi hızlı yükselten yiyeceklerden uzak durun! Glisemik indeks tuzağına düşmeyin!

Şeker, tatlı, bal, pekmez, reçel, kavun, karpuz, beyaz ekmek, pirinç, patates gibi yiyeceklerin içindeki şeker kan şekerinizi hızlı yükseltir ve yağ depolanmasını kolaylaştırır. Bu nedenle kan şekerini daha kontrollü yükselten ekşi meyveler, esmer unlar, bulgur, kepekli makarna gibi glisemik indeksi düşük yiyecekleri tercih edin.

27. Evde kullandığınız tuz iyotlu olsun, göbek yağlarınızdan kurtulun!

İyi çalışan tiroit bezleri iyi çalışan metabolizma demektir. Tiroit bezlerinin çalışması için de gerekli olan iyottur. Vücut iyodu sentezlemez. O nedenle dışarıdan yiyeceklerle vücuda alınması gerekir. Her ne kadar ıspanak, pazı, deniz ürünleri, çilek gibi bazı yiyecekler iyot içerse de her gün bu yiyeceklerden yeteri kadar tüketilemediği için ve tuzlar da iyotlanmadığı için, eski yıllarda Türkiye'de guatrın ve tiroit bezinin az çalışmasının en yaygın nedeni iyot eksikliği idi. 1980'li yıllardan sonra tuzlar iyotlandığından, guatr hastalığı daha az görülmeye başlamıştı. Ancak son yıllarda ülkemizde tuz konusunda bir moda başladı. Himalaya tuzu, kaya tuzu, gurme tuzları gibi organik olduğu söylenen ama içinde iyot olmayan bu moda tuzların tüketimi tiroit bezlerinin az çalışmasını tetikleyerek göbek yağlarının artışının en büyük nedeni olmuş durumda. Siz siz olun eğer bir tiroit hastalığınız yoksa ve doktorunuz aksini tavsiye etmediği sürece evinizde mutlaka iyotlu tuz kullanın, göbek yağlarınızdan kurtulun.

28. Yemeği yavaş yemek yağlanmayı azaltır!

Mideden beyine doyma sinyali yirmi dakikada gidiyor. Ne kadar hızlı yerseniz o kadar fazla yemek tüketir, o kadar çok kalori alırsınız. Yeme hızınızı mutlaka düşürün. Bunun için de yemek yerken çatalı bıçağı elinizden bırakmayı alışkanlık haline getirin.

29. Yemek yerken teknoloji kullanmayın!

Eğer yemek yerken aklınız başka yerdeyse ne kadar yediğinizin farkına varmazsınız. Yediğiniz yemeğin lezzetini alamazsınız. Daha çok yersiniz ve bel çevrenizdeki yağlanma o oranda artar. O nedenle yemek yerken ne yediğinizin ve ne kadar yediğinizin farkında olun. Televizyon, video, iPad ve cep telefonunda bir şeyler seyretmekten vazgeçin. Dümdüz bir karın için eliniz ve gözünüz yemekte olsun.

30. Yüksek kalorili yiyecekleri etrafınızda görmezseniz yemezsiniz! Göz görmezse gönül istemez!

En iyi kontrol yöntemlerinden biri de yüksek kalorili yiyecekleri görmemek ve nefsinizle savaşmamaktır. Yiyecekleri kontrol edemediğinizde, yiyecekten uzaklaşın ya da yiyeceği uzaklaştırın. Görselliği, kokuyu azalttıkça yeme isteğiniz azalacaktır.

31. Haftalık ve gerçekçi hedefler belirleyin!

Dümdüz bir karın, incecik bir bel için doğru hedef koymak ve hedeflerden vazgeçmemek çok önemlidir. Her hafta 5 cm inceleceğim diye düşünüp 2 cm inceldiğinizi gördüğünüzde moraliniz bozulur ve vazgeçme ihtimaliniz artar. Küçük hedefler koyun, büyük sonuçlar alın. Damlaya damlaya göl olur misali, her hafta 1 cm bile incelseniz 10 ayda bu 40 cm eder, unutmayın.

32. Tok karnına alışveriş yapın, göbek yağlarınızdan kurtulun!

Alışverişe tok karnına gitmeyi alışkanlık haline getirin ki ihtiyacınız olmayan yiyecekleri satın almayın. Genellikle açken alışveriş yapılırsa, o anda size cazip gelen ve kan şekerini çok hızlı yükseltecek olan çikolata, bisküvi, poğaça, açma gibi göbek yağı dostu yiyecekleri satın alırsınız ve bu durumda da göbek yağlarınızdan asla kurtulamazsınız. Eğer markete aç giderseniz, alışverişe başlamadan önce 1 bardak ayran veya 1 paket leblebi alıp onları yiyin, sonrasında alışveriş yapın.

33. İncecik bir bel için, servis tabağı yerine yemeklerinizi kahve fincanı tabağında yiyin!

Küçük tabakta yemek her zaman çok yedim hissiyatı oluşturur ve daha az yemenizi sağlar. Göbek yağlarınızdan kurtulmak istiyorsanız, evdeki büyük servis tabaklarınızın yerine kahve fincanı tabağı kullanın.

34. Yiyeceğe dokunmayın!

Yiyecekle aranızda hep bir aracı bulundurun. Çünkü elle yenen yiyeceklerde lokmalar büyür, daha hızlı ve daha büyük porsiyonlar yenir. Her yemekte çatal, bıçak, kaşık kullanın. Hatta çiğ badem, çiğ fındık yerken bile aracı olarak çay kaşığı kullanmayı ihmal etmeyin.

35. Sosyal medya göbek yapar!

Son zamanlarda hayatımızda büyük yer kaplayan sosyal medyayla birlikte iyice hareketsizleştik. Bilgisayar ya da telefon karşısında geçirilen zaman uzadıkça, bu süre zarfında yenilen ve atıştırılan yiyeceklerin miktarı da artmaya başladı. Özellikle teknolojik aletlerin başında kuruyemiş, tatlı, abur cubur gibi yiyeceklerin daha çok tüketilmesi ve uzun saatler hareketsiz kalınması karın bölgesinde yağlanmayı ve kilo alımını artırır. Sosyal medyaya günde en fazla bir saat ayırın.

36. Aç karnına sofraya oturmayın!

Sofraya ne kadar aç oturursanız yeme ihtiyacınız o kadar çok olur ve daha zor doyarsınız. Yemekten önce kahve, leblebi, ayran gibi yiyecekler yer ya da içerseniz yemeği daha az yersiniz.

37. Doymadığınızda ikinci tabağı yemek yerine bir porsiyon meyve yiyin! Göbek yağlarınıza elveda deyin!

Sofraya otururken kendinize söz verin. Asla ikinci tabak yemeği almayacağım deyin. Eğer doymadığınızı hissederseniz ikinci tabak yemek yerine bir porsiyon meyve yiyin, üzerine 1 bardak su için. Düşünsenize, doymadım deyip ikinci tabak yemeği aldığınızda vücudunuza en az 300 kalorilik bir enerji girer. Ama onun yerine bir porsiyon meyve yediğinizde en fazla 60-70 kalorilik bir enerji almış olursunuz.

38. Paylaşılan yemekler, azalan yağlar!

Yemeğinizi bölüşün, etrafınızdakilere ikram edin. Sevinçlerinizi paylaştıkça çoğaltırsınız, yiyeceklerinizi paylaştıkça vücut yağlarınızı azaltırsınız. Gerek dışarıda ısmarladığınız yemekler olsun, gerek evdeki yemekleriniz olsun, tabağınızdakileri en yakınınızda bulunan kişiyle paylaşmayı alışkanlık haline getirin.

39. Doyumluk değil tadımlık yiyin! Lezzetin farkına varın!

Canınız bir yiyecek çektiğinde doyumluk değil tadımlık yemeye özen gösterin. İlk lokma son lokma hesabı, küçük lokmalar halinde tadını çıkararak yiyin. Mesela 1 bademi bile bir lokmada yemeyin, birkaç ısırıkta yiyin.

40. Evde kalan yiyecekleri paketleyerek dondurucuya kaldırın, kapalı kaplara koyarak çekmecelere yerleştirin, gerekirse komşuya verin, göz önünde bulundurmayın!

Gözden ırak olan gönülden de ırak olur diye boşuna söylememiş atalarımız. Mesela evinize misafir geldi, pasta, börek yaptınız. Misafirler gittikten sonra kalanları poşetlere koyup buzluğa koyun. Yiyeceğe ne kadar zor ulaşırsanız kendinizi kontrol etmeniz o kadar kolay olur.

41. Yemeğiniz bittiğinde masadan uzaklaşın ki vücudunuzdaki fazla yağlar da sizden uzaklaşsın!

Sofrada oturdukça yiyesiniz gelir. Özellikle davetlerde ve aile yemeklerinde sofrada kalma süreleri uzar. Ne kadar çok sofrada oturursanız o kadar çok yersiniz. Siz siz olun, doyduğunuz an sofradan kalkın. Böylelikle daha az yemeyi başarır, karın yağlarından kurtulursunuz.

42. Yeme isteği duyduğunuzda DURUN!

Bir yiyeceği yemeyi düşündüğünüzde lütfen öncelikle durun. O yiyeceği aç olduğunuz için mi, yoksa o anki duygusal durumunuza iyi gelebileceğini düşündüğünüz için mi istiyorsunuz? Açlıktan yiyorsanız merak etmeyin, bu göbek yağlarınızı artırmaz, çünkü doyduğunuzda yemeyi bırakırsınız. Ama duygusal durumunuz yüzünden yiyorsanız, işte bu yeme şekli göbek yağlanmanızı çok artırır, çünkü duygusal yeme durumlarında doyma sinyali vücuda çok zor gider. Eğer yeme isteğiniz duygusal durumunuzdan kaynaklanıyorsa, kendinizi hemen evden dışarı atın ve bir yürüyüş yapın.

43. Günde 10 bardak su içmek göbek yağlarınızdan kurtulmanızı sağlar!

İyi bir dolaşım sistemi, iyi bir boşaltım sistemi ve iyi bir metabolizma... Dolayısıyla yağsız bir bel çevresi... İşte bu dörtlü iyiliğin yolu günlük su ihtiyacınızı doğru olarak karşılamaktan geçer. Bunun için de 22222 kuralını benimseyin. Yani sabah uyanınca aç karnına 2 bardak, kahvaltıda 2 bardak, öğlen yemeğinde 2 bardak, ikindide 2 bardak ve akşam yemeğinde 2 bardak su içtiğinizde metabolizmanızın ihtiyacını karşılamış olursunuz. Yeteri kadar su içip içmediğinizi anlamanın da en iyi yolu, idrarınıza bakmaktır; idrarınız berrak ve kokusuzsa yeterince su içmişsiniz demektir. Eğer idrarınız sarı ve kokulu geliyorsa göbek yağlanmanız artabilir, dikkat!!!!

44. Her acıkma acıkma değildir, dikkat!

Her açlık hissettiğinizde hemen yemek yemeyi düşünmeyin. Önce bir iki bardak su için. Çünkü susama hissi bazen acıkma duygusu ile karışır. Susadığınız halde yemek yerseniz ihtiyacınız olmadan yediğiniz için fazla kalori alırsınız ve bu fazla kaloriler gidip doğrudan bel çevresinde birikir. Siz siz olun, yeme isteği duyduğunuzda önce su için.

45. İlkyardım yiyecekleri çantanızda olsun!

Yeme isteği duyduğunuzda tüketeceğiniz "alarm yiyecekleri" belirleyin. Bunlar kalorisi düşük, lezzetli atıştırmalıklar olabilir. Evden çıkarken çantanıza böyle bir ilkyardım poşeti koyun. İçine ne mi koyacaksınız? 2 mandalina veya 1 muz, 10 çiğ badem veya çiğ fındık, 1 küçük kutu süt veya ayran, leblebi gibi yükte ve kaloride hafif yiyecekler olabilir. Çok acıktığınızda bunlardan birini yemek ya da içmek yemek esnasında daha az yemenizi, dolayısıyla daha az yağlanmanızı sağlar.

46. Yiyecekleri paketinden tüketmeyin!

Her zaman yiyeceğiniz miktarı önceden belirlemek, daha iyi porsiyon kontrolü yapmanızı sağlar. Önünüzde ne kadar çok yiyecek olursa iştahınız o kadar artar, o kadar çok yersiniz ve göbeğinizde yağlanma o kadar çok olur. O nedenle yiyecekleri asla paketiyle önünüze koymayın. Yiyeceğiniz miktarı aldıktan sonra kalanını ulaşması zor bir çekmeceye kaldırın ya da bir arkadaşınıza verin.

47. Doğru karın eritmenin sırrı PORSİYON KONTROLÜ'nden geçer!

Sıkı bir karın için olmazsa olmazlardan biri de, yediklerinizin miktarını doğru hesaplayabilmektir. Ne kadar yediğinizin hep farkında olmak ve kendinize doğruyu söyleme becerisini geliştirmek çok önemli. Asla, "Ölçmek yerine tahmin etsem de olur", "Şöyle bir göz kararı tabağıma alayım" demeyin. Bunu en doğru değerlendirebilmenin yolu ölçü gereçlerini kullanmaktan geçer. Benim önerim, tabağınıza her türlü yiyeceği yemek kaşığı hesabına göre koyun. Ana yemeklerde 4-5 kaşık, karbonhidrat değeri yüksek yemeklerde 2-3 kaşığı aşmayın. Porsiyonlarınızı önceden doğru miktarda ayarlayın ve bir daha almayacağınızı kendinize hatırlatın.

48. Doğru NEFES ile göbek yağlarınızdan kurtulun!

Günlük hayatta maalesef çoğumuz doğru nefes almayız. Üstelik modern hayatın temposundan sıyrılıp biraz soluk alarak bu duruma pek de kafa yormayız. Doğru nefes almanın sağlığımız üzerinde ne gibi olumsuz etkiler yaratabileceğini de böylece göz ardı etmiş oluruz. Son yıllarda yapılan çalışmalarda, doğru nefes almanın kalp rahatsızlıklarından psikiyatrik hastalıklara ve kilo vermeye kadar iyileştirici etkisi olduğu bulunmuştur. Derin alınan nefesler sinir sistemini uyararak zihni ve bedeni dinginleştirmekte, stresi azaltmaktadır. Doğru beslenmeyle birlikte her gün on dakikanızı ayıracağınız derin nefes alma teknikleri kilo vermenizde ve göbek yağlarınızı eritmede oldukça faydalı olacaktır.

49. Sporu HOBİNİZ haline getirin!

Düz bir karın için sağlıklı beslenmenin yanında olmazsa olmazlardan biri de fiziksel aktivitedir. Kilo verme sürecinde yapılan bölgesel çalışmalar, istenilen fiziksel görünüme kavuşmada anahtar rol oynar. Sporu, yapsam mı acaba diye düşünürseniz kesinlikle yapmazsınız. Düşünmeden hemen yapacaksınız, hatta sporu hobi haline getireceksiniz ki göbek çevresi yağlarından kalıcı olarak kurtulun.

50. Güne sabah sporu ile başlayın!

Her ne kadar karın ve bel bölgesinin incelmesi istendiğinde ilk akla gelen mekik ve lokal egzersizler olsa da etkili bir kardiyo, yani aktif egzersiz olmadan çok iyi sonuç alınmaz. Karın ve bel bölgesinin incelmesi için en etkili aktivitelerin başında ise, gün içinde yapılan en az otuz dakikalık yürüyüşler gelir. Metabolik rahatsızlığınız yoksa sabah aç karnına yapacağınız yürüyüşler ve karın egzersizleri daha fazla yağ yakımına yardımcı olur.

Göbek yağlarını en iyi eriten egzersiz önerileri

1. İntervalli antrenman en iyi göbek yağı yakıcısıdır!

Öncelikle beş dakika tempolu yürüyün; ısının, ardından bir dakika biraz daha hızlı koşun, iki dakika da orta derecede koşmaya devam edin, üç dakikalık antrenmanınız bitti bile. Bu süreyi metabolik durumunuza uygun şekilde uzatabilirsiniz.

2. Mekik hareketi olmazsa olmazımız! Ama ne zaman?

Göbek yağlarını en iyi eriten mekik çekme zamanı, intervalli egzersiz bitiminin hemen sonrasıdır. Çünkü yağlar aktif egzersiz nedeniyle yakılmaya başladığında lokal kas çalışması incelme için çok önemlidir. Bunun için;

Sırtüstü yatıp dizlerinizi 90 derecelik açıyla bükün, ellerinizi ensenize koyun, dirseklerinizi açın, karnınızı iyice içeri çekin, kaburganızı içe doğru kapatın. Bu pozisyonda nefes verirken omuzlarınızı yerden kaldırarak dizlerinizi başınıza doğru yaklaştırın! Bu hareketi tekrarlayın.

3. Alt karın kaslarımızı unutmuyoruz!

Alt karın ve bel bölgesinin incelmesine yardımcı olmak için, aşağıda tarif edilen egzersizi gün içinde 15'er kereden 3 set tekrarlayın.

Sırtüstü yatın, her iki bacağınızı dümdüz uzatın, karnınızı içeri çekin, kaburgalarınız kapalı olsun, ellerinizi iki yanda düz olarak tutun. Şimdi harekete başlayın. Bacaklarınız aşağıdayken nefes alın, sonra bir bacağınızı hiç kırmadan kaldırırken nefes verin. Hareketi 15 kere tekrar ettikten sonra bacak değiştirin. Her iki bacak için 15'er kereden 3 set tekrarlayın.

4. Yere yatamam diyenleri veya masa başı çalışanları da unutmadık. Siz yeter ki isteyin, işte bu egzersizler de tam size göre; her gün yapın, hayaliniz olan incecik bel dümdüz karın gerçek olsun.

Sandalyede otururken karnınızı içeri doğru çekin ve bırakın, hareketi 15'er kereden 3 set tekrarlayın. Gün içinde aklınıza geldikçe bu basit hareketi yapabilirsiniz.

İkinci bir hareket olarak da; koltuk veya sandalyede otururken bel boşluğunuza küçük bir yastık koyun, karnınızı iyice içeri çekin, iki bacağınızı birden karnınıza doğru çekin. Hareketi 15'er kereden 3 set tekrarlayın. Böylelikle karın yağlarınıza veda edebilirsiniz.

Göbek yağlarını yok eden su

1 litre suyun içine 1 tatlı kaşığı rendelenmiş zencefil, 3-4 çubuk tarçın, 4-5 diş karanfil koyun. Bütün gece öylece bekletin, ertesi gün içine 2 limon suyu ekleyin ve gün boyunca susadıkça bu sudan için.

Yağ yakan çorba

Malzemeler: 1 kabak, 2 avuç ıspanak, 2 salçalık kırmızıbiber, 1 kuru soğan, birkaç diş sarmısak, ½ bağ maydanoz, 1 limon, 2 yemek kaşığı karabuğday, az taze zencefil, karabiber, acı kırmızıbiber, 1 yemek kaşığı zeytinyağı, az tuz

Yapılışı: Önce karabuğdayı 1 litre kadar suda hafifçe haşlayalım, sonra ince doğranmış kabağı, salçalık kırmızıbiberleri, kuru soğanı ekleyelim. Malzemeler pişince üzerine maydanoz, zencefil ve ıspanağı ilave edelim. Ocağın altını kapatalım. Servis ederken limon, zeytinyağı, karabiber ve acı kırmızıbiberi ekleyelim. Öğlen ve akşam yemeklerinde yanında 1 kâse yoğurt ve salatayla yiyebiliriz.

Yağ yakan ara öğün

Malzemeler: 1 avuç maydanoz, 2 dilim ananas, ½ avokado, 10 badem, 1 kutu probiyotik yoğurt

Yapılışı: Avokado, ananas ve maydanozları ince ince doğruyoruz, yoğurtla karıştırıyoruz. Üzerine de kırılmış bademleri ilave ederek servis ediyoruz.

Yağ yakan smoothie

Malzemeler: 1 bardak kefir, 1 kaşık yulaf ezmesi, 5-6 böğürtlen, 2 kayısı, 1çay kaşığı toz tarçın.

Yapılışı: Hepsini blendırdan geçiriyoruz.

Yağ yakan su

Sabah aç karnına (mide problemi yoksa) 1 bardak ılık suyun içine ½ çay kaşığı karabiber ve 1çay kaşığı zerdeçal ve 1 çay kaşığı bal karıştırıp içebilirsiniz.

Yağ yakan nohutlu salata

Malzemeler: 4 yemek kaşığı haşlanmış nohut, 1 haşlanmış yumurta, 1 avuç dereotu, 1 avuç maydanoz, 1 közlenmiş kırmızı kapya biber, ½ avokado. Sos için: 1 tatlı kaşığı sirke, ¼ limon, 1 tatlı kaşığı zeytinyağı.

Yapılışı: Bütün malzemeyi ince ince doğrayın ve karıştırın, sosunu ekleyin, maydanozla süsleyerek servis edin.

Yağ yakan yeşil iksir

Malzemeler: 2 salatalık, 1yeşil elma, 1 avuç maydanoz, 1 avuç ıspanak, 1 avuç pazı, 1 kabuklu yeşil limon, az taze zencefil.

Yapılışı: Bütün malzemeyi katı sebze sıkacağından geçirin. İkindide ara öğün olarak tüketebilirsiniz.

Yağ yakan yeşil çay

Malzemeler: 1 yemek kaşığı yeşil çay, 1 yemek kaşığı rezene, birkaç dal maydanoz, ½ limon suyu

Yapılışı: Bütün malzemenin üzerine sıcak su ekliyor, beş dakika kadar bekliyoruz. Limon ilave ederek içiyoruz.

Yağ yakan içecek

Malzemeler: 4 salatalık, ½ bağ maydanoz, az taze zencefil, 1 şişe madensuyu, 1 kabuklu limon, birkaç parça buz

Yapılışı: Salatalık, maydanoz, zencefil ve limonu katı sebze sıkacağından geçirin. Madensuyu ve buzla karıştırarak servis edin.

Yağ yakan omlet

Malzemeler: 2 bütün avokado, yumurta, 2 yemek kaşığı lor peyniri, ince doğranmış maydanoz, az çörek otu, kırmızıbiber

Yapılışı: Avokadoları kabukları ile ortadan ikiye bölün, içindeki çekirdeği çıkarın. Ayrı bir kapta yumurta, lor peyniri, maydanoz ve baharatları karıştırın. Hazırladığınız karışımı avokadoların içine koyun. Yağlı fırın kâğıdı üzerine yerleştirdiğiniz avokadoları fırına sürün. 180 derecede yaklaşık on dakika pişirin. Sıcak olarak servis edin.

Bölgesel yağlarınızı
artık dert etmeyin

Beliniz mi kalın, yoksa kalçalarınızın geniş olduğunu düşünüp üzülüyor musunuz, ya da bütün sorunum her iki bacağımın aşırı yağlı olması mı diyorsunuz... Artık bunları hiç dert etmeyin! Çünkü bunlarla nasıl baş edeceğinizi öğreneceksiniz.

Vücudumuz için çok önemli olan yağ dokusunun fazlalığı da bir derttir, azlığı da... Belki de insanı en çok rahatsız eden de, bu dokunun vücutta dağılımının bölgesel olarak değişiklik göstermesidir. Bazı insanların göbek çevresinde birikirken bazılarında kalça ve basen tarafına toplanır. Bunun neden böyle olduğunu hiç düşündünüz mü? Ben size hemen cevabı vereyim. Yağ dokusunun vücutta hangi organ etrafında toplanması gerektiğinin kararını veren bir numaralı etken, genetiğimiz... Yani annenize babanıza bir bakın, onların neresinde fazlalık görürseniz sizin de oranızdan şikâyetçi olduğunuzu ya da olacağınızı kolayca söyleyebiliriz. Hemen şunu dediğinizi duyar gibiyim: "Madem bu genetik, o zaman da benim kaderimmiş..." Ama demeyin!☺

Evet, genetik gereği yağ dağılım noktalarımızı değiştiremeyiz ama yağların oraya birikmesini önleyebiliriz. Nasıl mı? İşte size çözümler:

1. Bölgesel yağlanmanızın nedeni yemeklerin içindeki gizli yağlardır! Dikkat!

Hep ne diyoruz: "Bir insan yağ yiyerek yağlarından kurtulamaz!" Kızartmalar, şarküteri ürünleri, poğaçalar, açmalar...

Yemek yaparken kullandığınız bardak bardak yağlar... İşte bir numaralı sorumlular. Siz de bölgesel yağlarınızdan kurtulmak istiyorsanız ilk yapacağınız şey, tükettiğiniz günlük yağ miktarını azaltmak olsun. Bir eliniz yemeğe yağ koyarken, diğer eliniz yağ koyduğunuz elinize azıcık vursun.☺ Kızartmalardan, mayonezlerden, milföyden yapılmış böreklerden, kremalardan vazgeçmenin zamanı geldi de geçiyor bile!

2. Yağ hücrelerinizi en çok büyüten, vakitsiz yemeklerdir!

Lütfen bir yiyeceği ağzınıza atarken bir DURUN! O yiyeceği neden yiyorsunuz? Gördüğünüz için mi, ikram edildiği için mi, yoksa acıktığınız için mi? Eğer acıktığım için yiyorum diyorsanız, korkmayın yiyin, hiçbir şey olmaz. Ama bir şartım var, doyduğunuz an bırakacaksınız. Yok, yiyorum çünkü gördüm ve kendimi engelleyemedim ya da ikram edilmişti hayır diyemedim diyorsanız, ben de size işiniz zor diyeceğim. Çünkü fiziksel olarak ihtiyaç duymadan yediğiniz için fazla kaloriler gidip doğrudan yağ hücrelerinizde birikir. Bu durum tıpkı ihtiyacınız olmadan kazandığınız paralara benzer. Kullanmadığınız paraları nasıl bankada biriktirirseniz, ihtiyacınız olmadan aldığınız fazla kalorileri de doğrudan yağ hücrelerinizde biriktirir, bölgesel yağlarınızı artırırsınız. Siz siz olun, hiçbir yiyeceği acıkmadan yemeyin!

3. Fazla karbonhidrat bölgesel yağların dostudur!

Pirinç, bulgur, un, patates, makarna, erişte, şeker... Ne çok anılarımız vardır bu yiyeceklerle değil mi... Sofralarımızın baş tacıdır bunlar ve bizim geleneksel beslenmemizin de mihenk taşını oluştururlar. Şimdi size desem ki akşam yemeğinde çorba, kıymalı patates, pilav var... Birçoğumuz, "Aman ne güzel, ne lezzetli bir mönü, üstelik hiç ekmek yememe de gerek kalmaz" diye düşünerek bu mönüyü kafamızda hemen masumlaştırırız. Ertesi gün kilo aldığımızı gördüğümüzde ise, "Aman Tanrım, ekmek ve tatlıyı ağzıma bile sürmediğim halde kilo alıyorum" deyip suçu yine hemen metabolizmamıza atarız.

İşte size GERÇEK; o yediğiniz mönünün tamamı ekmek

demek, yani neredeyse vücudunuzu şeker bombardımanına tuttunuz. Vücuda giren fazla şeker de kullanılmadığında doğrudan gider, bölgesel yağlarınızın içine birikir. Günlük beslenmenizde, karbonhidrat değeri yüksek besinleri bir arada tüketmeyin. Her öğünde tek çeşit karbonhidrat tüketin.

4. Yiyecek çeşitliliğinizi artırın, bölgesel yağlarınızdan kurtulun!

Bölgesel yağlarınızı azaltmak için, yediğiniz yiyeceklerin çeşitliliğini artırıp miktarını azaltacaksınız. Burada çeşitlilikten kastım, farklı sebze türlerini bolca, et, karbonhidrat ve yoğurdu porsiyon kontrolü yaparak yemeniz. Mesela 1 lahmacun yeseniz gözünüz ikinci lahmacunda kalır. Bir saat sonra da, "Altı üstü 2 lahmacun yedim, 2 tane daha yesem ne olur ki" diye düşünürsünüz. Ama 2 lahmacun yerine 1 tabak çobansalatası, 1 kâse cacık, 1 tabak közlenmiş patlıcan ve kırmızıbiber salatası, ½ lahmacun, üzerine de 1 portakal

yiyebilirsiniz desem ne düşünürsünüz? "Ne kadar çok yemek yedim. Artık akşama bir şey yemem herhalde" dersiniz. İşte böyle yağlardan kurtulmak için düşük kalorili salata miktarını fazla yüksek kalorili ana yemeği az miktarda tüketeceksiniz. Doymuyorsanız, ikinci tabak yemek yerine, gönül rahatlığı ile bir porsiyon meyve tüketebilirsiniz.

5. Göbek yağlarınız azalsın istiyorsanız alkollü içeceklerden uzak duracaksınız!

Alkoldeki kalori yağdaki kaloriye çok yakındır. 1 gr yağ 9 kcal içerirken, 1 gr alkol 7 kcal içerir. Yani 1 kadeh içki içtiğinizde, kadehin 1/3'üne yağ doldurup içmiş kadar kalori alırsınız. Ne içtim ki, altı üstü 1 bardak bira ya da 1 kadeh şarap deyip geçmeyin. İçkileri masumlaştırmayın. Herhangi bir içkiden 1 *shut* içtiğinizde, 1 dilim ekmek veya 1 yemek kaşığı yağ yemiş gibi olursunuz. Yine yapılan birçok araştırmada, alkolün kan şekerini düşürerek daha çok acıktırdığı ve daha çok kalori alma yönünde insanı tetiklediği biliniyor. Alkolden gelen kaloriler de özellikle göbek çevresini genişletiyor.

Yağ yakan egzersizler

Hiçbir yiyeceğin doğrudan gidip karın, kalça ya da basen bölgenizdeki yağları eritici özelliği yoktur. Bölgesel yağlarınızdan kurtulmak için düzenli egzersizle birlikte doğru beslenme prensiplerini alışkanlık haline getirmeniz gerekiyor.

- TOPU SIK BIRAK

  Sırtüstü uzanın, küçük bir topu bacaklarınızın arasına alıp dizleri yerden 90 derece açıyla kaldırın. Kollar yanlarda. Bu pozisyondayken bacaklarınızın arasındaki topu sıkıp bırakarak iç bacak kaslarınızı çalıştırın.

- TOP SIKIŞTIRARAK BACAĞI YUKARI İTİŞ

  Küçük pilates topunu bir dizinizin arkasına sıkıştırıp masa pozisyonu alın. Yere doğru bakın. Duruşunuzu bozmadan topun olduğu bacağı kalça hizasına kadar kaldırıp geri indirin. Hareketi her iki bacak için eşit sayıda tekrarlayın.

- KÖPRÜDE PARMAK UCU DEĞDİRME

  Bandı kalçanın üzerinden geçirip iki elinizle uçlarından gergin bir şekilde mata sabitleyin. Kalçayı yerden kaldırarak köprü pozisyonu alın. Karın ve kalça kasları sıkılı olsun. Köprüdeyken, bir bacağı dizden bükülü olarak yukarı kaldırın ve parmak ucunu yere değdirin. Başlangıca dönüp tekrarlayın. Hareketi her iki bacak için eşit sayıda tekrarlayın.

- YAN DURUŞTA BACAK KALDIRMA

Yan duruşta altta kalan kolu ve dizi aynı hizada yere koyun. Üstteki kol dirsekten bükülü, el ensede, bacak ise yine vücutla aynı hizada uzun, parmak ucunda yerde. Bu pozisyondayken vücudun duruşunu bozmadan, uzun olan bacağı kalça hizasına kadar kaldırıp indirin. Hareketi her iki bacak için eşit sayıda tekrarlayın.

- ÖNE TEKME

Mata yanlamasına uzanın. Altta kalan elinizle başınızı destekleyin, üstteki bacağınızı gövdenin önünde mata yerleştirerek dengenizi bulun. İki bacağı biraz öne doğru itin, alttaki bacağı dizden bükün. Üstteki bacak düz bir şekilde uzansın. Bu pozisyondayken alttaki bacakla öne doğru tekme atın. Bacağı başlangıç konumuna getirip tekrarlayın. Hareket sırasında kalçanızı iyice sabitleyin. Hareketi her iki bacak için eşit sayıda tekrarlayın.

- İŞTAHINIZA DUR DEYİN, FAZLA KİLOLARINIZI VERİN

Sürekli yemek hayali mi kuruyorsunuz? Yiyorum yiyorum, yine de sürekli daha çok yemek istiyorum mu diyorsunuz? Lezzetli yemek düşüncesi hiç aklımdan gitmiyor, hep yemek tarifleri düşünüp duruyorum mu diyorsunuz? Yoksa siz çok iştahlı biri misiniz?

Bu soruların birçoğuna evet diyorsanız, kilo vermeye başlarken ilk yapacağınız şey, iştahınızı kontrol altına almak olacaktır. İşte size 10 maddede iştahınızı kontrol altına almanın yolları:

1. İştahınız hormonlarınıza bağlı olmasın!

İştahı en çok etkileyen hormonlardan bazıları şunlardır: Mideden salgılanan ghrelin, yağ dokusundan salgılanan leptin, pankreastan salgılanan insülin... Bu hormonların vücuttaki kullanımlarında bir problem ya da sinyallerinde bir yetersizlik söz konusu olursa hemen iştah açılır. Öncelikle bir dahiliye uzmanına başvurarak olası problemin belirlenmesini ve bu doğrultuda etkili bir tedaviye geçilmesini sağlayabilirsiniz. Bununla birlikte bazı yeme davranışı düzenlemeleri de iştahı kontrol altına alır.

2. Şeker şekeri çeker!

Özellikle şeker oranı yüksek yiyecekler inanılmaz iştah açar. Çünkü vücuttan daha çok insülin salgılanmasına, dolayısıyla daha çok şeker isteğine sebep olur. Canınız şeker istediğinde asla şeker yemeyin. Onun yerine kahve, kakao, tarçın, süt gibi yiyecekleri tercih edin.

3. Yedikçe yiyesiniz gelir!

Ne kadar çok yerseniz fazla kalori o kadar çok yağ hücrelerinizde birikir, kilo alırsınız ve kilolu vücudu hareket ettirmek için daha fazla enerjiye ihtiyaç duyarsınız. Yüksek enerji ihtiyacı ise daha çok yeme ihtiyacı doğurur ve iştahınız daha da açılır. O nedenle güne başlarken hep daha az yeme konusunda kendinize söz verin.

4. Açlığa izin vermeyin!

Acıktığımızda midemizde ghrelin hormonu salgılanır. Bu hormon iştahı açar ve kişiyi yeme konusunda dürter. Eğer acıktığınızda yemek yemeyi ertelerseniz doymanız güçleşir, bir tabak yerine üç tabak yersiniz. O nedenle siz siz olun, vücudunuzdan açlık sinyali gelir gelmez bu sinyalin gereğini yapın.

5. Yemek hayalinden uzak durun!

Dervişin fikri neyse zikri de o olur demiş atalar! Demişler ve çok da doğru söylemişler. Gerçekten aç olmadığınız halde aklınıza lezzeti nedeniyle yiyecekler geliyorsa ilk iş, o düşünceyi beyninizden uzaklaştırmak olsun. Yiyecek fikrinden uzaklaşmanın en iyi yollarından biri de, giyecek, moda, dekorasyon konularına yoğunlaşmaktır. Hele kılık kıyafet ve moda konuları iştahınızı inanılmaz kapatır. O halde, aklınıza yemek geldiğinde ilk yapacağınız şeylerden biri, internette moda sayfalarında dolaşmak olsun.

6. Tatlandırıcı tuzağına düşmeyin!

Birçoğumuz yemek yerken yanında tatlandırıcılı içecekler tercih ederiz. Bunu yaparken bir yandan da hiç kalori almayalım isteriz. Özellikle tatlı istediğimizde, sıfır kalorili olsun diye hep tatlandırıcı içeren *light* ürünlere kayarız. Halbuki tatlandırıcılar bağırsaktaki glikoz reseptörlerini uyararak daha çabuk acıkmaya ve daha çok yemeye iter bizi. İştaha dur diyecekseniz ilk yapacağınız şeylerden biri de, tatlandırıcılı yiyecekleri hayatınızdan çıkarmak olmalıdır.

7. Gözünüz görürse gönlünüz ister!

Benden söylemesi, bir yiyeceği ne kadar çok görürseniz iştahınız o kadar açılır ve o yiyeceği o kadar çok yemek istersiniz. Yeme isteğiyle baş etmenin en iyi yollarından biri de, yüksek kalorili yiyecekleri gözünüzün önünden kaldırmak olacaktır.

8. Diş fırçalamak iştahı kapatır!

Çocukluğumuzdan beri alışık olduğumuz diş fırçalama eylemi yeme eyleminin bittiği konusunda bilinçaltımıza mesaj gönderir. Aynı zamanda diş macunlarının kokusu da iştah keser. Acıkmadığınız halde yemek yemek istiyorsanız, öncelikle gidip dişlerinizi fırçalayın, yemek isteğinizin yok olduğunu göreceksiniz.

9. Yemekten önce iştah kapatıcı olarak bir fincan kahveye ne dersiniz?☺

Size bir önerim olacak: Yemek yemeyi bitirince içtiğiniz kahveyi yemekten önce içmeye ne dersiniz? Yemekten önce içeceğiniz kahve içerdiği kafeinle metabolizmanızı çalıştırırken iştahınızı da kapatacaktır.

10. Yumurta ve yoğurt, muhteşem ikili!

Ne yesem de şu iştahı kapatmayı başarabilsem diyorsanız 1 tane haşlanmış yumurta ve yanında 1 kâse yoğurt tüketmenizi öneririm. Yoğurt ve yumurta ikilisi protein açısından zengindir; yoğurt aynı zamanda dengeli karbonhidrat ve yağ içerdiği için hem mide boşalma süresini uzatarak iştahı keser hem de proteinlerin tok tutucu etkisi sayesinde çabuk acıkmanın önüne geçer.

İştah kesen içecek

Malzemeler:

2 salatalık, 2 avuç ıspanak, 1 bağ tere, ¼ bağ maydanoz, az taze zencefil, 1 bütün kabuklu limon

Yapılışı:

Bütün malzemeyi katı sebze sıkacağından geçirin ve canınız yemek çektiğinde önce bunu için.

İştah kesen meyve buketi

Malzemeler:

1 greyfurt, 1 kivi, ½ ayva, 1 çay kaşığı Türk kahvesi, 5-6 çiğ badem

Yapılışı:

Meyveleri küçük küçük doğrayın. Kahve ile karıştırın. Bademle süsleyerek servis edin. Bu meyve salatasını yedikten sonra iştahınızın nasıl da kesildiğine inanamayacaksınız. Ancak sürekli kullandığınız bir ilaç varsa greyfurt yerine portakal kullanın. Çünkü greyfurt ilaçların vücuttan atılma süresini uzatır ve vücutta birikime yol açabilir.

Sağlıklı biçimde
hızla fazla kilolarınızdan kurtulun

Teknolojinin hızla ilerlemesi, hareketin azalması, yüksek kalorili yiyeceklerin dört bir yanımızı sarması günümüzün en önemli hastalığı olan obeziteyi neredeyse bir salgın haline getirdi.

Konu fazla kilolar olunca, çok hızlı kilo vermeye odaklanmalar arttı. Hızlı kilo verme uğruna öyle çözümler sunuldu ki birçok kişi sağlığını kaybetme pahasına bu çözümlere başvurdu.

Ben de kitabın bu bölümünü acelesi olanlara ayırmaya karar verdim. Yine önceliği sağlığa vermeyi düşündüm. Sonra da YETERİNCE HIZLA fazla kilolardan kurtulmak için çözüm önerileri vereceğim.

Haydi hep birlikte bu konuyu gözden geçirelim. İlla diyet listesi elimin altında olsun diyenler için de bu bölümün sonuna 7 günlük temel besin öğelerini içeren, 2 tahıl 3 et 2 süt 2 meyve formülüne göre bir beslenme planı ekledim.☺

1. Ne kadar hızlı o kadar iyi mi? Size cevabım tabii ki hayır olacaktır. Her vücudun belli bir dinamiği, belli bir genetiği vardır. Bir de kişinin yaşını, cinsiyetini, mevcut hastalıklarını, kullandığı ilaçları da göz önüne aldığımızda, herkesin çok hızlı kilo vermesini beklemek doğru olmaz. Özellikle tek yönlü diyetlerle gerçekleşen hızlı zayıflamalar vücudu çok hırpalar ve ölümcül sağlık riskleri oluşturabilir.
2. Kaç günde kaç kilo vermek sağlıklıdır? Unutmayın o kilolar vücudunuza bir günde gelmedi, bir günde de gitmeyecek. Sağlıklı ve kalıcı biçimde kilo verebilmenin püf noktası da burada yatıyor işte. Zayıflamaya karar verdiğinizde

lütfen öncelikle doğru bir hedef belirleyin.

3. Doğru hedefler koyun! Kilo vermeye başlarken doğru hedefler koymak, hayal kırıklığı nedeniyle zayıflama sürecinizden vazgeçmenizi engeller.
4. Amacınız, vücut ağırlığınızın bir ayda maksimum % 10'unu, minimum % 1'ini, ortalama % 4-5'ini kaybetmek olmalıdır. Mesela 100 kg ağırlığındaysanız, 1 ayda maksimum 10 kg, minimum 1 kg verebilirsiniz. Ancak en sağlıklısı, ortalama 4-5 kg vermektir.
5. Sağlıklı ve yeterince hızlı kilo vermeye başlayalım mı? Evet! Lütfen hemen başlayalım dediğinizi duyar gibiyim.☺ O zaman ilk yapılacak iş, evinizdeki bütün paketli ve uzun ömürlü abur cuburlardan kurtulmak. Bir daha da bu tür maddeleri evinize asla almayın. Haydi, bana söz verin. Çünkü paketli ve uzun ömürlü bu yiyecekler hem çok fazla şeker, yağ ve kalori içerir, hem de uzun ömürlü olmaları için içlerine birçok katkı maddesi ilave edilmiştir; dolayısıyla sadece şişmanlatmakla kalmaz, aynı zamanda hücrelerinize bile zarar vererek birçok kronik hastalığa zemin hazırlarlar.
6. Uzun ve geç akşam yemeklerinizden vazgeçin! Akşam yemeğini ne kadar erken ve hafif yerseniz zayıflama konusunda o kadar başarılı olursunuz. Özellikle akşam yemeklerinizde karbonhidrat kısıtlaması getirin. Yağlı karbonhidratlar dediğimiz pilav, makarna, börek gibi unlu mamulleri akşam yemeklerinizden uzaklaştırın. Daha çok sebze, salata ve yoğurttan oluşan öğün içeriği tercih edin.
7. Akşam yemeğinden sonra hiçbir şey yemeyin! Benim bir sloganım var: "Aç uyuyun, genç kalın" derim! Sadece zayıflamak için değil hücre yaşlanmasının da önüne geçmek için mideniz boşken uyuyun, böylece daha kolay zayıflar, daha genç kalırsınız. Çünkü gençlik hormonu olan büyüme hormonu ve melatonin uykuda ve açlık durumunda çok salgılanıyor.
8. Yumurtasız kahvaltınız olmasın! Yapılan araştırmalara göre, sabahları kahvaltıda yumurta yiyerek güne başladı-

ğınızda, gün içinde ortalama 400 kalorilik daha az yiyorsunuz. O nedenle yumurtasız güne başlamayın derim. Yumurtayı da mümkünse kayısı kıvamında haşlanmış olarak tercih edin.

9. İyi bir yağ ve lif kaynağı olan avokadoya sofralarda biraz daha yer açın! Mide boşalma süresini uzatan en önemli besin grubu yağlardır. Dolayısıyla sıfır yağlı bir diyete başlarsanız, birkaç gün içinde bırakma riskiyle karşı karşıya kalırsınız. Çünkü çok acıkırsınız. Benim size önerim; hem lif hem de çok sağlıklı bir yağ kaynağı olan avokadonun ¼'ünü sabah ve akşam öğünlerinizde sofranızdan eksik etmeyin.
10. Gününüzü iki ana, bir ara öğün olarak planlayın! Güne yeme planınızı yapmadan başlamayın. Ne zaman acıkacağınızı kendinize bir sorun ve acıkacağınız zaman dilimlerinize göre ne zaman, nerede ve ne yiyeceğinizle ilgili bir plan yapın. Örneğin iyi bir sabah kahvaltısıyla güne başlayın, öğlen yemeğinizi ara öğün olarak geçiştirin, akşam yemeğinizi hafif ve erken yemeye gayret edin.
11. İki öğün arası kendinize "çiğneme eylemi" yaptırmayın! Ara öğünlerden vazgeçin. Ne kadar sık yerseniz vücudunuzda o kadar sık insülin salgılanır ve o kadar çabuk acıkırsınız. Ne kadar aralıklı yer ve vücudunuzun yiyecekleri sindirmesine izin verirseniz o kadar uzun süre tok kalırsınız.

Sorularla obezite cerrahisi

Obezitenin cerrahi yöntemle tedavi edilip edilemeyeceği nasıl belirleniyor?

18-60 yaş arasındaki ileri derecede şişman hastalar her türlü diyet ve yaşam tarzı modifikasyonuna karşı kilo veremiyorlarsa, mevcut durum en az beş yıldır sürüyorsa, bu hastalarda cerrahi yöntemler de bir alternatif olarak düşünülüyor.

"İleri derecede şişman"dan kasıt VKİ'si (Vücut Kitle İndeksi) 40'ın üzerinde olan hastalardır. Yani kişi kilosunu boyunun karesine böldüğünde 40 ve üzeri çıkıyorsa morbid obeziteden, yani ileri derecede şişmanlıktan bahsediyoruz.

Cerrahi yöntem kapsamında hangi ameliyatlar yapılabiliyor?

Dört tip cerrahi yöntem mevcut. Bunlardan birincisi mideye balon yerleştirmek, ikincisi mideye bant koymak, üçüncüsü tüp mide ameliyatları, dördüncüsü mide *by-pass* cerrahisidir. İlk iki ameliyatın geri dönüşü varken, son iki ameliyatın geri dönüşü yoktur.

Mide balonu operasyonlarında mideye balon yerleştiriliyor, mide hacmi balon nedeniyle küçülüyor. Ancak balon en fazla altı ay kalabiliyor. Balon çıkarıldıktan sonra kişi tekrar kilo alabiliyor.

Mide bant operasyonlarında mideye bant takılıyor ve kum saati mide elde ediliyor. Midenin fundus kısmı çıkarılmadığı için açlık hormonu olan ghrelin salgılanmaya devam ediyor ve hasta açlık duygusundan kurtulamıyor. Düşük hacimli, yüksek kalorili yiyeceklere ihtiyaç duyması operasyonun başarısını etkiliyor.

Tüp mide ameliyatlarında ise midenin bir kısmı çıkarılıyor, mide tüp haline getiriliyor. Mide hacmi küçüldüğü için besin alımı azalıyor. Ancak dikiş hatlarından kaçak olabiliyor. Karın içi apse ve karın zarında iltihaplanmalar ortaya çıkabiliyor.

Mide *by-pass* ameliyatlarında, mide *by-pass* yapılarak yemek borusu ile incebağırsaklar birbirine yaklaştırılıyor. Bu ameliyat uzun vadede diğer ameliyatlardan daha kalıcı kilo kontrolü sağlayabiliyor. Ancak hem mide hacmi çok küçüldüğü hem de besin emilimi yeterli olmadığı için, hasta ciddi kas kaybına ve vitamin-mineral eksikliğine maruz kalabiliyor. Bu ameliyatlarda ciddi riskler bulunuyor.

Obezite hastalarının ameliyatı tedavinin hangi aşamasında gerçekleştirilmeli? Hemen ameliyat yapılabilir mi örneğin?

Obezite ameliyatları çok kolaymış gibi yansıtılıyor, çok reklamları yapılıyor. Orta derecede kilo fazlalığı olanlar bile

bu ameliyatlardan olmak istiyorlar. Çok basit bir safrakesesi ameliyatından sonra bile hastalar yıllarca sindirim problemi yaşıyorlar. O nedenle cerrahi yöntem uygulanacak olan obezite hastalarının doğru endikasyonla seçilmesi gerekiyor.

Vücut kitle indeksi 40'ın üzerinde olan, birçok kez diyet yapmış ancak başarısız olmuş ve eşlik eden hastalığı olanlara ameliyat önerilebilir. Ancak sonuçta şunu unutmamak gerekiyor: Bunlar yüksek riskli hastalardır. Obezite tek başına bir hastalık değildir. Bu hastalığa başta yüksek tansiyon ve şeker eşlik eder. Karaciğer yağlanması ve enzim bozuklukları, kalp-damar hastalıkları da ameliyatta yüksek riski beraberinde getirir. Özellikle şeker hastalığı, ameliyat sonrası yara iyileşmesini geciktirir ve ciddi sağlık problemlerine yol açabilir. O nedenle hastanın ameliyat öncesi ve sonrası metabolik hazırlığının çok iyi yapılması ve ameliyat sonrası takibinin de aksatılmaması gerekir.

Bu ameliyatların riskleri neler?

Bu ameliyatlarda ciddi riskler vardır. Mide tüp ve *by-pass* ameliyatlarında, organların yeni birleşme yerlerinden kaçaklar olabiliyor. Bu kaçaklar karın içinde enfeksiyon ve apseye, karın zarının iltihaplanmasına yol açabiliyor, yaşamı tehdit ediyor. Mide bölünüp bağırsakla birleştirilirken birçok damar kesiliyor. Sonrasında bu damarlardan karın içine kanamalar olabiliyor.

Bu hastalar, yüksek riskli oldukları için tromboz yani pıhtılaşma ve buna bağlı emboli yani damar tıkanıklığı risklerini de yaşayabiliyorlar. Bu riski bertaraf etmek için bazen kan sulandırıcı ilaçlar verilebiliyor. Bu durumda karın içi kanamayı kontrol altına almak daha zor oluyor.

Ameliyat sonrası karın içinde veya karın dışında fıtıklar oluşabiliyor. Yine bağırsak tıkanıkları da ortaya çıkabiliyor.

Mide ameliyatlarından sonra *dumping* sendromu dediğimiz şeker düşmesi semptomları ortaya çıkabiliyor. Bu durumda yemekten sonra hastada soğuk terleme, ellerde titreme, bayılacakmış, ölecekmiş hissi gibi panik atak benzeri bir tablo ortaya çıkabiliyor; bu da hastanın yaşam kalitesini son derece olumsuz etkiliyor.

Mide ortadan kaldırıldığı için, demir, B12 vitamini, D vitamini, kalsiyum gibi birçok vitamin ve mineral eksiklikleri görülüyor. Elektrolit dengesizlikleri ortaya çıkabiliyor. Halsizlik, yorgunluk, saç dökülmesi, cilt kuruluğu şikâyetleri baş gösteriyor. Kusmaya ve yetersiz protein alımına bağlı, protein sindirimi yetersizlikleri görülüyor. Bu durum kas erimelerini tetikliyor.

Obeziteyi sadece diyet ve egzersiz yaparak tedavi etmek mümkün mü?

Obezite çok boyutlu bir hastalıktır. Sadece diyet yapmak veya sadece egzersiz yapmak veya sadece cerrahi yöntemleri uygulamak başarı getirmez.

Hastalığı her yönüyle ele almak lazım. Kişiyi yemeye iten hormonal, metabolik, davranışsal, öğrenilmiş, içeriksel ve psikolojik nedenler ortaya çıkarılmalıdır. Yani hasta öncelikle neden kilo alıyor, bunu bulmak gerekiyor. Bu doğrultuda, hastayı çok boyutlu ele aldığınızda ve tek tek çözümlediğinizde, kesinlikle kalıcı bir tedavi başarısı sağlıyorsunuz.

Aksi takdirde, hastaya sadece bir diyet listesi veya bir ilaç vermek ya da ameliyat etmek geçici çözümler sağlayabilir. Altta yatan nedenlerin üzerine gidilmedikçe, geri dönüşler kaçınılmaz olur.

Bu konuda yaşanılan bir vaka örneği vardır, sıkça bahsedilir. Hastaya gastrik *banding* yapılıyor. Yani midesine bant takılıyor. Hastanın yeni midesi kahve fincanı kadar. İstese de hiçbir şey yiyemiyor. Düşünün, kum saati gibi bir mide. Ne yese çıkarıyor. Ancak günler geçmesine rağmen hasta bir türlü kilo veremiyor. Sonra fark ediliyor ki, hasta, evet, hiçbir şey yemiyor ama sürekli sıcak çikolata içiyor. Bunun için kilo veremiyor. Kum saati gibi mideden katı gıdalar geçmiyor ama hasta isterse yine yüksek kalorili sıvılarla da kendini tatmin edebiliyor. Bu ameliyat sonrasında midenin bir bölümünden açlık hormonu ghrelin salgılanmaya devam ettiği için yeme ihtiyacı devam ediyor. Hasta da bu duygusunu tatmin etmek için midesinden geçebilecek yüksek kalorili sıvıları tercih ediyor.

Gastrik *by-pass* yapılan bir hastanın da her şeye rağmen günde 2 kg'a yakın kaju yediğini ve yine de kilo veremediğini hatırlıyorum. Yani bu ameliyatlardan sonra kişi yine yeme tarzını değiştirmez, sürekli atıştırmaya devam ederse tekrar kilo alımı kaçınılmaz olur.

Obezite yüzde 100 ameliyatsız iyileşir demek mümkün mü, geliştirilen yeni tedavi yöntemleri neler?

Hiçbir hastalık için yüzde yüz iyileşir demek doğru değil. Tıpta yüzyıllardır bilinen gerçek şudur: "Hastalık yoktur, hasta vardır." Basit bir üst solunum yolu enfeksiyonu bile, çoğunlukla hemen hemen tamamen iyileşirken, bazı hastalarda otoimmün hastalıklar dediğimiz hastalık grubunu tetikleyebiliyor. Bir bakıyorsunuz, enfeksiyondan sonra Tip 1 diyabet, kalp romatizması veya buna benzer hastalıklar gelişebiliyor.

Obezite kronik bir hastalıktır. Kontrol altına alınabilen kronik bir hastalıktır demek daha doğru aslında. Tıpkı tansiyon hastalığı gibi, tıpkı şeker hastalığı gibi... Bu hastalığı kontrol altında tutabilmeyi öğrenmek gerekiyor.

Dünyada bu hastalıkla mücadele edebilmek için çok yeni ilaçlar araştırılıyor, bunların bir kısmı halihazırda kullanılıyor. Sadece ilaç kullanarak bu hastalıktan kurtulmak mümkün değil. Bununla beraber mucize bir diyetin olmadığını da vurgulamak gerekiyor. Çok hızlı kilo verdiren, çok gündemde olan protein diyetlerinden tutun, Beverly Hills diyeti gibi sebze-meyveye dayalı diyetlere kadar, diyetlerin hepsi kısa vadede hızlı kilo kaybı sağlasa da çok ciddi sağlık problemlerine yol açabiliyor. Bu diyetler sürekli yapılamadığı için de tekrar kilo alımı kaçınılmaz oluyor.

Dünyada uzun vadede en iyi kilo kontrolü sağlayan yöntem, kişinin kendi beslenme programını kendisinin oluşturduğu, diyet yapmadan "yemeyi öğrendiği" yöntemdir. Ben uzun yıllardır bu sistemi sürekli güncelleyerek ve geliştirerek kullanıyorum. SAYARAK BESLENME dediğimiz bu beslenme düzeninde vücudun ihtiyacı olan bütün besinleri kişiye veriyoruz. Belirli bir limit dahilinde kişiye kendi kendini yönetebileceği bir sistem öğretiyoruz.

Yasağın olmadığı, diyetin bozulmadığı ve geri dönüşün hep çok kolay ve mümkün olduğu sistemde, hasta kendi kendine kilo vermeyi ve kilosunu kendisi yönetmeyi öğreniyor. Hiç kimseye diyetteyim demesine gerek kalmıyor, herkesle birlikte sofraya oturup neyi ne kadar yiyeceğine kendisi karar veriyor. Az da yese çok da yese, kendini dengelemeyi bildiği için kilo verme sürekli ve kontrollü oluyor. Kalıcı biçimde zayıflatmayı bu yöntemle çok rahat başarabiliyoruz.

Hasta tüm besin gruplarından dengeli şekilde tükettiği için asla beslenme yetersizliği yaşamıyor. Kişi bir tel saçını bile kaybetmiyor.

Hastalarıma diyorum ki, bu bir kurs, nasıl ki İngilizce öğrenmek için kursa gidiyorsunuz, bir süre çaba sarf ediyorsunuz ve öğrendiklerinizi daha sonra ömür boyu kullanabiliyorsunuz, işte bu da bir kurs; kendi kendinize kilo vermeyi başaracağınız ve bunu kalıcı kılabileceğiniz bir sistem var. İşte size bu sistemin incelikleri: SAYARAK ZAYIFLA, KALICI ZAYIFLA.☺

7 günlük sağlıklı ve yeterince hızlı kilo verdiren yeme planı

1. Gün

Sabah: 1 haşlanmış yumurta, 1 yemek kaşığı çökelek, ¼ avokado, bol yeşillik, 1 dilim kepek ekmeği.

Öğlen: 1 fincan sütlü kahve, 10 çiğ badem, 3 kuru hurma.

Akşam: 1 el büyüklüğünde ızgara tavuk, bol salata, 1 kâse yoğurt, 1 dilim kepek ekmeği.

2. Gün

Sabah: 1 kâse yoğurt, 3 yemek kaşığı yulaf ezmesi, 1 armut.

Öğlen: 1 dilim ekmek, 4-5 yemek kaşığı etsiz sebze yemeği (ıspanak, pazı, yeşil fasulye...), 1 kâse cacık, salata.

Akşam: 1 kâse mercimek çorbası, yeşil salata, 1 kâse yoğurt.

3. Gün

Sabah: 1 yumurtadan yapılmış menemen, ¼ avokado, bol yeşillik, 1 dilim tam buğday ekmeği.

Öğlen: 1 kâse yoğurt, 1 muz, 10 çiğ fındık.

Akşam: 4-5 yemek kaşığı kıymalı sebze yemeği (kapuska, karnabahar...), 1 dilim tam buğday ekmeği, 1 kâse yoğurt, salata.

4. Gün

Sabah: 1 haşlanmış yumurta, 1 dilim az yağlı beyazpeynir, ¼ avokado, bol yeşillik, 1 dilim çavdar ekmeği.

Öğlen: 1 bardak sütlü kahve, 1 avuç leblebi, 1 portakal.

Akşam: Izgara balık, salata, 1dilim çavdar ekmeği.

5. Gün

Sabah: 1 bardak yoğurt, 3 yemek kaşığı yulaf ezmesi, 1 muz.

Öğlen: 4-5 yemek kaşığı etli sebze yemeği, salata, yoğurt, 1 dilim tam buğday ekmeği.

Akşam: 1 kâse tarhana çorbası, salata, yoğurt.

6. Gün

Sabah: 1 haşlanmış yumurta, 1 yemek kaşığı lor peyniri, ¼ avokado, bol yeşillik, 1 dilim çavdar ekmeği.

Öğlen: 1 fincan sütlü kahve, 1 elma, 10 çiğ badem.

Akşam: 8 yemek kaşığı haşlanmış yeşil mercimek eklenmiş salata, 1 bardak ayran.

7. Gün

Sabah:1 haşlanmış yumurta, 1 dilim az yağlı beyazpeynir, ¼ avokado, bol yeşillik, 1dilim tam buğday ekmeği.

Öğlen: 1 fincan sütlü kahve, 1 muz, 2 ceviz.

Akşam: 4-5 yemek kaşığı etsiz sebze yemeği, salata, 1 kâse yoğurt, 1 dilim tam buğday ekmeği.

Her gün 10 bardak su içmeyi unutmayın. 1 Türk kahvesi, 2-3 fincan siyah çay, 2-3 fincan da istediğiniz bir bitki çayından içebilirsiniz. Eğer çok açlık hissederseniz her gün ekstra 1 fincan daha sütlü kahve içebilir, 2-3 yemek kaşığı da leblebi yiyebilirsiniz. Erkekler ekmeği 2-3 dilim, et grubunu iki porsiyon, süt grubunu bir porsiyon ve meyve grubunu bir porsiyon daha fazla yiyebilirler gün başına. Öğün saatlerini açlık durumunuza göre kendiniz ayarlayabilirsiniz. Her gün bir saatlik yürüyüş yapmayı da lütfen ihmal etmeyin.

@draycakaya

Dr. Ayça Kaya Sağlıklı Yaşam Merkezi

@draycakaya

www.aycakaya.com